U0336683

『人工智能基础知识』系列读本

陈宜张 著

# 探索脑科学的英才

## ——从灵魂到分子之路

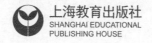

上海教育出版社
SHANGHAI EDUCATIONAL
PUBLISHING HOUSE

本书荣获

2009 年度上海市优秀科普作品奖

# 探索脑科学的英才

## ——从灵魂到分子之路

## （代　序）

人类对脑和脑功能的认识，是随着生产力的发展和科学技术的发展而发展的；同时也总是由杰出人物（尤其是杰出科学家）的活动表现出来的。古代人们对脑的认识比较笼统，带有浓厚的迷信、直观甚至猜测的色彩（本书所谓的古代是指公元前约 2000 年到公元 100 至 200 年的时间跨度，所谓现代是指文艺复兴运动一直到现在）。自文艺复兴以来，人们对脑的认识，就其基础方面而言，始终围绕着两个重要问题：一是脑的功能怎样，脑有功能定位吗？二是神经的基本活动是什么，它是怎样进行的？

本书将围绕以上三个方面（古代脑科学、脑功能、神经基本活动），从历史的角度，介绍不同时期杰出科学家和他们的代表性工作，从中探寻人类对脑和神智（mind①）看法的演变，看出人类对脑认识的转变与深入：由起先把脑看作灵魂的殿堂，到现在认识到脑活动的

---

①　mind，mental，一般译为心智，心智的。考虑到亚里士多德曾犯过错误，认为 mind 在心，更考虑到现代解剖学、生理学都认为心是循环系统的一个器官，所以在本书中用"神智"。

分子和基因基础。

　　古代人们对脑的认识也不完全是迷信和猜测，公元前埃及就有了脑的大体解剖(第2章)，但神智的功能是什么呢，起先以为是灵魂(soul)，以后才逐步地归到脑上面来。那时候，一般有医学经验的人认为神智功能与脑有关，另一些人则归之于心(第1章)。直至公元100至200年间盖伦开创了实验医学的先河，心、脑之争的问题才初步解决了，同意神智功能在脑(第3章)。但是神智功能归之于脑室还是脑实质，还是有争论的。受宗教观念的影响，中世纪时，人们认为，人的神智功能在脑室，这个问题的解决一直要等到欧洲文艺复兴时期。

　　文艺复兴的思潮是，要从事实出发，要敢于扬弃前人的不正确理论，理论应该服务于人类，对宗教的神秘有反抗的趋势。文艺复兴时期，天文学、物理学、化学和各类技术都有了惊人的发展，人们敢于提出新理论、新学说。在这个大背景下，从16世纪一直到18世纪，在神经科学领域，有几件重要的事情发生了。一件是开始做脑的解剖了，如达·芬奇、维萨里(第4章)，再往后，威利斯把脑的大体解剖搞得非常准确，并且提出了许多关于脑功能、脑疾病的见解，虽然对脑功能不一定说得很清楚，有些仅是猜测性的设想(第6章)。另一件事是对于神经是怎么活动的有了回答，古代认为是精灵、元气、灵魂，文艺复兴时期的笛卡儿提出了动物精灵，他的进步主要体现在哲学意义上(第5章)。到18世纪末，意大利的伽伐尼提出神经活动是电的活动，这既是一种大胆设想，也是一项惊人的成就，把以前的精灵、小体、颗粒、灵魂等设想一扫而光(第16章)。正是在这样的基础上，人们才逐步认识到脑是负责神智活动的基础；脑活动的基本的过程是电性质的。这样，就为文艺复兴以后神经科学的发展打下了基础。对脑功能的理解必然要以构造为基础，首先要解决的问题是能够做脑的解剖。脑的显微解剖随着显微镜及染色技术的进步也发展起来了。

在脑实质这个问题解决以后,神智功能紧接着的问题是,从脊髓到脑,特别在大脑的不同部位,脑功能是部位特异的抑或浑然一体的? 脑功能定位的看法,开始由奥地利的加尔提了出来。他认为脑有特异的、分区的功能,如认为某个脑区是管智力的,某个脑区是管感情的;人脑共有三十个左右的小器官(第7章)。他的学说提出不久,就遭到很多人反对,例如意大利的弗户朗说:脑的这个区和那个区的功能没有特殊的区别,脑损害之所以有不同表现,在于受损害脑面积的多寡。看起来这似乎是一个简单问题,但争论持续到现在。支持特异分区功能的有很多事实及实验,如语言区在哪里,运动区在哪里,感觉区在哪里,这就是白洛嘉(第8章)、弗里奇、希齐希、费里尔(第9章)等人的成就。但细加分析,某一种特定神智功能的实现仅仅是一个特定脑区就够了吗? 可能需要很多相关脑区的协同,特别是像语言这类复杂功能。所以白洛嘉的语言区刚提出,玛丽便与之争议,以后神经病学家杰克逊也有不同看法,至于心理学家拉什利、卢里亚则是在一般性原理上(即脑功能定位或不定位的原理上)展开了讨论(第15章)。

上述脑功能定位主要是从大脑皮层的角度谈的,脑功能定位还包括脑深部结构的功能定位问题。

那么,脑深部结构功能以及功能定位怎么样呢? 这就牵涉仪器的创新——脑立体定位仪的使用。从工作方面看,主要的研究工作有赫斯、蓝森、马古恩、莫鲁齐等科学家关于下丘脑、脑干网状结构的研究(第10章)。

脑功能研究的方法随着时代的前进而不断进步。在弗里奇、希齐希、费里尔的时代,主要是电刺激脑,损毁、切割脑,再来观察动物的行为、神智功能有什么变化。随着电学及相关技术的进步与发展,微细的电流可以记录了,起先是用电流计,到了20世纪20年代发明了阴极射线示波管,直到60至70年代,电生理学兴旺地发展了,包括电记录的方法、粗电极及微电极的应用、细胞内电位的记录等。以上这些技术手段对于解决脑功能问题有很大帮助。自20世纪30年代及以后直到整个20世纪,电生理学对脑功能的研究起了很大的作用。自发、无刺激条件下的脑电波是由德国人伯杰首先成功记录的。除自发脑电外,用外部刺激诱发脑电活动改变的方法也纷纷得到应用,这方面的代表人物是美国的福布斯和英国的阿德里安等,阿德里安应用诱发电位、微电极单细胞电活动等方法研究脑功能,对于感觉皮层的功能阐明作出很多原始性的创新(第11章)。这一时期可以说是脑科学研究的电生理时代。

脑研究归根结底要联系到人脑的功能,如运动、感觉、神智等,因此以人作为对象的研究是必需的,也是非常重要的,这只有结合临床才能进行。20世纪30年代到50年代,加拿大的蒙特利尔神经学研究所(MNI)做出了突出贡献。这个所的所长是彭菲尔德,他在癫痫病人手术清醒状态时,刺激大脑皮层观察运动、感觉、记忆等口述及行为方面的反应,也记录病人脑电波的变化。而在脑电波方面贾斯珀起了主导的作用。正是在这样一种可以结合病人的临床研究环境中,赫布的学生、女科学家米尔纳,从她研究生时期起直到成长为资深科研人员,成功地做了有关记忆的研究,贡献很大。特别是H. M.病例的发现,把记忆分成为陈述性的与非陈述性的,陈述性记忆与海马有关,这些均成为记忆研究的里程碑(第12章)。

脑功能研究到了20世纪60年代至80年代时,逐渐移行到与认知神经科学有关。这方面有两个显著的、代表性贡献:一是胡贝尔、威塞尔,他们从研究视觉开始,研究了视知觉脑活动的特点,这就是认知神经科学中的所谓"内部代理"问题(第13章);另一项重大的进展是斯佩里切断胼胝体后测试人脑神智活动的研究,把白洛嘉以来脑功能的所谓优势半球看法推进到脑两半球各有特异功能的看法——左半球跟右半球的神智功能不能说一个优势,一个从属,而是各有特色。从裂脑研究又推进到对于人意识来源的新看法。意识,当然是一个重要的认知神经科学问题(第14章)。

自然科学和技术的发展对神经科学发展的影响十分巨大,在人类对神经基本活动的了解方面,表现非常突出。自然科学发展受到其他门类的影响,从大的方面来看,可以分成两大方面:一是技术方面的,技术让人有适当手段来进一步了解脑功能;另一是学术思想方面的,学术思想打开人的思路,引导人们如何思考问题。

知道了神经活动是电的活动之后,19至20世纪德国科学家探讨了神经传导的种种特征,对于动物电的产生提出了膜学说(第19章)。英国科学家深入研究了神经传导的全或无性质,从而探索到神经信息编码的本质(第20章)。对神经基本活动的深入了解有待于下述两方面的条件。

一是概念上的。神经的基本活动是不是仅仅神经纤维上动作电位的传播? 回答是,神经信息的传播应当分为神经传导和突触传递两部分。这个区分又源于神经元学说和突触的概念。自细胞学说奠定基础之后,它是否适用于神经系统,曾发生过剧烈的争论。20世纪初神经科学最重要的发展之一是出现了神经元学说(第17章)。神经元活动如何构成神经系统的活动,成为脑研究又一个必须回答的问题。谢林顿提出神经系统的作用特征就是整合,而整合是兴奋和抑制的相互作用;他又提出了突触的概念。这些均组成了20世纪初神经科学的另一最重要的发展(第18章)。

二是机制上的。神经基本活动机制的研究很快就和当代的细胞生物学和分子生物学结合了起来。神经元学说确立以后,细胞研究的许多知识应该可以应用于神经元研究。例如神经细胞里面也有线粒体、内质网,神经元的蛋白质合成应该可以用蛋白质合成的一般方法加以研究;神经递质释放是胞裂外排过程,它应该可以用细胞分泌的一般方法和思路来研究;具有神经特性的细胞株研究可以用来说明神经的一些活动,等等。分子生物学就更不用说了,DNA 结构、中心法则等应该都可以用于神经元,通过这类研究可以知道神经细胞膜上种种有功能的蛋白分子是怎么来的,怎么受调节的。

从神经传导来看,霍奇金和赫胥黎在膜学说的基础上提出了划时代的离子学说(第 21 章)。经过希勒和阿姆斯特朗等人的努力,离子通过细胞膜的特征得到进一步深化与确定,经过沼(Numa)等一大批生物化学家和分子生物学的努力,特别是内尔和萨克曼膜片钳技术的建立,以及把该技术与分子生物学和分子遗传学理论和技术结合起来,离子通道变成了地地道道的蛋白质分子,而最近,麦金农终于解析了钾通道的三维结构,把蛋白质分子的结构、功能研究推向新水平(第 22 章)。

从神经传递来看,戴尔、勒韦、坎农解决了自主神经突触化学传递的递质问题,是神经基本活动机制研究的划时代贡献(第 23 章)。化学传递学说遭到了电传递支持者的强烈反对,引发了长时间的争论,但是当卡茨、库夫勒等发现了神经肌肉小终板电位及乙酰胆碱的量子化释放现象之后,化学传递学说得到巩固。当原来是电传递学说最坚定的支持者埃克尔斯自己记录到脊髓前角细胞的抑制性突触后电位(IPSP)并了解它与中枢递质作用的关系之后,他也转而倾力支持化学传递学说。"汤"与"火花"的争论成为神经科学历史佳话(第 24 章)。但是,中枢的化学传递不完全相同于自主神经和神经肌肉的化学传递,奥伊勒、阿克塞尔罗德和卡尔森等人的工作阐明了中枢的新递质,和递质失活的详细机制(第 25 章)。

## 参考文献：

陈宜张。2008
陈宜张,杨露春,王文清等。2002
Allbright TD，Jessell TM，Kandel ER et al. 2000
Fulton JF. 1951
Kandel ER ，Squire LR. 2000
Kandel ER，Schwartz JH，Jessell TM. 2000
Zigmond MJ，Bloom FE，Landis SC et al. 1999

# co目录ntents

## 第一篇 古代脑科学

## 第二篇 脑功能

## 第三篇　神经基本活动

# 第一篇  古代脑科学

在古希腊，人们及学者已经有了一些对脑结构和功能的认识。这种认识，有些来自于迷信和一般学术影响下的猜测，也有些来自于实际病例。因此，有人已模模糊糊地认为神智与脑有关，其代表就是希波克拉底(Hippocrates)，但可能更多的人认为神智与心有关。其实后一种情况在东方(如公元前的中国)也出现过。在埃及受外来统治期间，一家非常出奇的博物馆在亚历山大出现，这里曾经做过人体解剖及神经解剖，这倒是反映西方人重视实际、重视动手的一个良好范例。盖伦(Galen)是公元 1 至 2 世纪的人物，他做了许多比较解剖的工作，但没有做人体解剖。他开始了一个非常有意义的实验研究，就是在猪身上发现喉返神经的作用。

# 第1章 亚里士多德、希波克拉底：
## 神智在心还是在脑

人对自己的神智活动是容易觉察和体验的，但神智功能是由人体的哪一部分实现的，古代有两种截然不同的看法，亚里士多德认为神智在心，而希波克拉底认为神智在脑。亚里士多德虽然有过一点动物脑解剖的经验，由于他不接触病人，他的神智理论是错误的。

## 一、亚里士多德

### 1. 亚里士多德生平

亚里士多德（Aristotle）出生于公元前384年，他父亲曾经是马塞多尼亚（Macedonia）皇帝（菲利浦二世的父亲）的私人医生，壮年去世。亚里士多德17岁被送到柏拉图设在雅典的学院里学习，在那里待了近20年，他没有经过医学训练。柏拉图死后，亚里士多德和一些朋友离开雅典到莱斯博斯岛及附近大陆研究海洋生物学。菲利浦皇帝为他儿子亚历山大找私人教师时找到亚里士多德。公元前335年他回雅典，创办了莱森（lyceum）学园，亚历山大把他征服世界其他地方得到的生物学标本送给学园。13年后，死前几个月的亚里士多德被反对亚历山大的人逐出雅典。

亚里士多德的名字是跟哲学联系在一起的，多个世纪以来他被认为是"哲人"，他是一位真正包罗万象的天才，他的著作在许多领域具有永久性影响,如逻辑学、形而上学、艺术、戏剧、心理学、经济学、政治等。他主要提出了有关生命活动的一些基本概念,用现代话语表达,他确实是一位"领军生物学家"。他被认为是比较解剖学的创始人,第一位胚胎学家、分类学家、进化论专家、生物地理学家和动物行为专家。他的著作有四分之一以上是有关生物学的,亚里士多德并不是一个具有很多神经系统知识的人,在今天称之为神经科学的领域,亚里士多德对于"精神"(psuche)、"总感觉"有自己的看法,他的最大错误在于他系统地否认脑在感觉和运动中的控制作用,他把这些功能归之于心脏。

## 2. 精神

精神(psuche, psyche)是自然界物体具有生命的一种形式,它的原意是表示有呼吸的、死后就没有了,或者人昏晕过去就没有了的那种东西。精神这个词本来有灵魂(soul)的意思,不过灵魂没有任何宗教或伦理的意义,它仅仅是动物生命的一个原理,动物有,植物也有;精神也并不是神智(mental),因为它与生长、营养、生殖及生命的各种形式都有关,而神智不是这样。

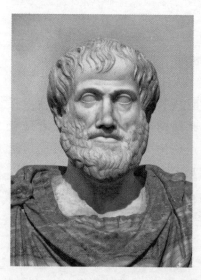

亚里士多德把精神分为三个层次:第一层次是营养精神,这指凡是生命物质都有的;第二层次是敏感精神,这是有知觉、欲望和运动能力的精神;第三层次是理性精神,这是人类才有的,包括思想、推理、意愿。因此,精神不是一个"内部代理人",不是经验的和发动动作的主体,精神不是物质或物质的一部分。在他看来,身体与精神结合起来,才构成动物。

亚里士多德的敏感精神和理性精神大致上相当于脑功能。

亚里士多德雕像

### 3. "总感觉"

在谈到知觉时,亚里士多德区分了五种感觉以及相应的四种感觉器官。他所讲的感觉能力是指完整动物个体所有能力的表现,而不是单独某一个器官的能力。亚里士多德认为:感觉是不能分离的,但在解释时是能分开的;对每种感觉需要不同的解释,但作为知觉却是统一的;当感觉器官受到冲击或者身体任何一部分受到触动时,动物产生的冲动可以经过血液,传导到作为感觉的中枢——心脏,于是就产生知觉。

亚里士多德把完整的感觉定位于心,就像我们今天把它定位到脑一样。他把这一具知觉能力的心脏称之为管理、控制感觉的器官。今天我们知道这是不正确的。亚里士多德强调的是,虽然我们具有不同的感觉机能,但我们之所以能够知觉,是由于我们有一个总感觉的能力,它能把不同的感觉转变为知觉,这种能力他称为"总感觉"(sensus communis)。他用总感觉来解释,为什么我们能够知道感觉的一般性质。例如形状,我们可以从视觉得到,也可以从触觉得到,虽然视觉和触觉走的是不同的通路,但是得到的形状知觉是相同的。一朵玫瑰花,我们是通过不同的感觉及其相应的机能才感知他们是一朵玫瑰花。

为什么要有一个总感觉,还有几条理由。第一,由于总感觉,我们可以把感觉的这一部分和另一部分区分开来。第二,人一入睡,所有的感觉机能都没有了,因此,睡眠应该影响总感觉。亚里士多德还指认总感觉有以下功能:一,感觉到时间;二,有幻觉或幻想;三,记忆;四,梦。亚里士多德提出总感觉这个概念,有点类似于我们以后要谈到的神经系统整合功能的概念。他的"总感觉"指的是人为什么有感觉那种能力,这个概念有点像我们现在所讲的"捆绑问题",也接近于现在我们所理解的意识(consciousness),或从感觉(sensation)转变成为知觉(perception)的过程,和能够知觉的那种能力。

### 4. "心"和"脑"

亚里士多德对脑的看法长久以来困扰着历史学家和科学家,包括帕加马镇(Pergamun)的盖伦(Galen)。亚里士多德认为感觉和运动的中枢是心而不是脑。在他的著作 PA656a①中他说:当然,脑与感觉没有关系,正确的看法应该是感觉的源泉在心。他又说:愉快和痛苦的动作,更一般地说,所有的感觉,它们的源泉在心。他在SW456a 中写道:所有的野性动物都具有心脏,运动及知觉就发源于此。他在 YO469a 中又写道:所有野性动物之感觉的最高器官在心。表 1.1 总结了亚里士多德对于感觉和运动的中枢是心脏而不是脑的看法。

**表 1.1**

| 心　脏 | 脑 |
|---|---|
| 1. 受情绪影响(PA 669a) | 1. 不受影响(PA 652b, 656a) |
| 2. 所有动物都有一个心脏或类似器官 (GA 771a, PA 665b) | 2. 只有脊椎动物和头足类动物有一个脑,但其他动物有感觉(PA 652a) |
| 3. 心脏是血液的发源地,而血是感觉所必需的(PA 667b) | 3. 脑无血,因而没有感觉(HA 494a, 514a, PA 765a) |
| 4. 温热,这是高级生物的特点(SS 439a) | 4. 冷(PA 652, HA 495a5) |
| 5. 通过血管与所有感觉器官及肌肉相连接 (GA 744a, HA 492a, 469a, GA 781a) | 5. 与感觉器官不相连接,或者这种连接是无关的(PA 652b, HA 503b) |
| 6. 为生命所必需(YO 469a, PA 647a) | 6. 并不如此(HA 532a, GA 741b) |
| 7. 最早形成,最后停止工作(GA 741b) | 7. 形成较晚(GA 674b) |
| 8. 敏感的(SS 439a, PA 669a) | 8. 不敏感:一个活动物的脑如果被暴露,切割脑时动物无疼痛或挣扎表示(PA 652b, 656a) |
| 9. 位于中心,适合于它的中枢作用 (PA 670a) | 9. 并不如此 |

　　亚里士多德充分了解早期一些学者如阿克梅翁(Alcmaeon)、柏拉图和希波克拉底的观点,这些学者均认为,占主导地位的是脑而不是心。可是亚里士多德反复地批评这些观点并斥之为荒谬。在PA656ab 中他声称:他的前辈们认为,脑的周围肌肉稀少,因此感觉可以通过肌肉到达脑。他回应说:肌肉少与脑的降温功能相一致,因

① 亚里士多德的工作,一般均采用 19 世纪 I. 贝克所编 *Parva Naturalia* 的页码及前置代码,代码所代表的分别为:GA,动物发生;HA,动物历史;PA,动物部分(part);SS,关于感觉及可感觉;SW,关于睡眠与觉醒;YO,关于青少年和老年。

此脑是冷的。他还说,头后部也少肌肉,但那里就没有感觉器官。此外,早期理论家们都已注意到感觉器官多位于脑附近的事实,但亚里士多德对于这一点也有自己的解释。他说:眼睛朝前,所以当运动的时候我们可以沿着这条线朝前看,这很合理。他又认为,眼睛应该位于脑的附近,因为脑是液体而冷的东西,而视觉器官在性质上与脑是一样的,也有水的性质。亚里士多德还认为,感觉器官之所以在头部,因为头部的血液特别纯洁,所以感觉就可以更加准确。

不过,亚里士多德是从重要性看问题,才认为脑比心脏次要,但脑是心脏功能所必需的。脑和心两者形成一个单位来控制躯体,心脏天然是热的,它必须得到平衡才能均衡地、真正合理地处理事物,所以脑天然就应该是冷的,它把热的、沸腾的心脏安静下来(亚里士多德 PA652b)。他曾写道:

> 如果脑太具有流动性,太具有液体性质,它将不能够完成它的任务,因为有时流动性会使血液冻结,血液太硬而不够冷就要引起疾病,令人发疯或者死亡。心脏和生命的中枢是最最精细的,它对微小变化敏感,不论是来自血液方面的影响或是脑外表面的影响。(PA653b)。

其实,亚里士多德还是重视脑的,在他看来,因为人有一个大脑袋,他才能够有高级智能。人脑是最大、最潮湿的东西(HA494B,PA653a)。因为人心脏是最热的,因此必须由脑的冷却来加以平衡,这样,才能有高级的、合适的神智活动(PA648a, 650b, 651a)。不知出于什么原因,亚里士多德还说过,女人的脑比男人的脑要小(PA653b)。

脑为什么是冷的,亚里士多德给出了如下解释:(1)脑血管里所含有的血是稀薄的、纯的,很容易被冷却(SS444a)。(2)脑上面及脑内的血管非常薄,因而容易蒸发,允许脑冷却(SW458a)。(3)如果把脑的水分蒸发掉,留下来的是硬的东西,这表明脑是由水和土所构成的,而这两个东西本来就是冷的(PA653a)。(4)脑之所以并非完全冷,这是由于主动脉及腔静脉的分支终止到脑膜,而脑膜包围着脑,血液使脑温升高一些(PA652b)。

从心脏来的热蒸气被脑冷却,黏液就产生于脑。脑产生黏液的观点,在希波克拉底的神圣(sacred)疾病论述中也提到过,现在看来,这个部位实际上是指脑下垂体,拉丁文中 pituita 的意思是黏液。

亚里士多德引证了解剖学、生理学、比较生物学、胚胎学的以及内省的证据来说明脑功能,他解剖和观察过动物,他曾经解剖过 49 个动物,从大象一直到海胆,多数是冷血动物(HA503b, YO486b)。这些动物的脑确实是冷而潮湿的,它们的感觉器官同心血管的联系可能比脑的联系更密切。他解剖过相当多脊椎动物脑,描写了覆盖在脑上面的两层膜(HA494b, 495a),脑具对称的两半边(PA668b),而且在脑的正中有一个小的洞(HA495a),很可能就是侧脑室,但他从来没有解剖过一个人。应当指出,他从来没有把一些心理功能,如想象力、推理或记忆定位在心脏或者另外一个地方。心理功能仅被看成整个机体的活动,而不是某个器官的。亚里士多德的研究缺少一个重要的来源,就是临床经验,就是研究脑受损伤的病人的经验。

与之相反,研究脑的大学问家阿尔克梅翁和希波克拉底都是有实践经验的医生,所有支持他们理论的材料都严格地来自临床。现有资料表明,直到第二世纪盖伦之前,没有人系统地用实验方法研究过脑或神经系统。

虽然亚里士多德的父亲是医生,但亚里士多德似乎从来对医学或医学写作有过兴趣。医学似乎是这位大学问家不感兴趣的少数的几桩事情之一。设想一下,在公元前 4 世纪,研究人脑受损伤的效应,应是最可能达到正确理解脑的途径。事实上,亚里士多德少有的几处关于脑功能比较正确的阐述都是几个临床的段落,如他曾提示,神智疾病是由于脑冷却功能的失常而引起的。

亚里士多德的心脏中心论遭到周围人强烈反对,但并没有导致理论的消失,因为反对者缺少支持者,少数医学家还继续与亚里士多德站在一起，即使到 9 世纪，还有重新复活亚里士多德权威性的运动，有的学者则把心脏的功能和脑的功能混淆起来，一直到欧洲文艺复兴。

举例来说，莎士比亚在 1596 年时仍然是混淆不清的，他并不怀疑脑是推理的器官，但是严重的问题是什么器官提供了想象、情绪。在他的《威尼斯商人》剧本里面有一个主人翁叫鲍西娅，鲍西娅问道：请告诉我，幻想在哪里？ 是在心脏，还是在头部？

即使到今天，这个古老的、关于心脏和脑功能的争论的阴影仍然存在，比我们想象的要多。诸如，一位失望的恋人遭受"心碎的打击"，一位亲密的朋友告诉我们"这是来自心底的、内心的谢意"，等等。心脏的作用在记忆中也是存在的，作为我们语言的一部分，英文 record、cordially，其字根源于 cor，cor 在拉丁文就是心脏。

## 二、希波克拉底

### 1. 希波克拉底和希波克拉底文集

谁是希波克拉底（Hippocrates）？ 希波克拉底在医学文献中是最神奇的一个人。他很像希腊的诗人荷马，荷马的名字家喻户晓，但实际上我们对他了解甚少。直到最近，学者们对希波克拉底的看法仍然众说纷纭。雕刻家、绘画家把他描写成为一个漂亮、尊贵、前额很高的高个子，像令人鼓舞的好莱坞明星。后来在寇斯发现了有希波克拉底名字的钱币，钱币上有他的肖像，这是一个不太吸引人的男人像，像一个一般家庭的治疗医生，而并不像一个神。

一般认为，希波克拉底生于公元前 460 年的寇斯城，即现在土耳其海岸边上的一个小岛。希

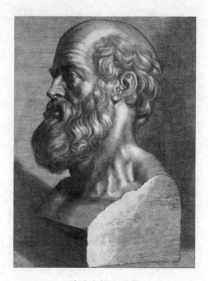

希波克拉底雕像

波克拉底以他具非凡洞察力的眼睛走向世界,当雅典人及其联军在著名的马拉松战斗中把波斯人赶出小亚细亚之后他就出现了,马拉松战争帮助希腊人进入黄金时期。

希波克拉底的父亲教他做医学研究,这是他父亲的传统。父亲去世后,他越过爱琴海来到希腊大陆,在雅典定居。那时的雅典是希腊的文化中心,在那里,已经有高大的新建筑物。

公元前430年,雅典爆发了一场鼠疫,两年内有三分之一的人口死于此病。在雅典和另一个军事希腊国家——斯巴达之间发生了一场灾难性的伯罗奔尼撒战争,百姓惶惶不可终日。考虑到这些情况,希波克拉底决定离开雅典,携带他需要的教学和进行科学实践的物品来到比较安全的地方。

希波克拉底最重要的著作是《流行病学》,这部著作包括七本书。古时候,所谓流行病学的含义就是某地区的特点,或者局限于某个人的。因此,所谓流行病学并非今天我们所了解的真正关于流行病的书。希波克拉底常常离家很远去做医生,在这部著作中他把治疗经验记录下来。

希波克拉底用他许多卓有成效的治疗方法为民众服务,活到90岁,生有两个孩子,有人说是104岁,可能死在拉里斯(Larissa)附近,据说他埋在一块蜜蜂蜂房状的石头底下,蜂蜜可以给生病的小孩吃。500多年后的盖伦对希波克拉底非常崇拜,称他是一名理想的医生。

除前面所讲的以外,人们对希波克拉底的真实生活以及他的成就知道得很少,部分是由于这个名字在那段历史时期文献中仅仅出现少数几次,而且如此稀少的事实资料也很难判断这些是真实记录,还是经过加工的故事。

大约在托勒密索特王朝,即公元前300年时期,埃及的第一个希腊统治者命令学者在亚历山大城的新图书馆收集各种文件,包含人类知识的各个方面。那时希波克拉底被认为是医学之父,他的著作也收藏在亚历山大博物馆。以后,亚历山大学者又收集了认为是属于希波克拉底的许多材料,他们把所有收集到的有关著作都看做是希波克拉底文集。

　　所以，所谓希波克拉底文集其实是一种医学文献的收集与汇总，包括讲话、笔记、片段、书，也包括前面讲过的《流行病学》，收集的时间大概是公元前450到前350年，多数著作可能是给医生用的，但也有一些可能是给受教育的希腊居民用的。

　　参与写作希波克拉底文集的到底是哪些人，不很确定。但这并不影响这些文献的重要性，因为这些著作代表了一个时期的、完全不同于以前的、关于医学的哲学，它告别了以前服从神庙和宗教的看法。

　　希波克拉底医生们从伦理和人道出发，愿意服从严格的规律，服从毕达哥拉斯(Pythagorean)观点的准则。希波克拉底文集中最著名的一个内容是希波克拉底誓言，几乎肯定可以说这并不是希波克拉底本人写的。这是一个神圣的誓言——医生们的宣誓，他们应该这样做。在誓言中医生们声称，他们将要尊重老师及医学实践，他们不会帮助一个人自杀，不会帮助人堕胎，要保护别人的隐私，等等。

　　誓言并不代表法律。在希波克拉底之前也有人阐述过伦理道德，有许多医生并不同意这个严格誓言的全部内容。希波克拉底文集如果只包含神圣誓言，那么，它的伦理内涵和重要性就要小得多，实际上文集还含有其他丰富的内容。希波克拉底文集真正的闪光点在哪里呢？学者们认为，这中间有他许多非常仔细的观察以及相关的解释，例如，疾病可以被预防，医生要服从自然规律而不是宗教……它的伟大就在于这样一种观点：医生应该是一位聪明的、自然的观察者，是一位负责的、有经验的操作人员，而不是一位被神所鼓舞的牧师。在希波克拉底文集中脑被认为是神智的器官，而心脏则不是。

### 2. 脑是神智的器官

希波克拉底和他的追随者相信，脑是身体的一个主要控制中枢，这种看法代表着对于来自埃及信念的一个重大变化，也是对于来自

《圣经》及早期希腊观点的一个重大变化。在那些观点里面,都认为神智源自心脏。新的、被抬高的脑的作用在下面这段话中得到了最好的演示:

　　人们应当认识到:我们的愉悦、欢乐、笑声和诙谐都来(源)自脑,而且仅仅来(源)自脑;还有我们的忧愁、痛苦、流涕和哭泣。特别是,我们用脑来思考,看和听,用脑来辨别丑陋和美丽,善和恶,欢乐与不快。

　　正是脑,它使我们变得疯疯癫癫,语无伦次,使得我们恐惧和担惊受怕。脑使我们失眠,发生不合时宜的错误、无端的焦虑、神志恍惚,使我们行动诡谲。当脑处于病态,并且变得特别热、潮湿或干燥时,或者是它遭遇到不相适应的非自然影响时,许多病痛便发生了,它们都来自于脑。发疯是因为脑变潮湿,当脑变得异常潮湿时,它不得不移动一下,它一移动,听和视都不安稳了;所以我们有时会听到或看到什么东西,而另一些时候却听到或看到另一些东西,我们的舌头就讲出了听到和看到的东西。当脑平静时,人又可正常地思维了。

　　从这个意义上我认为,脑在人体内具有最大的力量。

　　这段话虽然重要,但是我们应该记得,希波克拉底医生对于脑的真正功能知道得还很少。就当时的科学文化发展水平来看,希冀从生理学上对脑功能作出解释来要求希波克拉底,是不现实的,也是不合理的。

　　希波克拉底的著作中也有关于脑损伤的内容,正是由于这些,才使他把脑看成神智器官。在希波克拉底文集中有许多关于运动紊乱的描写,包括不同类型的麻痹和痉挛发作。在这本书里面,作者能正确地把头颅一侧的损伤跟身体对侧的痉挛联系起来。"从多数情况看,痉挛的抽搐发生在身体的另一侧,如损伤位于左侧,那么痉挛就发生在身体的右侧。"已经知道脑的损伤可以引起痉挛或者麻痹之后,这位不知名的作者警告说,不要去干预脑。有时也偶然提到有关语言障碍的内容,如有一位病人丧失语言,同时有身体右侧的麻痹。今天我们知道,这是神经病学家准确地可以预期的事,多数病人如果中风影响到左侧大脑半球前部,会有这种情况发生。

希波克拉底文集也牵涉脑的疾病,包括癫痫。对早期希腊人来说,这个吓人的抽搐疾病被认为是妖狐产生的结果,是信仰丢失的结果。据称,大力神赫拉克勒斯(Hercules)也患癫痫,事实上癫痫那时也称为赫拉克勒斯病,后来改称为疯癫病,这是一种可怕的疾病。

希波克拉底医生们把癫痫看成为自然发生的脑疾病,在希波克拉底文集"关于神圣(疯癫)疾病(sacred disease)"说道:"有关神圣疾病的看法,我认为你应该把它看成为一个由自然原因产生的。它像其他疾病一样,有其自己的原因,人们对它的性质以及原因看成为神圣,这是由于奇怪和无知。"

在同一部著作里面,作者还告诉我们,每种疾病都有自己的自然起源及外部原因,包括遗传,医生们相信癫痫可以在家族之间传播,而且与脑血管的堵塞有关。希波克拉底文集的作者们并不认为癫痫唯有人才有,家养动物也有这种情况。很有可能,羊有先天性肌紧张病,这是一种遗传性肌肉疾病。

**参考文献:**

Bennett MR. 1999
Bennett MR, Hacker PMS. 2002
Finger S. 2000
Gross CG. 1999
Kandel ER, Schwartz JH, Jessell TM. 2000
Marshall. LH, Magoun HW. 1998

# 第2章　希罗菲勒斯、埃拉西斯特拉图斯：最早的神经解剖学家

虽在早期及黄金年代希腊，神智和医学受"神主宰一切"的影响，但亚历山大大帝以后的时期，在亚历山大博物馆已出现了人体解剖，希罗菲勒斯和埃拉西斯特拉图斯就是这一时期的两位神经解剖学家。

## 一、古希腊时期亚历山大的人体解剖

一个饶有兴趣的问题是，希波克拉底和他的追随者们在学习技艺时是不是进行过尸体解剖？在希波克拉底文集中没有证据表明有过人体解剖，据信这在希波克拉底生活的年代是不可能的，那时的希腊人相信，只有身体完全平静，人的灵魂才会平安，如果你做人体解剖必然要破坏身体，所以人们遵循的重要理念是要把死者很快埋葬，维护其尊严。

如果不是通过人体解剖，那么医生们又怎么学习解剖呢？很可能他们是看到了那些角斗士及一些普通人受了损伤的情况，诸如暴露了骨头和内脏器官，也许他们看到一些出卖家畜的屠夫们的操作，看到猎人屠杀猎获动物的情况……

医生是不是可以做动物解剖呢？在希波克拉底著作中没有看到任何证据，但希波克拉底医学是由毕达哥拉斯哲学产生的，而毕达哥拉斯哲学主张素食，他们相信灵魂可以附着于肉体。这样，作为医学训练的一部分，希波克拉底医生曾经解剖过动物似乎不大可能。

系统的人体解剖在公元前 377 年（即希波克拉底死后）就开始了，那属于古希腊时期。此时，亚历山大大帝征服了希腊，征服了地中海，解剖是在亚历山大进行的。公元前 332 年埃及被征服，亚历山大建成为一座模范城市。

亚历山大有一个被人称道的博物馆，几乎一夜之间就上升为世界上最大学习中心之一，亚历山大的学习分为四部分：文学、数学、天文学和医学。就在这里，欧几里得和阿基米得研究了数学和力学，他们的同伴们研究了哲学和历史学，也可能研究了生命科学。博物馆是古埃及的一个外来的统治者在公元前 4 世纪末建立起来的，它规模宏大，属于一个由国家支持的研究机关，有点像现在的国家卫生研究院。这儿有超过 100 名教授过着公社生活，有教室、学习室、天文观察站、动物园、解剖室、手术室，它还拥有庞大的图书馆，馆内藏有希波克拉底文集。

在古希腊时期，亚历山大是一个理想的学习解剖学和生理学的地方，因为此时在希腊本土研究医学不为法律和道德所允许，解剖人体的实践在埃及其他地方也不可能，它毕竟会激怒雅典的老百姓，但在亚历山大这个非常隔离的学习中心则有此可能。

能够进行人体解剖这个事实表明，几世纪来希腊人关于灵魂的观点发生了显著变化，许多希腊人不再相信，不朽的灵魂与身体有联系，躯体现在仅仅被看成为灵魂的暂时居所和庇护所。因此，一些追根究底的学者们希望解剖人体尸体，他们不再害怕做这件事情了。

## 二、最早的解剖学家希罗菲勒斯和埃拉西斯特拉图斯

亚历山大博物馆里的两个人，希罗菲勒斯（Herophilus）和埃拉西斯特拉图斯（Erasistratus），是他们开始了系统研究人体结构。解剖学家希罗菲勒斯在公元前 300 年左右做了解剖，据报告他解剖了上百具尸体，比他年轻一点的科学家埃拉西斯特拉图斯也参加了人体解剖工作。这两人提出了对医学的新研究方法，这个方法远远超过了希波克拉底医生在希腊黄金时代能够做的，他们开辟新道路，了

解身体的软器官,包括脑。

　　曾经有一种说法,希罗菲勒斯所做的事情比解剖死人的事情还要多。托勒密(Ptolemies)统治者把处决的犯人送去做活体解剖,希望医生们可以了解身体的新事实。生活在公元1世纪的罗马百科全书学者塞尔苏斯关于亚历山大的解剖,曾经讲过下面一段话:"希罗菲勒斯和埃拉西斯特拉图斯他们把活着的犯人解剖开来,这些犯人是从监狱里面接出来的,当犯人还在呼吸时可以看到他身体一部分的活动,而这在以前是看不到的。"但亚历山大是否进行过活人的解剖,历史学家的意见不一。

　　希罗菲勒斯和埃拉西斯特拉图斯两人对脑特别有兴趣,他们详细、准确地描写了人脑,包括脑室。他们毫不怀疑脑管理感觉、思想和运动,他们的这种看法完全与亚里士多德声称的心脏是一个智慧器官的说法相反。希罗菲勒斯认为第四脑室是一个管理中心。希罗菲勒斯把脑室与写字用的笔样的弯曲结构相比较,把它叫做"写翻",这个词现在解剖学里还在用。

　　希罗菲勒斯似乎也曾描写了侧脑室及其角,他所称的"小脑脑室"实际上就是现在我们说的"第四脑室"。由于小脑脑室靠近脊髓和运动神经,因此他考虑这个脑室可能有产生运动的力量。他还把灵魂(soul,即神智)的重点放在脑,特定地说,他认为神智在脑室空腔,这实际上是建立了一个颅内神智定位的观念。埃拉西斯特拉图斯详细描写了脑室,但是没有提到脑室的功能。相反,他的描写集中在脑表面的脑回。埃拉西斯特拉图斯认为脑的沟、回与小肠很相像,这个看法一直到19世纪还有影响。19世纪的书上称脑回为肠样突起。埃拉西斯特拉图斯比较了动物(如兔、猪等)和人脑回的数量,认为人类的智慧与脑回数量多有关。以后盖伦嘲笑说,埃拉西斯特拉图斯错了,因为驴的脑回比人还要多,却比人笨。一直到17世纪,维利斯才对脑回产生认真的兴趣。埃拉西斯特拉图斯认为感觉、运动神经是到脑里面去的。

　　看来,埃拉西斯特拉图斯是一个喜欢做自然研究的人。

**参考文献：**

陈宜张。2008
Finger S. 2000
Gross CG. 1997
Gross CG. 1999
Marshall. LH，Magoun HW. 1998

# 第 3 章 盖伦:动物大脑的解剖实验

盖伦是公元 1 至 2 世纪伟大的医学家,他对脑的认识来自自己做过的动物解剖。他澄清了亚里士多德关于神智在心的观点,将神智归之于脑。他是历史上第一次进行实验研究来了解脑功能的人。他发现了喉返神经。由于时代局限,他把神智功能归之于精灵,这无可厚非。

## 一、盖伦生平

盖伦(Galen,129—199)生于希腊殖民地帕加马镇(Pergamon),帕加马镇沿着爱奥尼亚的西北海岸延伸到内地,风景优美,现属土耳其,但在公元前 133 年时属于罗马。公元 129(或 130)年,盖伦出生于这座风景城市。

盖伦学医,以后从家乡走到其他城市,他在亚历山大居住了 5 年,28 岁回到家乡。公元 159 至 168 年他服务于角斗场,所以有处理角斗士战伤的医学经验,同时也解剖动物。盖伦是一位好医生。他认为要成为一名好医生,必须要有解剖学和生理学的知识。32 岁那年去罗马,那时他还不太有名气。在罗马,他大概用古希腊文写了医学、哲学方面的 500 至 600 部著作,总计约 400 万字。盖伦死于公元199(或 200)年。

## 二、动物解剖

盖伦同意亚里士多德的观点,必须亲自通过自己的感觉、经验,

才能够认识任何东西。20岁时,他在《医学经验》里写道:

> 我是这样一个人,我只关心、专注于用我自己感觉感知到的东西。除非通过自己的感觉,否则我不能认识任何东西,我的感觉可以通过观察留在记忆中,我不走远一步,作其他任何理论上的概括。

在这种哲学思想指导下,很容易理解为什么盖伦要实践,要解剖。不过,盖伦不做人体解剖,因为那时候罗马帝国的宗教约束很严,宗教束缚使得做人的尸体解剖完全不可能。此外,罗马法律系统也不允许用刀去割尸体。

盖伦可能见到过受伤的角斗士,他的人体解剖研究往往出于偶然的机会,例如洪水漂来了一具崩解的尸体,他对这具尸体作了仔细研究。他也曾在树林里看到一具被杀强盗的尸体骨架。正因为人体解剖不容易,盖伦劝告他的学生到亚历山大去,那里可能看到人体骨架。根据种种情况判断,亚历山大的尸体解剖到公元前30年也停止了。

由于人体解剖困难,盖伦转向动物解剖,他认为最好是解剖那些与人类接近的动物,所以他想用无尾猿,这种猿跑得快,外表上和人比较接近,实际上它是无尾猕猴。得不到无尾猴时,他就转向解剖有尾猴,这种猴容易得到,也比较容易养。他不局限于解剖灵长类,也解剖一些圈养的动物,如猫、狗。此外,他解剖了鼬(weasl)、骆驼、狮子、狐狸、熊、小老鼠,甚至大象,在进化阶梯上离开哺乳类动物很远的低等动物,如鱼、鸟以及一些古里古怪的昆虫他也都解剖过。

## 三、脑和神经

《关于脑》是盖伦最精彩的演讲之一,在这篇演讲中他告诉医学生,应该如何系统地解剖牛脑。公元177年他讲道:

牛脑应很好地预先准备,刮掉它的前面部分。一般大城市里面都可以买到牛脑,如果你嫌骨头太多,可以要求屠夫把骨头拿掉。准备好后,你可以看到硬脑膜。可以用刀拉一条直线,一直切到脑室,马上就可以考察一下把左边和右边脑室隔开的膜,这就是隔,其性质与脑相似,如果你切得太重,很容易把它拉破,前面各部分暴露以后,你可以看到第三脑室,其位置在两个前脑室之间,第三脑室的后面有第四脑室。在中间脑室的上面你可以看到松果腺。

在很短但清晰的片断中,盖伦不但指导学生怎么切割脑,而且鉴定了值得学生注意的许多部分。脑室显然是盖伦感兴趣的,他也提到了松果腺。

盖伦是一位聪明的实验观察者,他看到了脑的老年变化,即老年动物的脑萎缩。他是最早描写老年脑萎缩的人。

盖伦有很多关于颅神经的著作,包括脸部的以及上半身的神经,从脑出来的和进入脑里面去的神经。但他并非系统研究神经的第一人,在他之前,公元前 1 世纪,解剖学家马里亚努斯(Marianus)已经做过很多工作,盖伦经常引用马里亚努斯的工作,欣赏他的工作,称他为"解剖学的恢复者"。

盖伦很有兴趣的一个研究对象是眼睛和视觉,在他的著作《身体各部分的用处》中有一节是关于眼和它的附属器官的,他描写了玻璃体以及眼睛的若干部分,包括睫膜、角膜、虹膜、晶体、脉络膜和视网膜。"视网膜"一词来自从拉丁文,意思是网络的意思,他把视网膜比做渔人捕鱼的网,它分布在晶状体周围。

盖伦区分了运动和感觉神经,认为眼睛中既有感觉神经又有运动神经。他解剖过视神经,看到了视神经的走向,他认为视神经是中空的;他也看到了视交叉,认为它是脑的一个结构,给了它一个名字,因为这个地方很像希腊字母 χ,所以叫视交叉。盖伦并不认为视神经中的所有纤维都通过交叉走到对面(现在我们知道,人类视神经纤维,一半是交叉的,一半不交叉)。他推理,视交叉仅仅是精灵（spirit）进入脑时左眼和右眼互相交换的地方，这样才使得人所见的是一个像，而不是两个不同的像。

为什么我们有两只眼睛呢？盖伦解释说，两只眼睛允许我们能够看到更大的范围，如果只有一只眼睛摆在头的中央，则看到的范围会减少。他说，如果一只眼睛损坏了，我们还可以用另一只眼看；视觉是最可靠的感觉。当然，他的视觉系统描写并非完美，也有错误。与其他人一样，他认为接收感觉部分在晶状体。其实，视网膜的接收作用一直要等到文艺复兴时期才弄清楚。

盖伦描写了听、味等有关神经，他认为所有这些神经比运动神经都要柔软些，因此这些神经更适合于感觉功能。相反，硬的、强壮的神经是管理运动的。

虽然嗅神经在当前的书本里面都被认为是第一对颅神经，但是盖伦并不把它看作颅神经，他认为嗅味物质是经过鼻子直接进入位于脑前面的嗅球，然后再进入脑室。他推理，脑扩张时把新鲜空气吸入脑内，而脑收缩时可以把空气排出。可见，在他看来，脑是搏动的。显然，这种看法与元气论者（pneumatist）相符合。

盖伦也研究交感神经系统（我们现在知道，这些神经与内脏器官调控有关，在"战斗或者逃跑"中起重要作用），他描写了脊髓两旁的交感链及主要的交感神经节。他正确地猜测，交感神经系统是以整体起作用的，它的作用准确性不太高。但他不认为交感神经系统是到平滑肌去的传出神经，他反倒认为交感神经的作用在于内脏器官间的互相交流。他认为，神经里面可以有广泛的相互交流，精灵可以从一个内脏器官到另一个内脏器官，从而使所有器官可以感受到发生的变化。自主神经系统的交感部分得到了这样一个奇怪的名词，这是因为早期的看法认为，这个神经参与"同情心"或共享。

## 四、活体解剖和实验研究

除了解剖已杀死的动物外，盖伦也做了一些活动物的实验，被做过活体解剖的实验动物有牛、马、羊、猪，还有猴。在实验生理学领域,盖伦远远地超过了他的前辈,他的实验工作是如此重要,甚至贵族或皇帝有时也来看他做实验。

他用小猪做有记录的实验,目的是要找出支配肺的神经。他发现,当猪胸部的一对神经被切断时,挣扎着的动物虽然仍有呼吸,但是它的叫声停止了。这个惊人的发现,他又在其他动物身上进行了验证,包括山羊、狗,甚至吼叫着的狮子。他发现了发音的神经(我们现在知道这就是喉返神经),为了纪念他,有时候也称此为"盖伦神经"。

这一发现使盖伦想到,这可以用来解释切除粗脖子病病人的后果。他写道:

一名外科医生在切除颈部腺体肿胀而手术时,如果他不知道手术会损伤喉返神经,其结果是,虽然病人腺肿大的病痛治好了,但病人术后不会发音了。另一名医生用同样而类似的方法治疗另一位病人,而他的治疗结果是病人还能保留发声音,因为仅损伤了一根喉返神经。这种后果似乎令人难堪,因为看起来喉头和器官都是完好的,未受损伤,但是发声音却大受影响。当我把我的发音神经实验演示给他们看的时候,他们就不感觉到难堪了。

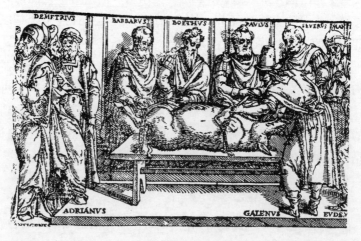

盖伦发现喉返神经

盖伦观察了角斗士脊髓损伤病例,这使他直接达到了有关脊髓损伤的辉煌结论。在病例表现的启发下,他做了一系列动物实验,在不同平面切断脊髓,其目的之一是确定切断面以下的哪一侧身体是麻痹的。他用不同种动物作脊髓半边切断实验,并注意到,麻痹发生在切断的同侧。在用猴子做脊髓一侧切断实验后他写道:

> 在我们的解剖中,如半横切不超过脊髓中央,这种切割并不引起身体所有部分的麻痹,而只是切割平面以下的身体麻痹,如果切割的是右侧,那么右侧切割平面以下麻痹,相反,切割左侧,就左侧麻痹。

他的另一实验显示,如果在颅骨附近把脊髓切断,呼吸就停止了,如果切割稍微低一点,那么隔膜仍然有功能。这些发现提供了一种知识:为什么一位角斗士在颈部损伤后会立即死亡,而另一位斗士,如果他所受的剑伤稍稍靠下一点,还能继续呼吸。

## 五、是脑,不是心

盖伦非常崇拜希波克拉底,认为他的话就是上帝的声音。盖伦说,希波克拉底从来没有写过不正确、违反事实的东西。盖伦曾说:有信心自己的灵魂可以升到天堂,并希望能在天堂见到希波克拉底。

盖伦不能够解剖人脑,但是他又希望从动物脑的观察产生对人脑的看法,这曾经导致他关于人神经解剖学和人神经生理学的某些错误结论。他的解剖以及实验非常有启发意义,引导很多有知识的人离开古老观念,如一度曾经受到亚里士多德支持的、古代那种认为智慧、推理、知觉是心的功能的错误观念,盖伦把它们纠正了。

盖伦也尊重希腊黄金时期最出名的自然哲学家亚里士多德。盖伦虽然赞赏他的成就、经验以及那追求真理的态度,但盖伦不能够接受他的一个论断,即他认为脑功能就是把心脏的激动冷却下来,认为心脏是发出神经的。盖伦认为,亚里士多德的这些说法都是毫无意义而错误的。盖伦批评脑是一个热发散器或降温器的看法。他说，果真如此，自然应该让脑的位置靠近心脏。盖伦 44 岁时，处于创作高峰期，他在《身体各部分的用处》这本书里称赞了造物主的伟大，他提出，如果脑仅仅是一个冷却器，那么一块粗糙而有惰性、没有任何形状的海绵就够了，不需要那么复杂的结构。他也批评亚里士多德"脑是冷的"这种看法，并说，我把手摆到活动物脑上，我没有感觉它是冷的。

盖伦扬弃亚里士多德理论的另一个原因是，他追踪了从感觉器官到脑的各种神经的行程，发现神经不是走向心脏，而是走向脑。前面已谈到过，他发现了管理声音的神经，这一结果也不符合心脏是管理发音的那种想法。盖伦并没有到此为止，他还观察到：压迫脑可以引起愚笨；人头部损伤后可以发生感觉、知觉和认知的变化。

总之，盖伦不相信脑仅仅是一个冷却机器，他认为脑是一个真正的神智器官，在他看来，希波克拉底和柏拉图反倒是正确的。

## 六、脑功能的"精灵"理论

盖伦认为脑是神智的器官，但有没有迹象说明盖伦曾提出过脑功能到底是怎样的。事实是，盖伦的脑解剖远远走在脑生理学之前。盖伦的脑功能理论是基于身体有精灵的基础之上的，这种精灵他称之为元气（pneumata）。盖伦还有目的论的观点，认为有一个最高统治者，他设计了每个器官的特定终极目的。当把这种看法应用到脑生理学时，盖伦就把经验抛诸脑后，而换成另一种思维方式——猜测性的哲学。猜测性哲学相信最高统治者在设计，有一定目的，有最后的结果。盖伦非常急切地想把身体的完整生理学描绘出来，这样他就违反了自己的誓言：没有自己的亲身体验你不能认识任何东西。

盖伦可能是从柏拉图的观点出发，柏拉图认为有三个基本器官——肝、心和脑，每个器官与不同的精灵或灵魂相关。盖伦于是把柏拉图的理论与古埃及埃拉西斯特拉图斯的元气论（pneumatism）混合起来。埃拉西斯特拉图斯曾经提示，小小精灵能够在一个空的神经里面跑来跑去,也能在脑的空腔(即脑室)里面跑来跑去。

盖伦描写了三种精灵:自然精灵、活力精灵、动物精灵。他讲得最少的是自然精灵,自然精灵与肝脏和静脉相联系,它调节营养、植物性功能以及其他基本需求,某些自然精灵可以到达心脏,在那里转变成高等的活力精灵,它产生身体内部的热,至少部分地负责我们的基本情绪,再往前,某些转变了的、从心脏发出的精灵跑到脑,于是活力精灵变成动物精灵,动物精灵是神智的精灵。

盖伦讲得最多的是动物精灵,他认为精灵的最后转换发生在一个细的围绕于垂体腺周围的动脉网,即奇网(rete mirabile, rete 与视网膜 retina,在拉丁文上同源)。盖伦很可能在牛、羊和猪脑的基底部看到了像网一样的构造,他不懂得人、猴并没有这个网。

盖伦提示,动物精灵在前脑室的衬层,即被称为脉络丛的地方产生。不论动物精灵产生在奇网还是脑室衬壁,它们总是储存在脑室,需要时才进入神经,驱动肌肉。这个最高精灵也可以通过神经及传导束携带来自眼、舌、皮肤的感觉进入脑。

盖伦在《关于希波克拉底和柏拉图的纪事》这本书里清楚地谈到,是脑本身而不是脑室,它与我们的最高功能有关。前面我们看到,在动物实验以及头部受伤患者的研究中,他认识到脑伤害可以影响合理的神智。所以,虽然盖伦认为脑室中的精灵是灵魂(soul)的物理工具,而真正灵气的位置却在脑本身。

盖伦认为,知觉、认知和记忆是合理灵魂(rational soul)的功能。他承认,这些功能在脑疾病和脑损伤时可以各别地受影响。但不同功能是不是在脑的不同的部位定位呢? 他没有回答,至少在他现存著作中看不到有这种想法,也没有证据表明,盖伦把脑的这项功能与前、中、后三个脑室相关联。

盖伦可能在很多方面同意埃拉西斯特拉图斯的观点,但他不同意后者认为脑回的大小及其复杂程度与智力高、低有关。盖伦发现,驴脑很大,但驴并不聪明,所以脑的发达与智力有关的想法不能成立。但现在看来,盖伦的脑回并非大脑的回,而是小脑的回。"驴的聪明"这个词对盖伦讲来是一个矛盾。事实是，他不得不作出如下结论：一个有思想人的"风度"对于他的智力有重要的贡献，而脑的复杂性是次要的。盖伦对于脑与智力有关观点的讽刺有深远影响，1543年维萨里的书里面还引用了盖伦的观点。

**参考文献：**

Finger S. 2000
Marshall. LH，Magoun HW. 1998
Ochs SA. 2004

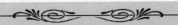

# 第二篇 脑 功 能

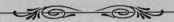

经历了中世纪的黑暗、迷信与愚昧之后,欧洲迎来了文艺复兴。文艺复兴思潮的影响深远,直到今天还在继续发挥作用。文艺复兴使脑的结构、功能与神智无可辩驳地联结在一起。这方面,达·芬奇、维萨里、威利斯和笛卡儿可以称为四杰。达·芬奇首先冲破了一味崇拜古人如亚里士多德、盖伦的习惯,强调要从自己看到的实际材料出发,但他未曾公开出版过脑研究方面的著作,因此对后世影响甚微。维萨里则完全把脑的解剖学建立了起来,出版了专著,他所描写的脑的解剖与今天我们所了解的已大体相同。维萨里是从断头台下获得人体解剖标本的,这种精神令人肃然起敬。威利斯则在维萨里脑解剖学的基础上,综合当时的科学技术知识以及临床病例,论述了许多脑功能,确定了许多脑结构的名称,限于当时认识水平,他还不可能提出准确的脑功能论述。至于笛卡儿,他主要是以哲学的观点来探讨脑功能,十分积极的方面是他把脑看作为一个像其他器官一样可以用机械方式分析的东西,有争议的一面是他认为人的神智功能是超乎于实际的。他是一位二元论者,影响至今仍然存在。

当脑是神智底物(substrate)的观点一经确立之后,人们自然要问,如此复杂的脑结构,它的各个部分对于神智功能的贡献是特异的? 还是浑然一体的? 对脑功能定位的探索于是开始了。

　　法国的白洛嘉首先打开局面,他依据临床病例证明人的语言功能位于左侧额叶。白洛嘉的思想不是突然产生的,而是在他前辈奥地利学者加尔的神智学的基础上成熟起来的。紧接着,德国的弗里奇、希齐希和英国的费里尔在动物实验电刺激或外科损坏脑的基础上,证明了运动区、感觉区等的存在。20世纪前叶,诱发电位技术也被引入脑功能定位领域,如阿德里安关于动物感觉区和谢林顿关于灵长类的工作,而彭菲尔德关于人脑功能的临床观察则直接导致对人脑功能的解释。

　　当实验技术及行为检测手段越来越精确和精细之后,斯佩里重新探索左右两侧半球功能是否有分工和特异化的问题,并且直接接触到人类意识的起源。在工作越益深入之后,大学问家如谢林顿和斯佩里也感到人类的主观意识状态是一个谜团。胡贝尔和威塞尔把神经生理学的感觉研究引领到认知的水平,接触到知觉从何而来的问题。对神经系统的探索在不断深入,但脑的问题一定要接触到人的主观方面。

　　脑定位功能似乎无须怀疑,但从加尔当初提出神智学开始直到现在,反对的声音仍然不绝于耳,前有弗卢朗,继之以杰克逊,稍后有拉什利、卢里亚,其所以如此,是脑功能的实现,确实包含许多不同水平,不同结构的脑活动,所以反对的意见值得重视,如果讲一句比较公允的话:脑功能既定位又不完全依赖少数的几个点。

# 第4章 达·芬奇、维萨里:脑解剖学的革命

文艺复兴天才达·芬奇在脑的解剖学方面是一位过渡性人物,开始他屈从于中世纪的"脑室"学说,后来他的现实主义理念促使他忠实于脑的解剖。维萨里的"人体运转"否定了中世纪脑室学说,纠正了盖伦的错误,由于他,新的神经解剖学开始了。

## 一、达·芬奇

### 1. 中世纪的"小室"学说

在中世纪的黑暗时期,有关脑功能的观念有了重要变化。一些基督徒学者开始把脑内中空的小室作为合理的灵魂居住地,每个脑室有不同功能,而脑的实质仅被赋予次要的、附属于脑室的作用。

中世纪对脑看法的中心点是脑功能在脑室,神智功能存在并分布于盖伦所描写的脑室空间。外侧脑室融合为一个空间,为第一小室,它接受来自所有感觉器官的输入,这里是总感觉,视、听、

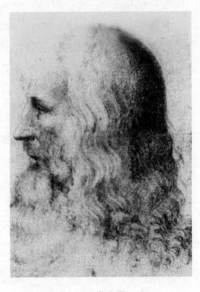

达·芬奇像

嗅都在这里,感觉产生印象,产生幻想。第二小室也称中小室,是认知功能的所在地,包括推理、判断、思维。第三小室则是记忆的所在地。为什么把神智功能放在前、中、后三个小室,可能的解释是,为了要符合宗教的看法。因为脑太脏,而小室是空的,比较干净,因此把这些功能放在小室里是合适的。为什么有三个小室呢?可能是人们把临床观察与宗教的、教堂以及教父的各种信念编织在一起。盖伦讲过,前部脑管感觉,后部脑管运动。宗教神庙有三个殿堂,第一部分是前庭,第二部分是宗教法庭,第三部分是处理(apotheca, apothecary,药房)。在第一庭作一般陈述,第二庭里陈述被固定下来,第三庭最后做出判决。相应地,脑的三个小室的作用:第一小室里面有幻觉,第二小室里再想一遍,第三小室里面形成思想,最后变成记忆。因此,很可能三个小室理论是类比于神庙的结果,照顾到了宗教需要。

尼米西亚斯(Nemesias,大约公元390年)是叙利亚主教,他正式把所有神智功能归之于脑室。尼米西亚斯认为,不仅智力在脑室,所有神智功能均定位于脑室。与盖伦不同,他认为两个侧脑室的功能是知觉和想象,中部脑室是智力和能力的所在地,记忆在后部脑室。尼米西亚斯认为他的结论有牢固的基础和扎实的证据。他说,如果前脑室有病,那么感觉受影响,但智力仍然不变;如果中脑室受影响,那么智能混乱而感觉仍然保持,如果小脑受损伤则只有记忆丧失,而感觉和思维不受影响;如果脑的中部和小脑都受影响,并且前脑室也受影响,那么感觉、思维、记忆都受影响,人接近死亡。值得注意的是,尼米西亚斯所说的"灵魂"与亚里士多德的"精神"完全不同,尼米西亚斯是一个宗教徒,更多的受新柏拉图主义的影响,而较少受亚里士多德哲学的影响。尼米西亚斯认为灵魂是存在的,但他并不认为灵魂是身体的一种形式,而是一个独立的不可以被破坏的精神物质,它与身体的关系是联合的关系,而不是混合的关系。尼米西亚斯未提出任何关于脑室功能定位的证据,即使他知道一些临床病例,那也不是他自己的,很有可能他相信盖伦的各种论述。因为盖伦曾把前部脑与感觉功能相联系,那是因为这部分与小脑比较起来较为柔软,盖伦曾提出,想象、智慧和记忆可能是可以分开的,等等。但是至少现在流传下来的盖伦著作中并没有走得那么远,这位"医学王子"仅仅说,像房间一样的脑室是存储精灵的,因此它合理地服务于灵魂,不过,盖伦是坚定地把灵魂与脑实质本身联系在一起的。

脑室定位的理论很快就被其他人推进,如拜占庭的波塞冬尼斯(Poseidonius),他比尼米西亚斯稍微年轻些。到底特定功能是归属于三个脑室中的哪一个脑室,虽然各种理念互有区别,但是基本的脑室定位观点却成长起来,而且被人所接受,几乎超过一千年。

## 2. 达·芬奇生平

莱昂纳德·达·芬奇(Leonardo da Vinci, 1452—1519)是文艺复兴时代的一位天才,他思考过很多事情,如飞机、潜水艇、机关枪,甚至自行车,虽然当时并没有实现,这些都要等到 20 世纪。

达·芬奇企图通过视觉了解人体微观世界的结构和格局,了解宇宙的巨世界。对达·芬奇来讲,画图就是了解。他一生对眼睛、脑、神经系统的结构和功能具有非凡的兴趣,同时也有兴趣于一系列视觉现象,如颜色、对比和错觉。虽然他开始考虑这些问题是因为他要画画,但后来这些问题本身也引起了他很大的注意。

达·芬奇是第一位伟大的医学插图描绘者。他所画的图是迄今保存下来最早的人体内部结构图。他引入了一系列有效的方法用来显示解剖结构,如透明法、切面法、扩展法、三维阴影法。今天,他的解剖学图画仍然吸引着广大读者,虽然多数读者并未觉察到其中包含的错误,以及这些画图如何依附于传统的权威说法。

先考察一下 15 世纪欧洲神经解剖学的背景,然后再来看看达·芬奇如何画脑和眼睛的。公元 199 年盖伦去世后,直到 15 世纪,在欧洲不论是为科学目的或医学目的的解剖学都没有了。在 13 世纪的意大利,解剖学起先是为了法医,后来是为了用来说明盖伦解剖学及医学生听解剖课的需要。当时,盖伦的著作不能够直接翻译出来,而是由阿拉伯科学家提供的,翻译者自己从来不做解剖。不仅因为盖伦著作的介绍是间接的,而且也由于盖伦的很多解剖学描述是基于非人的材料。盖伦的解剖非常准确,但这仅是对猴或牛而言,这个事实是我们最近才知道的。

欧洲第一本解剖学教科书是孟迪诺(Mundino)1316年编著的,共40页。此书基本上是一个学习盖伦的指南,而并非真正描写人体结构。孟迪诺教材先后有几个版本,最后印刷是1478年,但没有图,直到1521年版本才有插图。1490年达·芬奇开始做解剖的时候,知道有这本书,此书是他许多解剖学名词的重要来源。传统上人体解剖图中的人总是被画成青蛙一样的姿势,在上面标出重要器官或静脉切开的位置。没有一本书是真正从解剖做出来的,仅是一种象征性的代表而已,往往在一张图中表示一下阿拉伯文中关于身体、疾病及其处理的概念。

人体画图要把皮肤下面的器官准确地表示出来,这并不是在医学学校,而是在文艺复兴时期艺术家工场。随着自然主义的增长,艺术家希望得到更准确的知识,例如关于肌肉在人体表面的图形,因此求助于人类尸体材料。另有可能是,意大利文艺复兴的艺术家和医学工作者相互之间有影响,医生、绘画家归属于药剂师协会,外科医生、殡仪馆工作人员、制酒者、书商和丝绸商人也归此协会管,这就形成了画家到商店里去买彩色颜料,医生到同一家商店去买药的状况。

达·芬奇的老师是一位最早的艺术家韦罗基奥(Verrocchio),他解剖人体以便得到一个关于体表肌肉形象更准确的图案,他曾作过一张森林之神玛息阿(Marsyas)的雕像。韦罗基奥的邻居波莱沃洛也是艺术家,这两人的作品都展示了他们的解剖知识。往后,米开朗琪罗(Michelangelo)、拉斐尔(Raphael)和丢勒(Durer)等都留下了他们的解剖图画,其中丢勒还认可了达·芬奇的某些解剖图。达·芬奇对于解剖的兴趣开始可能也是为了画画,但是他本人在文艺复兴的艺术家中考虑得更为深远,他不仅仅是为了把肌肉在皮肤表面的图形表达得生动,而是为了更正确。达·芬奇非常重视解剖插图,他说:

你不要那样想，人体结构的每一方面都可以用文字描写出来，有时描写得越详尽，脑子就越糊涂，从而使你更不懂得这个知识。因此画一个图再描写是非常必要的。我建议你不要在用文字写作方面作难自己，除非对象是一个瞎子。

达·芬奇也谈起做解剖的难处，他说：

你喜好解剖，但可能你的胃会阻碍你，如果胃不阻碍你，你可能被一种恐惧感所扰乱，当你晚上在剥皮的或四分之一尸体群间行走时，你会感到很恐怖。如果这些不妨碍你，那你可能就缺少一个好的制图术，如果你有好的制图术，你有没有透射的知识。如果这些都具备了，你可能还缺少几何作图的方法以及计算肌肉力和能量的方法。此外，可能你还缺少耐心，因此你不会很勤快。不论我是否具备这些性质，但我所编写的120本著作将为你提供判断，是耶非耶。在追求这些的过程中，我既不贪财，也不疏忽，我所缺的仅仅是时间。

达·芬奇的手书非常奇怪，他图注上的字属镜影书写，很难辨认。另外，他有自己的特殊笔法，笔法随时间而有变化，他可以人为地把两个字合在一起，或者把一个字拆开来。他不用通行的标点符号，而采用自己的简写和符号。镜影书写可能反映他是一个在孩童受教育时迫使他用左手书写的左撇子。为了保护自己的发明免遭抄袭，他书写时会故意搞一些错误，如画一个车轮等。

达·芬奇是一个反对动物活体解剖的人，一名忠实的素食者。

## 3. 脑室

在神经科学方面，达·芬奇开始按照中世纪理论严格地画图，慢慢地才部分从中世纪理论中解脱出来，并开始按照自己看到的那样准确地画下来。当他发现不合适的时候，会有批判地继续前进，有时候也达到新的境界。

早期达·芬奇的脑室画反映了中世纪学说 达·芬奇的一个早期解剖图表明视觉输入到脑,这个图反映了不加批判地融合阿拉伯文化和中世纪文化的表现,但也有一点小小的发现和新技术应用。从毛发到脑的各层次的名字来自阿维森纳(Avicenna),其中两个名词到今天仍在使用——硬脑膜和软脑膜。这两层脑膜可以一直延续到视神经作为它和眼球的外鞘,这种延伸设想也是从阿维森纳引申来的。眼中的晶体或者水晶液显示在画的中间。其实当时基本上所有阿拉伯的以及欧洲的图画都如此,一直要等到普拉特(Platter,1603)才首次了解晶体的作用是把物体的像落到视网膜上,以后的图画表达才改正过来。

在达·芬奇的图画里晶体是圆的,与之相比,盖伦和多数阿拉伯权威作者对眼睛的描写却比较正确,而很多中世纪作者是不正确的。达·芬奇当年一定很拿不准晶状体的形状,因为他后来在一篇未发表著作中写了如何确定晶体形状和位置的设想:"在眼的解剖中,为了看清眼内容物而不让其中的液体流掉,你应当把整个眼睛摆到鸡蛋蛋白里面煮,等到都变成固体以后,再把鸡蛋切开,这样眼睛的内容物才不会流掉。"当然,他从来没有按照这个方法做过,因为他所画的晶体都是圆的,他还提醒自己要研究不同眼睛的解剖。

把三个脑室画成三个串接起来的圆球,这种画法并非源自盖伦,也不源自阿维森纳或其他经典教科书。因为盖伦知道第一脑室或侧脑室是成对的,并提供了准确的四个脑室形态的描写,当然这是基于他对牛脑室的解剖。所以达·芬奇把脑室画成三个圆球并非来自盖伦,而是根据当时广为流传的、中世纪关于脑室及脑室心理功能定位的理论。

达·芬奇的图反映了中世纪关于"总感觉"定位于第一脑室的标准看法。在这里,输入来自眼和耳,图中没有视交叉,虽然亚里士多德已经注意到视交叉,而且盖伦也仔细地讨论过,在阿拉伯文献中也反复地画过。

往脑室里注射蜡来显示脑室　达·芬奇是注重实践的，他画脑室取得的辉煌成功源于他把蜡注射进脑室以显示其形状，并采用雕刻的技术，他是这样做的：

在大的脑室两个角上钻两个洞，然后用注射器把融化了的蜡打进记忆脑室中去，用这种方法把三个脑室都灌满。当蜡凝结后，把脑组织去掉，就可以看到脑室的形状。但是先要把一个管子插到侧脑室里面，这样当脑室注射蜡的时候，空气才能够跑出来，蜡才能进去，注射才能够成功。

用灌蜡的方法来显示生物空腔内部，以后一直没有人用过，到18世纪，法国的勒伊斯（Ruysch）用了它，这一成就被当时的法国科学院看作为相当于牛顿的发现。

在达·芬奇的图中，牛脑室下方可以看到一个血管结构，盖伦曾经描写过此结构，即奇网，而在人脑中是没有的。图中小脑的位置以及脑室的样子则比较更接近于人的脑。可能达·芬奇既观察牛脑室，也观察人脑室，这是一个综合图。

感觉与脑室功能　当达·芬奇开始研究脑本身时，他对于脑室功能看法就显出了矛盾，最后他抛弃了旧看法。达·芬奇还解剖了脑神经，他看到三叉神经和听神经进到脑的中部，而不是如以前所想象那样进到脑的前部。因此，与传统看法相反，也与他以前所画的图相反，在他后来的图中，把"总感觉"摆到了中间脑室，因为他已经知道侧脑室是两个，中间脑室为第三脑室，而听神经和三叉神经是输入到中间脑室去的。他把视觉输入到第一脑室，然后再进入"总感觉"。达·芬奇于是把智慧和印象（imprensiva）摆到第一脑室，把智慧摆到视神经进入的地方，这表明了他的看法：视觉在感觉中具有统治的优势地位。"印象"这个词在达·芬奇之前、之后都没有人用过，他用这个词有点类似于"感觉加工"或者"感觉"那种意思。虽然从来不曾说印象仅仅视觉才有，但是在达·芬奇的图画里面仅在接受视觉输入

处才出现。达·芬奇也有矛盾,原来的看法是脑室加工所有的感觉,但现在他把触觉输入摆到第四脑室。他写道:

> 因为我们清楚地看到第四脑室在延髓末端,在那里所有提供触觉的神经都走到了一起,我们可以作出结论,触觉是走到第四脑室的。

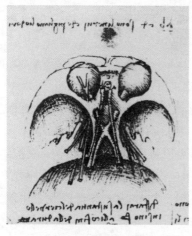

达·芬奇的视神经(显示有交叉)和动眼神经图

由此看来,达·芬奇对于脑室与感觉功能之间的关系有了不同于中世纪传统的看法。

### 4. 其他

**颅神经**　达·芬奇对于颅神经的描写超过了盖伦,盖伦描写过包括动眼神经的七条颅神经,但没有滑车神经及外展神经。达·芬奇的透视图显示了视交叉,嗅神经在它之上,其他颅神经还有动眼神经、外展神经、三叉神经。

**百岁老人的迷走神经和手**　达·芬奇画过百岁老人的迷走神经和手,为什么百岁老人成为达·芬奇描画的解剖学研究对象呢? 他这样写道:

> 这个老人在他去世前几小时说,他已经活了一百年,身体没有病,除了老弱。说完这些话后,老人还坐在医院床上,在没有任何动作或其他症状的情况下,结束了他的生命。我对这个人做了解剖,我想看看这样一个甜蜜死亡的原因是什么。我发现,死亡是由于供应心脏的动脉血液减少,引起了昏厥,比心脏位置低的其他动脉的血液同样也减少。解剖时发现动脉很干、很薄。

我非常仔细地描写这个解剖,而且非常认真。因为他没有任何脂肪,也没有液体,这些东西的存在本来是要妨碍我看清楚各个部分的,现在这些都没有,所以看得清楚。

达·芬奇画了世纪老人手掌侧的正中神经和尺神经,虽比较简单,但非常准确。

盖伦曾相当准确地详细描写过迷走神经的左支和右支,在达·芬奇的年代迷走神经被称为反转神经(reversive),它的右侧支支配喉头、气管、食道和胃。达·芬奇对于迷走神经的兴趣可能是受盖伦描写的推动,盖伦曾生动地描写了切断迷走神经返回支可导致猪不能发声音。达·芬奇在图注中提到,左侧迷走神经可能支配心脏。这一结论给达·芬奇一个机会,使他不赞成早期亚里士多德的那种信念,认为心脏是生命开始的地方。达·芬奇写道:

心脏不是生命的开头处,它仅仅是一个管道,由厚实的肌肉组成,很有活力。与其他肌肉一样,它受动脉和静脉的营养。显然,血及动脉使得心脏是活的,然后由心脏再来营养其他肌肉。

达·芬奇显然把迷走神经拟作为进一步研究的问题,他说:"注意左侧迷走神经的哪一部分是转弯的,起什么作用;注意神经发源部位以上的脑实质是软一点还是硬一点。(因为按照盖伦的观点,感觉神经以及脑的感觉部分是比较软的,而运动神经和脑的运动部分是比较硬的。因此,达·芬奇是在问,这根神经是感觉的还是运动的呢?)看看迷走神经在什么样的条件下给气管以感觉,是哪些肌肉使气管圈运动,从而产生深的、中等的或尖叫声音? 数一下气管圈的数。"

对神经科学的影响 达·芬奇画的图有5 000幅之多,题材非常广泛,全世界的图书馆都有收藏。由于他的图并未及时发表,他对神经科学发展的影响甚微。达·芬奇曾计划想出一些书,包括一本解剖的书,计划发表 120 本解剖学笔记,先单独地发,然后集中作为教科书的一部分,他准备与戴尔·托雷(del Torre)合作,后者是一个解剖学家和内科教授。然而,戴尔·托雷在 1511 年去世,两人想合写的计划未能完成。达·芬奇的解剖图不得不等待 200 年之后再发表。好些达·芬奇的同时代人曾经看到过他写的东西,而且对他表示佩服和称赞。丢勒曾抄了其中某些章节,另有几位不太有名的艺术家也抄了。达·芬奇以一位艺术家和解剖学家的名誉,传遍了北部意大利,直到今天,他仍然被承认是一位新的创造性解剖学的开山鼻祖,他发展了自然化的技术,后来也被维萨里所采用,导致了近代解剖学的诞生。

## 二、维萨里

### 1. 早年身世

安德烈亚斯·维萨里(Andreas Vesalius,1514—1564)生于比利时布鲁塞尔,他原来姓 Witing,以后改姓 Van Wesele,Vésale,

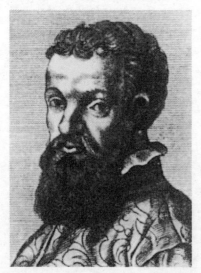

而拉丁文就成为维萨里,其目的是要反映他家庭的来源,他家在德国与荷兰边境的一座城市。

16 世纪 20 年代维萨里进布鲁塞尔学校,大约 15 岁时他到附近卢万(Louvain)学习,那里大概一世纪前就已经有一所大学,7 年后他到巴黎学医,目标是希望成为他家族里面的第五位医生。

相对于进步的意大利而言,巴黎的学校特别保守,很少进行人体解剖,维萨里后来曾经这样回忆:"如果我在巴黎学医的话,

维萨里像

学习解剖不可能得到成功,因为内脏仅仅看一看,在公开解剖的场合,由一个完全不熟练的人操作,做得非常粗浅。我必须把我自己的手伸到里面去。"

经常被维萨里提到的巴黎教师是另一位解剖学家西尔维于斯(Sylvius)。西尔维于斯是盖伦的追随者,一位有水平的解剖老师,他解剖过动物,而且与其他老师不同,他也自己动手做解剖。

维萨里是一位非常专注的学生,他并不满足于课堂里的学习,经常到墓地去寻找人体骨骼。维萨里明白,通过这种方法会有丰富的收获,在这种冒险举动中,他所遇到的最大困难是墓地里面吼叫的野狗,狗是为了保卫自己的领地,它会攻击来到墓地的动物或人。

维萨里并没有在巴黎完成他的学业,三年后他离开巴黎回到卢万,那时战争爆发,巴黎很快就会陷落。在卢万,他曾悄悄地爬上绞刑架,躲开被捕入狱的结局,去处置犯人的遗体。他还必须说服周围人,并告诉他们骨骼是从外面带来的,而不是偷来的。这个动作如同他到墓地去偷骨骼一样,表明了他的性格。作为一名年轻学生,维萨里希望获得他所希望的东西,为了得到人体第一手知识,即使把自己的生命置于危险境地也在所不惜。

**2. 科学历史背景**

盖伦去世后,他关于脑和行为的思想被视作教条,这种局面造成了实验科学(尤其是生理解剖)长时期的相对停滞,至少延续到第13世纪。在这个黑暗及愚昧时期,很少有实验或新科学出现,不是去发现解剖和生理的秘密,更多的兴趣转到了精神方面,正像冬天冰冷时期,一头熊冬眠了。

虽然也有人写医学著作,但长期来,大多数人只是简单地引用盖伦或希波克拉底的权威。第九世纪没有力量来复活亚里士多德。阿斯克勒匹奥斯(Acsculapius)是治疗神,他可以创造奇迹,但希波克拉底、盖伦和亚里士多德三人都是尘世上有生命的人,因此,盖伦和亚里士多德的科学可以继续被教学和传播,而希波克拉底关于治疗的艺术则仅被看成为对一个祈祷牧师的可接受的补充而已。

在 15 世纪,基督徒在现在的伊朗建立了学校,两个世纪内,这所学校里的人把古代医学教科书从希腊文翻译成阿拉伯文。受到这些经典工作的刺激,翻译人员和他们的服务对象成为了第 8 世纪伟大遗产的保管者。

来自中东的中世纪医生们不作解剖,也不对脑功能提出新的见解,他们接受希腊、罗马四种体液的理论,以及早期基督思想家的观点,就是说,个别脑室对于感受、思考和记忆是至关重要的。总结这些情况的时候,一个非常著名的医学史专家写道,伊斯兰的解剖知识仅仅是把盖伦的理论,穿上穆斯林外衣而已。

中东在第一个千年末出了一位最重要的医学人物,在基督世界有时简称为阿维森纳(Avicenna)。这个人几乎写了 100 本书,他的五卷本著作《坎农》,成了医学的标准参考书,差不多使用了五个世纪。当然,这个时期神经系统方面还有一些其他的穆斯林作家。

当东方医生们在阅读、翻译经典医学时,欧洲人却没有能力读古希腊文的书,而希腊文是科学的语言。欧洲黑暗时期是真正的黑暗,为了使欧洲从漫长的知识沉睡中觉醒,不仅古代材料要被重新发现,也应该把它从阿拉伯文变成另一种语言,即拉丁文。

当欧洲人向南进入西班牙,1085 年征服了托莱多(Toledo),1236 年征服了科尔多瓦(Cordoba),1248 年征服了塞维利亚(Sevillc),欧洲人才见到了某些翻译成阿拉伯文的古代著作,也有某些新著作。征服者们发现了阿维森纳等人的书,这些都是属于现在伊朗和伊拉克的丰富医学著作,欧洲人也看到了两位西班牙学者的著作。

那时的重要翻译家有阿弗里卡纳斯(Africanus)和克雷莫纳(Cremona),他们那种带有拜占庭(Byzantine)风格的希腊—罗马科学的拉丁文译本刺激了欧洲人,欧洲人开始自己写书,虽然写出来的东西与翻译本相差无几,但这毕竟是一个重要步骤,越来越多的原始性工作慢慢出现。

**3. 回到解剖桌旁**

如果想得到关于身体内部器官的新知识,解剖及示教是科学家所必需的。早在 13 世纪,意大利皇帝腓特烈(Frederick)二世就认识到这一点,在他管辖下的医学学校宣布,没有一年以上解剖研究,医学学生不得进行医学实习。他和过去决裂,决定每五年要有一个公开的人体尸体解剖,但这些做法并未被广泛接受。

早在 1300 年,在新的令人鼓舞的早期文艺复兴环境中,意大利波伦亚的卢齐(Luzzi)教授进行了人体解剖,还写了一本通俗的指南。卢齐在书中提出几个新发现,也有不少错误,其中之一是细致地描写了人的奇网,也就是盖伦所说的血管网,其位置在动物脑的基底部。卢齐的目的是考察盖伦及其忠实学生所讲过的事情到底如何,虽然他已经接触到这些问题,但他并没有挑战往日的权威。

卢齐及其他解剖学家所用的解剖尸体来自处决的犯人,由同情的地方官员提供。由于控制很严,所以尸体数目很有限,每年仅能得到几具尸体而已。后来,尸体解剖慢慢地多起来了,于是就吸引了众多观众围观,更多学生被允许来看。当解剖妇女尸体时,来看的人比解剖男人尸体时要多,这是因为有较多男人犯罪被处死刑,而被处死刑的女人则很少。

除了为医学训练作解剖以外,意大利人也开始通过尸体解剖作研究,诸如如何才能最好地阻止可怕的、蔓延全国的流行病。最可怕的一次流行病是黑死病,从亚洲席卷欧洲。据估计,1347 年大概有四分之一到三分之一的欧洲人口死于黑死病,这样就导致有更多的尸体提供作解剖。

增加尸体解剖的第三个理由是,用来解决法律纠纷,有时候官方提出来要尸体解剖,为的是要确定死者是否被某种毒物所谋杀,或者是外伤所致。

教堂的权威要保持他们不接触血液的训导,但这并未得到严格遵守。许多当地僧侣可能把这种要求看成仅适用于宗教高级层次的人们,对低级牧师并不适用。多数情况下,手术操作由下层的理发师、屠夫等来做。在文艺复兴时,外科医生属于低层社会阶层,而医生则属于较高阶层,医生就是穿着长袍读一读拉丁文而已。

人体解剖的情景如何？现在所收集到的材料表明，经常是医生指导解剖，但不接触尸体。他往往坐在一把高高的椅子上，其位置在尸体的旁边靠后，可能是，他在座位上读一段古代权威诸如盖伦的解剖学或者盖伦著作的拉丁文翻译本，而解剖切割的事由一名无知识的人来执行的，另有一名助手则带着一个指示棒，引导学生来注意被割开的身体的不同部分。

### 4. 来到帕多瓦

1537 年，维萨里向南出发来到帕多瓦，这是靠近维也纳的一个城市。帕多瓦（Padua）大学建立于 1222 年，是由不满意波伦亚（Bologna）大学的老师和学生建立的，1250 年它增设医学院，从 1444 年起它受威尼斯共和国的控制。这个医学院建立后声誉卓著，成为一所吸引很多优秀学生和老师的学校。

经过考试，维萨里接受了这所学校的高级讲师职位，这个职位非同寻常，因为维萨里是一个外来者，当时只有 23 岁，他的责任是作外科讲座，给学生及贵宾作解剖示教。

没有人再让毫无技术的理发师来做解剖了，维萨里既是讲师，也是解剖员。尸体由威尼斯当局提供，不仅提供监狱里的尸体，而且安排出时间和条件，使处决时间有利于解剖，毕竟那时炎热夏天没有保管尸体的条件。

接受这个职位后，维萨里发表过三篇简短的文章以报告当年的工作，最重要的是 1538 年的《解剖图表》，它包括 6 张木刻例图，包含了此前曾发表过的仔细人体解剖图，其中前三、四幅图显示内脏器官，是由维萨里本人画的，人体骨骼图是由一位荷兰学生开尔卡（Calcar）画的，而开尔卡的老师提香（Titian）是文艺复兴时代伟大的意大利绘画家。

解剖人体的机会以及准备此书的过程慢慢引导维萨里认识到，盖伦的解剖远非完美。虽然这一点在《解剖图表》里已有所暗示，日复一日，他更感困惑，他很难想象盖伦这样聪明的观察者为什么在人体解剖领域里面会犯那么多错误？

事情使维萨里继续困惑,也使他更加自信,他相信自己眼睛所看到的东西。早在 1540 年,他在波伦亚也做过一些解剖,那是应学院之邀而作的。有一位曾经跟马丁·路德(Martin Luther)学过神学医的大学生亥兹勒(Heseler)看过维萨里的一次示教,示教大约持续了两个星期,包括三个人体、六条狗和几只其他动物的解剖。根据亥兹勒的大量笔记我们知道,维萨里那时就公开质疑盖伦的某些论述。当然,维萨里仍然接受盖伦讲过的话,包括人脑基底部有血管网,但维萨里是用羊的头来显示这个血管结构的。亥兹勒被维萨里的解剖深深地打动,维萨里企图让他的学生们看到真正的东西,那是学生们从来没有想过或看到的东西。相比之下,亥兹勒认为维萨里这种有精神的、仔细的示教与另一名教师库尔提乌斯(Curtius)截然不同,库尔提乌斯一切听从盖伦的话,对很多问题是无知的。

在波伦亚的时候,作为对主人的礼物,维萨里曾制作了一副人体骨架。为了比较,他也搞了一副猿的骨架,把两个骨架放在一起,供人欣赏与辨别。这两者的区别使维萨里对他自己的学术生活有了更高的洞察力和理解力。

维萨里突然意识到,盖伦并不是一名蹩脚和容易犯错误的解剖学家,相反,盖伦是一名非常有修养和聪明的科学家。简单地说,盖伦没有描写人类,由于罗马法律的限制,他只能局限于解剖动物,这是他的难处。他的解剖局限于牛、猪。他认为盖伦的许多错误是可以理解的。现在时机已经来到,应该有一本人体解剖的新书了。

### 5. 解剖学教科书——《人体的运转》

在政治历史上往往有可以大书特书的重要日期,在科学史上也是如此,1543 年就是这样一个日期。这一年,两名受人尊敬的科学家以不同的方式与过去决裂,其结果是:人如何认识人,人如何认识自然及宇宙,从这一年起发生了变化。就在这一年,波兰的物理学家和天文学家哥白尼,发表了《天体运行》(*De revolutionibus orbium coelestium*, Concerning the Revolutions of Heavenly Bodies),挑战了旧的太阳系理论。在它之前,人们认为太阳是围绕地球转的。也在同一年,维萨里发表了他的标志性著作,《人体的运转》(*De humani corporis fabrica*, On the Workings of the Human Body),这是曾经发行过的最重要的医学科学著作,该书共有 663 幅图,真正完成时间是 1542 年,那一年维萨里 28 岁。

如同他早期在解剖书上所做的一样,此书有高质量的插图,还有解剖细节的显著改进。25 幅大的示意图显示了人脑及其各个部分,采用了从上到下解剖脑的方法,但维萨里并没有标明有哪一位或哪些天才艺术家跟他一起工作的,图上也没有标出任何记号。因此,究竟谁做了这些事情,后人就有了许多猜测,唯一知道的就是,这些人是如此熟练,他(他们)可以把死的骨头堆起来堆成像一个人。

《人体的运转》这本书有一幅奇妙的封面画,显示一个很少见的女尸解剖场合。书包含几个分册,实际上是人体解剖的几个章,其中第四册是关于神经的,第七册是关于脑的。除了有较庞大的文本外,1543 年维萨里在瑞士还发行了一个简写本,书名改称为《简编人体的运转》,主要适用于学生。

这两本书都是基于这样一个理念:所有以前的人体描写可能是错的,因此非常需要确认每一件事情。从前那些写入书本的东西,要仔细考察人的尸体加以鉴别,维萨里通过尸体解剖鉴定了某些新结构。通过比较人体与狗的以及其他动物的解剖,向读者显示:盖伦和他的追随者从来没有正确地描写过人类的解剖。

维萨里发现,盖伦的人体解剖大约有 200 处错误。但他从来没有试图让他的先驱盖伦丢脸,在有牢靠的事实支持自己的说法以前,他从来不纠正盖伦或者盖伦的学说。在维萨里看来,盖伦既不完全对,也不完全错。至于他自己的哲学,如前面曾经说过的:不轻易接受任何事物,除非是用自己的眼睛证明它是一个事实。

除了写解剖学著作以外,维萨里也讨论了脑疾病,在《人体的运转》里面,他描写了几个头颅很大的人,这实际上是"水脑"(hydrocephalus)的第一次描写。其中一人在波伦亚街头乞讨;另一位是生活在意大利有脑力缺陷的男孩。维萨里注解说,那位男孩由一名女乞丐领着挨家乞讨，有一位演员把他展示给众人，小男孩的头颅非常大，可能比两个人的头合在一起还要大，而且两边都鼓出来。

**6. 脑室和血管奇网的命运**

脑室和血管奇网是盖伦生理学的两个重要话题。这两个问题在维萨里的《人体的运转》中特别重视。维萨里写道，人脑室在形状上和其他哺乳类动物的脑室没有区别，但动物在理性和灵魂方面和人无法相比，维萨里这样写道：

> 所有我们同时代人，根据我的理解，他们都否认猿猴、狗、马、羊、牛，有统治灵魂的主要功能，以及其他人类属性，包括推理功能，只有人才有这些功能。然而，我们清楚地看到，在解剖时候，人并没有超过这些动物，因为人并没有特殊的脑室。

在质疑脑室功能之后，维萨里转到脑基底的血管奇网。本来盖伦假定血管奇网与产生动物精灵有关，在维萨里的早期解剖描写中，对血管网的描写与盖伦有相呼应之处，这是因为他认为盖伦的血管网是真实的。但是盖伦从来没有解剖过一个人脑，在公共场合也没有任何一个演示能够证明人有血管网，于是维萨里在《人体的运转》中确定地否认了人类血管网的存在。维萨里说：

> 医生和解剖学家都跟着盖伦走，是他的追随者，他们都说有血管奇网，但这是违反理性的，他们所讲的东西是不存在的，实际上他们从来没有看到过它，他们描写它是为了传承盖伦的教导。

于是，这个持久的人类血管奇网之谜及其他错误就被揭露了。

**7. 对脑功能的见解**

虽然维萨里忠实于他所看到的东西，但是他仍然不能确定，到底脑功能是怎么样的。他并不立即排斥动物精灵的观点，也不排斥脑室里有动物精灵的观点。虽然他本人对于精灵的来源有怀疑,而且一般地说,对于盖伦的生理学也有怀疑。他清楚地感到脑室理论,即认为不同神智功能分别与前、中、后脑室精灵相关联的观点并不合适,但他的解剖又不能够对这个问题有所阐明。他不能够形成这样的观点,脑为什么能够调节合理灵魂。他说:

> 当我解剖活动物时,我可以在某种程度上追踪脑功能,有相当的可能性及真理,但我不能够理解脑如何实施它的想象、冥想、思考和记忆等功能,或者根据不同的理论能够区分统治灵魂的权力。

维萨里认为人的智慧与脑的大小是有联系的,而这是盖伦不愿意承认的。因为盖伦看到驴脑很大,就不愿意这样去想问题。维萨里的话是相当现代的,他谈到人脑比动物脑大的时候,他提出要考虑体重的大小,他说:

> 动物与人相比,除脑的大小以外,我们很难找到有什么区别。脑与智慧有关,动物也有智慧,但人脑最大,比他小一点的是猿猴。按照这个次序我们可以认为,这就是动物理解和推理能力的次序。人的脑,不仅按比例来说大,而且实际上大于任何动物的脑。

盖伦生理学中另一个有争议的理论就是认为神经是中空的管子。基本概念是,精灵可以通过管道系统,把感觉信息带到脑,以及把管理肌肉的信息传向运动的肌肉。盖伦说,在研究视神经的时候,他看到过中空的管道。13个世纪以后,维萨里写道,他非常仔细地考察了人、狗以及各种大动物的视神经,他不能够证实这个观察。他虽不能够提出一个取代理论来解释视神经是怎么工作的,他只能够说,已有的理论似乎是错的。

简单说来,维萨里是一名经验主义者,他只信任可以观察到的东西。神智或灵魂问题,以及有关的生理学观点,这些问题在哲学家和神学家之间无休止地争论着,所有这些都超出了他直接观察的范围。他似乎也知道老的生理学理论有错,但他不能够形成新的、自己的理论,他不能用少量的、看到的事实来提出崭新的理论。

**8. 西尔维于斯对《人体的运转》的反应**

《人体的运转》这本书代表着与盖伦解剖学的决裂,而盖伦解剖学 13 个世纪以来都是作为一个教条来看待的。《人体的运转》引起了严肃的、相关的生理学问题。在维萨里看来,时间已经到来,古代权威应该把科学宝座让位给新人,给不抱偏见、有学问的人。人们可以做自己的实验观察,排除任何成见。

《人体的运转》的成就以及他所带来的强大信息可以从多方面加以衡量。记录显示,《人体的运转》及其简编在许多国家销售得非常好,它从拉丁文翻译成现代语言,如德文,法文。此外,其他一些文艺复兴时代的解剖学家,如法洛皮奥(Fallopio)、埃乌斯塔乔(Eustachio)等人也都引用这本书,而且把这本书作为重要的探索人体的起点。

但并不是所有地方都欢迎这两本书,从意大利的帕多瓦到欧洲中部,欢迎这本书的人越来越少。思想僵硬的盖伦学派,特别不接受新观点,虽然在事实上他们承认维萨里是对的。

保守、反对意见的带头人是西尔维于斯(Sylvius),他是盖伦主义者,曾经在巴黎教过维萨里解剖学。在《人体的运转》第一版序言里面,维萨里对他的导师西尔维于斯表示了敬意,称他是一位从来没有被充分赞美过的人。《人体的运转》书中提出的观点触犯了西尔维于斯,他不愿意承认盖伦讲过的许多关于人体结构的话是错的,他不允许任何人宣传异端邪说,即使是他最天才的学生。

1549 年西尔维于斯翻译并重新出版了盖伦《关于骨头》的著作,借此来捍卫盖伦。在序言里面他虽然未提维萨里的名字,但他所指的目标并非秘密,他写道:忠实的读者们,我劝你们不要对某些奇怪的、发疯的人给予注意,这个人非常缺乏天才,他经常伤害而且不尊重他的老师。

另一件事也表现了西尔维于斯的愤怒,1551年他用拉丁文写了一篇文章——《一个反对希波克拉底和盖伦解剖学的疯子》。单就标题来看,这本书的用意就已很明确。西尔维于斯写道:任何人都不要去理睬那些无知和傲慢的人,这个人无知,忘恩负义及不尊重别人,否认并且不同意任何事情,他眼光短浅,看不到存在的东西。西尔维于斯甚至向当局提议,要严厉处罚这个怪物,这个怪物是一个最坏、最无知和傲慢而不恭的人,应当把他压下去,使他不能像瘟疫一样扩散,毒害欧洲的其他部分。虽然西尔维于斯的反应可以看作为对《人体的运转》这本书的一个极端例子,但在文艺复兴时期处于混乱状态的科学界看来,这也并非不寻常。

西尔维于斯根据什么来捍卫盖伦呢?他给出了许多理由:第一,他声称维萨里做了坏事,因为他并不了解盖伦讲的是什么。第二,维萨里看到的盖伦原著的编辑和翻译本是不正确的。第三,自从罗马帝国崩溃后,人体解剖已经发生了根本变化。西尔维于斯的信息十分清楚,第二世纪盖伦的解剖仍是完善的,但其中的某些事实在现在可能并不合适。

在1546年的一封信中,维萨里对某些对他的评价作出了反应,包括来自他老师西尔维于斯的评论。他不想过多地用他老师所用的那种语言,他的战术就是离他远远的。

1555年《人体的运转》第二版出版时,维萨里就不再提西尔维于斯了,可能他感到西尔维于斯早已被击败了。另外,维萨里现在已是帝国法庭成员之一,处于这样地位的人应该有高的气度。另一个考虑是,他的本性不愿意和一个不讲理的人再进行争论。

虽然维萨里并未受到巴黎导师的赞美,但其他地方却传来许多赞扬的声音。1551年一位大学教授福克斯(Fuchs)出版了两部书,在书里他赞扬了维萨里,而且引用了《人体的运转》中许多内容。富克斯在该书的前言中写道:

虽然盖伦未对解剖作出很多贡献,但很清楚,他的解释是从猿猴、狗而不是从人体得来的。任何人将会同意新的看法,如果用他自己的眼睛来观察,自己动手来解剖的话。在我们这个年代,人体结构的作者——维萨里是唯一的一位,他写得非常谨慎而适当。他的纪事如果不发表,我们将被剥夺真正了解人体各部分的机会。为了他的热心和寻找真理的举动,他理应得到赞扬。

在经受西尔维于斯攻击以后,这些话在一定程度上抚慰了维萨里受创伤的心灵。

### 9. 晚年岁月

《人体的运转》发表一年后,维萨里放弃了他的教授职位到波伦亚旅行,访问朋友而且帮助做解剖。在离开比萨(Pisa)大学职位后,他服务于查里斯五世皇帝的帝国医学,这位神圣罗马皇帝的欧洲国土包括了荷兰、意大利及西班牙一部分。

不幸的是,维萨里后来在疾病缠身的统治者底下做军医,中断了创造性科学家的生涯。维萨里自己一定知道这种事情将要到来,他以前曾声明过,一名有贡献的科学家不应该结婚,现在他结婚了,而且生了一个女儿,他烧掉了几份书稿,发誓不再做研究工作。在这些年月里,维萨里到处旅游,达到极点。这在某种程度上和他原来想法是矛盾的。他不再写作了,1565 年完成《人体的运转》的再版,那一年西尔维于斯已去世,葬在巴黎穷困学者的坟墓群中。

1556 年,查里斯五世把他的宝座传给他的儿子——菲利浦二世,并把西班牙国土赐给他。于是维萨里转到马德里,服务于荷兰宫廷,有时候服务于皇帝和他的家属。在西班牙时,菲利浦二世的长子——卡洛斯(Carlos),在追求一名漂亮年轻女孩时从楼梯掉下来头部受伤。菲利浦二世把维萨里请来参加医疗工作,医生们聚集在失去意识的王子床边。百姓们知道王子处于昏迷状态,把已经存放达一个世纪之久的迭戈达尔卡拉(Diego d'Alcala)遗体从寺院的安放处搬到皇家宫殿,而且把遗体摆在卡洛斯床边。因为这个修道士活着的时候曾经奇妙地治好过许多病,老百姓希望他死后仍能够做这件事情。当这位不稳重的王子醒来时,老百姓及皇家家属们认为王子的醒来是由于死去修道士的威力,而不是医生们治疗的结果。后来,这名修道士甚至被加封,这就是后来的圣迭戈(San Diego)。

在这次不可思议的迷信事件后,维萨里很快就痛苦地离开了西班牙,在此期间他受到一些嫉妒他的西班牙医生们的困扰,整个医学界的保守态度使他不满。维萨里甚至假装生病以便获得离开西班牙的许可。现在我们确切知道的是,1564年他到了威尼斯,从那里出发去耶路撒冷,而他的家庭成员则回到布鲁塞尔。

朝拜圣地后维萨里上船回意大利,一个可怕的风暴把船刮翻,船上的许多人死了,船最后靠岸到一个小岛,在这场海难中维萨里虽存活了下来,爬到了岸上,但身体非常虚弱,以后很快死掉。他的遗体埋葬在赞特(Zante),远离他的家乡。

### 10. 改变着的脸

不管怎么说,16世纪是一个重要的上升时期,人们开始怀疑以前的各种信念。在解剖方面维萨里引导了这个运动,不但在文字上而且在图片上,更现实地来描写人脑。他的进步与帕拉切尔苏斯的进步是同步进行的。帕拉切尔苏斯也是一位备受争议的科学家,他想修改体液学说,代之以新的、化学的方法和治疗方案,这种新方案是基于世俗医学,而且是基于硫(可燃烧的)、汞(蒸气)和盐(坚硬)的原理。

革命的另一方面是,病人如果有严重的头部损伤,他会有更大的愿望接受做手术。在这方面卡皮(Carpi)特别站到了前面,在1518年撰写的一本书中,他描写了六例病人,在严重脑损伤情况下活了过来。其中令人感兴趣的是泡尔,他的头部被长柄击中,使他颅骨破裂,医生用镊子取走了骨头碎片,反复地清洗伤口,最后包扎封闭。后来泡尔慢慢地恢复健康,而且活了很久。这个事情表明,当时事实上已经有可能让一个脑损伤病人存活下来,这些病人的恢复又刺激了更多的外科手术。

　　但是并不是脑科学的所有方面都以同样的速率前进,神经解剖这条船驶得比较快,愿意接受神经外科手术的情况也越来越好。盖伦式的药房并未像帕拉切尔苏斯(Paracelsus)所期盼的那样很快关闭。至于在生理学水平,最聪明的科学家也认为他们没有真正了解脑到底是如何工作的,如何实现知觉、认知或者记忆的。

---

**编者曰:我爱我师,我更爱真理**

　　西尔维于斯是维萨里的老师,他在学术上是有很高水平的,我们今天所知道的大脑皮层外侧裂,就是以西尔维于斯命名,可以说明这一点。就维萨里和西尔维于斯的争论而论,当维萨里正确地按照实际看到的情况描述脑的解剖时,西尔维于斯却起来反对,不但反对维萨里的理论,还批判他是离经叛道。西尔维于斯批评维萨里是为了捍卫古希腊盖伦讲过的话和亚里士多德所讲过的话。维萨里所捍卫的是他亲手解剖、亲眼看到的东西,他并不因为是他的老师的批评就屈服。要知道,维萨里做一点解剖是非常困难的,当时没有现在这样固定好的尸体标本,他甚至是从断头台下取出尸体来进行解剖的。由此可见,维萨里为捍卫事实的尊严、为真理而奋斗的艰苦与艰巨。

---

**参考文献:**

Finger S. 2000
Gross CG. 1999

# 第5章 笛卡儿:松果腺与动物精灵

笛卡儿试图对脑功能给予新的诠释,他认为脑也是一部机器,可以用机械的方法研究,但人脑与动物脑又有所不同。人的灵魂是非物质的,脑是躯体的,这两者可以相互影响,动物就缺少灵魂的那一部分。灵魂跟躯体相互作用的部位在松果腺。笛卡儿是一位二元论哲学家,他提出脑可以分析,是进步的,但今天看来,他提出松果腺是灵魂与躯体相互作用的部位,显得有点可笑了。笛卡儿认为脑的活动的基础是动物的精灵,在脑内流动着,这比前人并没有多大进步。

## 一、非凡的笛卡儿

勒内·笛卡儿(Rene Descartes,1596—1650)出生于法国小镇拉艾(La Haye),13 岁时母亲去世,他父亲认识到良好教育的重要性,而且家里也有经济力量,因此让儿子读书。

1606 年,笛卡儿被送到离家 60 英里的拉弗莱什(La Fleche)一所学校学习,孩子们都非常爱好学习。除学习文学、语言和哲学外,他也学习物理学和数学,他最喜欢这两个学科的分析方法,这种喜好保持于他的一生。

年轻笛卡儿有一个习惯,早上醒来后在床上思考问题,因为他自认为身体不太好,可能从母亲那里遗传了弱体质,所以要多休息。拉弗莱什的人都称赞笛卡儿智慧无比,允许他保留早上在床上思考的习惯。明确知道的是,到 20 岁时笛卡儿身体已很健康,但他仍喜欢早上在床上考虑写作。

　　从拉弗莱什学校毕业后,笛卡儿有两年时间研究法律,获得了民法及宗教法学位。此后,他打起背包来到巴黎,在圣热尔曼(St. Germain)郊区生活一段时间,那儿处于塞恩河河边,他常到皇家公园去玩,看到了当时许多人工奇观,例如一些壮观的、能够活动的喷泉,会转动的神,如海神、月亮女神,还有其他神话人物。这些都可能对于他把人体看作为一个机器的看法有所启发。

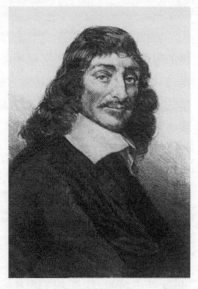

笛卡儿

　　这段时期笛卡儿并不对生理学或解剖学感兴趣,他怀疑广博教育的价值,因为所学的这些东西在现实世界里面似乎没有用处,他想不出他一生应该怎么做,因此,他变得沉默寡言、深居简出。

　　22 岁时,笛卡儿开始从这种状态释放出来,他形成了一个想法,必须用自己的双眼来考察大自然这本大书。希望亲眼看到他周围的世界,这可能比学院式地读一些材料更令人满足。于是他决定参加外国军队,1618 年他在荷兰军队入伍,统帅是莫里斯(Maurice)王子,当时这个军队是为了摆脱西班牙统治而独立。王子所在单位有军事建筑和工程学校的设备,这些都深深吸引了笛卡儿,学校位于荷兰的布雷达城(Breda)。

　　在荷兰,笛卡儿遇到了天才思想家比克曼(Beekman),他把笛卡儿引到物理学和数学领域。笛卡儿赞赏比克曼,称比克曼把他从智力混沌中唤醒。但他不想在新教力量为主的布雷达待得太久,到荷兰一年后他就离开军队漫游旅行,路经波兰及德国北部时,他参加了巴伐利亚州(Bavaria)的天主教军队,因为天主教是他自己的宗教。

旅行为笛卡儿提供了充足的思考时间,特别是冬天在军营有修整的时间。他的第一个发现而且毫无疑问是最有影响的发现之一是,1619年他创立了解析几何。这是一门什么样的学问呢?它用数学的方法解析几何和用几何学的方法解决数学问题。他发展了一套参考系统,包括现在为我们所熟悉的、称之为笛卡儿坐标的坐标系统,他创立了用指数表示数的幂次方式,创立了用字母如$x$、$y$代表未知数量。

在这段时期,笛卡儿越来越着魔于两个问题:一是自然科学一定要有数学的确定性;二是任何知识必须基于一些简单的、不能够被怀疑的概念。后一问题很可能是他从梦中得到启发的。在一个寒冷的冬天晚上,当他独自一人睡在小房间里时,他想他应当发展一门通用的、无所不包的,且基于清楚、准确几何和物理方法基础之上的科学,这是一种不能有任何怀疑的科学。

访问了意大利、瑞士及其他欧洲国家之后,笛卡儿以一个普通平民的身份回到法国。在巴黎,笛卡儿继续发展他的分析方法,他对身边的任何问题都质疑提问。由此他得出的结论是:空间的延伸和运动对于物质而言,是两个基本特性。这两个特性不能被怀疑,甚至人的躯体,都可以在这两个特性的基础上加以解释。

这些概念的进一步发展当然不在巴黎发生。虽然哲学家笛卡儿已声名鹊起,但对他的私人生活却有很多干扰。1628年他又想打起背包去荷兰,寄希望在荷兰为他的新理念找到宽容之地,因为新教徒比较宽容新观点,在那里也许他可以更自由地思考。

1633年,笛卡儿给他学生时代的一位同学——神父梅森(Mersenne)写了一封信,信中说,他刚刚完成了一个专题——《世界》的写作,在这本书中他提出了对于活体及非活体的机械论思考方法。《世界》第一册讨论物理学和光学,第二册的书名是"论人",此书考察人的躯体。可能《世界》还有其他内容,但留下来的仅此两册。

1634 年笛卡儿开始寻找印刷出版他的著作,但这时梅森神父的回信来了。梅森通知他说,伽利略(Galileo)已经被捕并受到审讯,因为伽利略把自己的学说提供给了公众。如果伽利略仅仅通过望远镜看看宇宙那也罢了,但提供给公众就有问题了。伽利略的《两个主要世界系统的对话》专著公开出版,支持正在写作中的哥白尼理论,这使得保守的教堂监护人不得不抓捕他。

笛卡儿的《世界》也认同哥白尼和伽利略提出的太阳系理论,他现在考虑,《世界》暂时不能够印刷、发行了。虽然在他生活的这个国家,教皇的权威还不太厉害,但他希望避免矛盾,不要引起罗马教皇的斥责,说他传播异端邪说。他决定只发表比较保险的著作,如方法学、几何学、气象学和光学等论述。

笛卡儿内心希望这些著作的发表可以为他更重要著作的发行铺平道路,不幸他未获成功,即使这些外表看起来不太使人讨厌的著作也刺激了保守势力,他的论敌称他是无神论的鼓吹者,另一些人则责备他胆敢挑战亚里士多德的权威。笛卡儿喜欢一个人生活,但他害怕被荷兰赶出来,或者被人谋杀。

这种威胁环境是保守势力造成的,环境影响了笛卡儿。从此公众看不到笛卡儿的著作,要看到还要等若干年,这是一本最好的、有关神智和躯体的著作——《灵魂的热情》,此书的发表和印刷要到 1649 年,仅在他死前几个月。更令人惋惜的是,他的另一本书《论人》,本来这是《世界》巨著的一部分,但这本书直到他死后 12 年才出版。

作为公开发表观点,笛卡儿的书没有出版,但这不等于说领导潮流的知识分子不了解他的思想,通过梅森神父的渠道,思想交流的路还是通畅的。梅森神父是有知识人群中的特别一员,他服务于知识界名流,他是一名科学思想的传播者。虽然他是一位牧师,但他的头脑比较开放,他并不认为笛卡儿的理论对于教堂具特别威胁。

笛卡儿在荷兰差不多又待了 12 年,他从来不在同一住所住得很久,因为怕有人谋害他。为了保证自己的安全,他在荷兰换了 24 个住所,13座不同的城市,只有亲近的人才能找到他。

虽然笛卡儿不是斗室拥娇妻的那种人,但他的确有一个私生女叫弗朗辛(Francine),她母亲是谁,谁也不知道,只知道她母亲是一名新教徒,跟笛卡儿一起生活了几年。弗朗辛5岁时染猩红热死掉,这是使笛卡儿最伤心的事。

为了远离荷兰的仇敌,1649年笛卡儿来到斯德哥尔摩,开始他生命的最后一页。他到北欧去是因为此行为他提供了一个机会,让他给一位很有见识的皇后克里斯蒂娜(Christina)教哲学。笛卡儿曾经把自己的新作《灵魂的情感》送给皇后。他感到这位皇后有迫切了解哲学的愿望,她也雄心勃勃地想把瑞典变成一个主要的学习中心。

1649年至1650年的冬天可能是有史以来最冷的一个冬天。气候虽冷,但皇后有一个要求,要在早上五点钟和笛卡儿讨论哲学,对于这位哲学家来说,这真是一个莫大的负担,笛卡儿最终染上了肺炎,54岁那年去世了。

这位天主教哲学家的遗体先被安放在瑞典未受洗礼者公墓,几年后遗体被挖掘出来送回法国,但中间又发生意外,有些人把他的手指砍下来留作纪念,而运送遗体的棺材太小,又必须把他的头和身体分开,这样一来,头颅遗失达172年之久。最后头颅存放在巴黎人类博物馆的一间小室,可以供公众观看。躯体经过一段转运后埋葬在一座教堂的庭院,离人类博物馆有相当距离。这真是一件具有讽刺意义的事情,他的头和身体被分处两地,这和他的事业和观点相符,因为躯体和神智应被看成为不同的实体。

## 二、17世纪观点——脑是一部机器

17世纪科学家是14世纪意大利文艺复兴运动的得益者,他们现在更加受新思想的熏陶,认为自然定律可以解释物质世界的工作原理,新一代科学家转向物理学与数学新领域,用以解释世间事物是怎么工作的。

　　欧洲科学进入了一个激动人心的新时代。许多研究者显然受到哈维(Harvey)的影响。1628年哈维发表了不朽著作,阐明血液不断循环的事实。对当时科学家来讲,血液不再应该看成为古希腊四种体液中的一种。而伽利略的发现则引起科学家无比兴趣,他用望远镜研究太阳系中地球的旋转以及行星运动。

　　这些标志性事件及学术空气的变化,刺激人们对脑功能产生了新的看法。对于科学及医学社会的新挑战就是要了解神经系统如何让我们有知觉,有记忆,能够运动,这些问题把人们引入生理学领域,这是一个比解剖学更迷人的研究范围,解剖学仅研究结构而已。

　　17世纪还出现了一位杰出的探索者,他发展了一个用来解释神经系统可能是如何工作的系统,这个人并不是医学家,而是哲学家,他研究几何学、物理学,也研究观念的机械模型,他就是笛卡儿。

　　笛卡儿是一位有非凡智慧和创新精神的科学家,他不仅力图了解身体,而且希冀了解物理世界的所有方面。他受到理性的驱动,坚信自己能够解开自然界留下来的最深谜团,他要用运动和力学观点解释问题,而且应用非常肯定的逻辑推理。笛卡儿提出了一个命题:脑活动如何解释不同的行为,例如一个蚊子叮咬的时候人会打它,读过的书能记住,等等。经过深思熟虑,他产生了一个无所不包的脑生理学理论,该理论远远超越了人能够看到的范围。笛卡儿强调理论的推测性质,指出神智与躯体是如何相互作用的,他的理论迫使人们考虑脑调控的两类动作:自动的和随意的。

　　笛卡儿受到象征神祇人物运转的水力学机器的巨大震撼,水力学机器使得神祇活动起来,这是他在公园里面所看到的景象。他对玻璃框内的模型印象深刻,例如,复杂的钟表中会出来一个走动的人。在这种情况下,合理而自然地产生一种思想,既然物理世界可以合理地被一个机械化模型所表达,自然的机体(人体)可能也有一个钟表样的机制,在推动它的动作。

　　对笛卡儿来说,伽利略在运动力学基础上描写的宇宙运行,他则把身体的骨头和关节比作为杠杆系统。当哈维解释了心脏的泵血功能，以及血液通过动脉静脉以及毛细管流动的时候，他也懂得了运动的机械学。笛卡儿受到机械论革命的鼓舞，力求提出一个基于类似原理之上的脑功能理论。

当这位法国哲学家进入生物学和医学研究领域的时候，笛卡儿对解剖和生理有了兴趣。到荷兰后，他会走很长一段路去屠宰场以获得动物的头和器官供他解剖，他也很可能曾经在活动物上做过实验。笛卡儿的实验研究工作常在下午很晚开始，而且为了集中注意力，他常常接连工作直到很晚。有一次，有一位来访者问他，你的图书馆在哪里？他就指着他所解剖过的羊及羊身体的各部分说，这些就是我的书。

## 三、松果腺与动物精灵

在生理学领域，笛卡儿和他同时代人一样，仍然相信有动物精灵。这位法国哲学家认为，精灵并非由奇网产生，如盖伦曾经提出的那样。相反，他认为精灵产生于与脑相联系的松果腺，松果腺得名是因为它像地中海松树的果子。

今天我们知道，松果腺受交感神经支配，在那些季节性生育的动物它是一个光感受器，光线弱时，羽毛稀少，食物也是稀少的，松果腺释放的激素褪黑素就增加，于是间接地影响性腺，抑制生育。当然，光感受器、褪黑素以及生物钟等，在笛卡儿脑子里面是遥远的事，他考虑的是生命的性质及其他相关问题，也就是人的灵魂或神智是如何激活身体这部物理机器的问题。他知道松果腺靠近脑室，但错误地认为松果腺就在脑室里面，而不是在其上。他假定，纤细的毛细管把松果腺拉进脑室，有些细小颗粒可通过毛细管过滤入血管，他认为这种颗粒可以转变成纯粹的运动精灵，然后释放进入脑室。他还进一步假定，从感觉器官进入脑的神经应该是一些长的管道，其中有许多细纤维。他设想，如果在细纤维的一端拉动一下，另一端将可使脑室壁的活瓣开放，于是动物精灵进入神经中，然后从神经流到肌肉，这可以解释肌肉活动，也即行为。

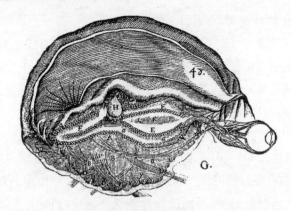

笛卡儿的松果腺图
他认为精神和躯体的相互作用发生在松果腺(H),错误地把松果
腺的位置摆在脑室里面。

　　这个理论的一个重要方面是它包含一种看法,即松果腺会摇晃,从而改变动物精灵流动的方向,使它流到特定的开口,这种摇晃为快速地流进神经的精灵提供所需力量。另外,松果腺的动作也可被精灵流动所引起,精灵从腺体表面离开时就引起腺体运动。笛卡儿认为松果腺很纤小,因此只要很小的力就可以使它摆动或动作起来。

　　虽然笛卡儿没有使用"反射"这个名词,但他显然感受到一些自动动作的特点,例如,当人手碰到火焰的时候,肢体就要离开它,又如人会无意识地拍打一只苍蝇。这些现象可以很容易地从纯粹机械动作的角度加以解释。他并不把这些自动的刺激反应看作为动物行为的一部分,他认为,对于野兽来讲,无意识动作就是它们的全部活动,动物可以是驯顺和逗人喜欢的,也可以是威胁人而使人害怕的,但是动物的一切,不会比刺激反应机器多多少。

　　在笛卡儿看来,动物的活动就像他在皇家公园里所看到的自动化喷泉,用他自己的话说:

　　　　同样,你可以观察到公园里有喷泉,有岩洞,在这些地方有力量使水从它的源头流出来。水的力量又可以使各种机器动作起来,使它们作出一些戏剧性的动作,发出声音,只要按照不同方法把管道排列，就能做到这一点。

　　人们真可以把机器的神经，比作我所描写喷泉的管道机制，把肌肉或肌腱比作喷泉里面不同弹簧运动，把动物精灵比作是促使这些机器流动的水流，而水流的动力是心脏，脑则是水存留的洞穴。

　　笛卡儿的机械观点非常牢固，他很容易地解释了睡眠和觉醒。他认为，当脑缺少精灵时，睡眠就发生了，由于缺少精灵，脑有点疲软，因此与它接触的神经也比较松，使它对外界的反应能力降低。譬如，拉一下睡眠者的手，手的反应比较低。相反，如果有大量动物精灵进入脑内，脑扩张，神经比较绷紧，那么觉醒状态就到来，于是脑就对外界刺激有较高的敏感性。他认为，动物生活的基本特征，包括吃食、呼吸、走路、生殖、对刺激的反应，等等，都可以还原成为简单的机械作用，然后就可以用已经确定的物理学定律加以解释。

## 四、人类与动物不一样

　　笛卡儿提出了上述理论解释所有的动物行为，但对人类而言，这些仅是行为的一方面，即不随意的自主活动，这类活动很多，如拿到一个烫手的东西会很快丢掉，遇到强的光线时候很快躲开，以及饮、食等。但他认为人类还有与此不同的东西，即随意的、经过思想和意识活动的行为，这些是人类的特征，这些活动都需要神智。

　　作为神智的所有者，人类非常独特。只有人会思考，通过思考人明确地了解到他存在于这个世界，这一逻辑总结在西方哲学里的一句名言，笛卡儿用法文表述是"我思故我在"。

　　动物会不会推理呢？笛卡儿反复地强调，这是可笑的和不可能的。在写给朋友的信中他解释说，从婴儿开始就被我们保留下来的最大偏见就是，我们相信动物也会思考，但是如果动物会思考，那么它应该有语言，显然这是不可能的。

　　看来，动物有机械式的反应，如同一个泵或一个机械的喷泉，但动物和人不同，它们缺少思想，不能体验真正的、情绪的状态，如爱和懊悔,也不会思维或作出随意反应。动物是机器,虽然它的复杂程度超过了我们的想象,但也只是刺激反应的机器而已。相反,在笛卡儿看来,人不单单是肉和血,每个人都拥有理性的灵魂,它可以驾驭反射,可以驾驭没有神智的兽性;只有人会思考,当有多种选择让我们考虑的时候,人会作出理性的选择。

## 五、躯体和灵魂的互相影响

笛卡儿面对一个非常棘手的问题,如何来解释躯体和灵魂的互相影响。躯体是物质,它如何与某种非物质的东西相互作用呢? 这个问题本身对于哲学家来讲是一个谜,神智—躯体问题似乎排斥科学解决的可能性,他却另有解释。

笛卡儿生活在法国路易十三和路易十四控制整个王国的年代。他相信皇帝的神圣权力,而且相信这种集中化权威的必要性。按此比拟和推理,他认为,人类灵魂中一定有一个很好界定的操作中心,它在脑内,这个中枢可以控制动物精灵经过神经系统的运动。事实上,他本人并不认为人的灵魂可以局限在身体某一部位,甚至不一定就在脑内,但为了容易设想起见,就把它看成为一个中枢化的结构。

笛卡儿的结论是:松果腺是一个实现这个重要管理功能的最可能的候选者;通过这个腺体,无限性、统一性、完善性等的理论灵魂影响躯体机器;通过松果腺,灵魂可以知晓动物精灵的流动型式,而后者则使人知觉、想象和产生新观点。

笛卡儿把松果腺看作为灵魂宝座有多个理由,其中之一可能是简单性。他早就认为松果腺的作用是把血液里面纯的动物精灵蒸馏出来,他正需要有一个位置在中枢的机制,而不需要其他附加解释。

笛卡儿把重点放在松果腺这个单一结构,还有这样的好处,它可以最好地用来解释为什么来自两侧眼睛的印象可以融合成为一个,成为单个的意识经验。

对近代脑科学家来说,第一个可能被提出来的问题是,为什么笛卡儿不选脑垂体,而选松果腺作为灵魂的宝座? 垂体也只有一个,而且肯定在那个时候已经比松果腺知道得多一点。事实是,笛卡儿曾经考虑过脑垂体(今天我们已经认识到它是全身的主管腺体),但笛卡儿排除了脑垂体,选择了松果腺。其中有一个理由是笛卡儿感到灵魂宝座的位置一定要在脑内,因为医生看到脑损伤病人,科学家研究动物,都不怀疑脑是负责感觉和运动的。如此看来,埋藏在脑底下的脑垂体不能满足这一需要,因脑垂体在 17 世纪时并不被视作为脑的一部分。

第二个理由是,脑垂体的功能早就知道,而且很少异议。在古代,人们考虑它是一个泵,把脑内的粘液排掉。17 世纪英国的威利斯对垂体的看法也是这样,它是脑的污水槽。相反,纤小的松果腺是一个真正的孤儿,这个结构并未确知的腺体究竟有何种功能,于是它就被笛卡儿认定是灵魂的宝座。

笛卡儿选松果腺的有利条件有二:一是它的部位居中。它被包起来居于脑的中心,受到诸多方面的保护,这很理想,它容易统治其他部位,同时给人以一个中枢、皇家的样子。它的位置靠近脑室,很像是喷泉的所在地,很适宜于控制复杂机器中的管道、活瓣等。二是它可以动。关于可动性,笛卡儿认为松果腺悬挂得很完美,只要很少一点力量就可以推动它。理性灵魂是非物质的,它需要得到帮助,能够达到它。松果腺很小,最容易被推动,而脑垂体太大,难以被推动。

根据这些推理,笛卡儿下结论:理性灵魂感觉到了运动,使松果腺释放并指导动物精灵,从而影响躯体机器。按此设想的神智和躯体的相互作用,如同射剑者用剑击靶,如同屠夫拿下钩子上挂着的肉。所有自动化的反射活动都可以作如此解释,而不要把理性灵魂拿到桌面上来。笛卡儿的看法是,没有灵魂的躯体仅仅是一个自动化机器,而没有躯体的灵魂应该还有固有的思考,可能它的感觉经验不那么丰富罢了。

## 六、松果腺是灵魂的合乎逻辑的宝座吗?

脑筋比较开放的医生接受躯体是一部机器的观点,早期的支持者有福尔热(Forge),还有乌得勤支(Utrecht)大学的医学教授雷吉乌什(Regius)。后者对这种观点特别感兴趣,即所有动物的行为和人类的某些行为可以还原到简单的原因和效应作用模式上面去,而且可以被科学地处理。

更加人性化趋向的哲学家接受这种机械观点比雷吉乌什要慢一些,但笛卡儿仍然慢慢地获得了支持。法国人走在前面,国界并不妨碍学说的传播,对躯体的机械看法很快传遍了欧洲。

然而,笛卡儿对于神智—躯体问题的答案打乱了好些人的思想,一个非物质的东西与一个物理的机器相互作用,看起来似乎很难接受。科学界有人发出了不少批评,许多崇拜他的人也感到笛卡儿相互作用的解释存在一定问题。

批评笛卡儿的论战在大学中展开,甚至在市政场合也有论争,一方是旧思想的卫士,另一方是革命的笛卡儿学派。为了更充分地了解医学和科学社会某些成员对于新模型的看法,可以仔细地考察两个重要问题:一是对笛卡儿选择松果腺作为灵魂宝座的看法,二是对把人与动物分开的看法。

多数解剖学家和生理学家认为,把松果腺作为灵魂宝座没有任何意义。医学家中批评松果腺作为灵魂宝座的有维利耶(Villiers)和梅索尼耶(Meyssonnier),这两人通过神父向笛卡儿说明,选择松果腺不可能是正确的,因为尸体解剖曾经发现某些人松果腺上有石头,也发现有其他变异,但是这些人的神智完全正常。这些法国医生们还认为,松果腺太小不足以容纳高贵功能。维利耶曾进一步提议,小脑是一个更加合乎逻辑的候选者。另有一些人说,真正的宝座应该是人比动物大的那个东西,而松果腺的大小在种与种之间很少差异,人的还比较小。维萨里在著名的《人体的运转》一书上(1643)曾经描写,我希望我手头有羊的脑,因为羊的松果腺比人的更加清楚。笛卡儿却认为,松果腺虽小但更有意思,它比较容易被灵魂移动。但这种逻辑对好些人没有说服力。

丹麦解剖学家巴托兰(Bartholin)不但提出了松果腺大小的问

题,也提出了其他理由,说明为什么应该放弃松果腺。一个充满幻想的概念曾认为,松果腺是一个可动的结构,它能够像火焰上的气球一样摇动,但这种想法遭到严厉批判,人们认为这种看法是完全没有意义的。还有些看法没有根据,如说脑内有活瓣,精灵可以运转,因为脑室里面从来没有发现这些结构,即使最有经验的解剖学家用最好的装备,通过仔细的搜寻,也不能发现"孔"及活瓣。另一个问题是,已经发现脑室中有脑脊液,而液体将会阻碍松果腺的动作。

对于一些学院式批评,笛卡儿的松果腺理论倒还有一个熟悉的古代光环。早在公元前 300 年,亚历山大解剖学家就有过看法,认为松果体的运动可以调节动物精灵流动,但数百年后盖伦在他的著作里用轻蔑的口气批评了这种观点,盖伦认为松果腺可以升高或者调节精灵流动的说法是荒谬的,盖伦说:"松果腺调节元气流动的看法是无知的。因为腺体并非脑的一部分,它在脑的外面,怎么可能有它的动作呢,它怎么能够对脑的管道有那么大的影响呢? 讲这些话的人是多么愚笨!"

文艺复兴时代的生理学家费内尔(Fernel)等,也曾企图保持古代看法。笛卡儿的努力仅仅是几世纪前老早就应该抛弃看法的翻版而已。因此对 17 世纪的知识界来说,笛卡儿提出的松果腺理论看起来是没有希望和天真的,而且也不是原创性的。1665 年斯泰诺(Steno)在巴黎作报告,他解释了笛卡儿的理论,说这仅是推测性的,没有多大意义。斯泰诺是丹麦的解剖学家,1680 年他又讲了一些关于笛卡儿的话,认为笛卡儿的方法值得称颂,但这仅仅是一种哲学,他忘记了方法,并且想当然地应用了未经证明的结论。

**参考文献:**

Finger S. 2000
Marshall. LH, Magoun HW. 1998

# 第6章 威利斯:脑的功能组构

威利斯的名著《大脑解剖》的书名是解剖,实际上是关于脑生理、病理的阐述。这本书丰富了维萨里传统的脑解剖学,表达更加精确化了,既有精彩的插图,又提出并确定了许多神经解剖学名词;有些脑功能是猜测性的;对脑活动的基础有类似笛卡儿的思想,即小颗粒流动的看法;这本书也对一些神经病、精神病作了解释。

## 一、正统、虔诚和慈悲为怀的医生

威利斯(Thomas Willis, 1621—1675)出生于离剑桥不远的英国小城镇。他秉性善良,还经常到教堂去。学生时代他就经常把自己吃的东西送给穷人。他父亲怕这样一个圣洁的孩子自己会挨饿,以至必须确认他儿子在上学前在家里是吃饱了的。病人付不起费,威利斯免费治病,他捐钱给穷人,支持他们,并慷慨地向英国教会捐献。

虽然威利斯是一名医生,但实际他在剑桥接受医学教育可能只有6个月。他的医学课程开始于1643年,受正规医学教育实际上很少,掌握亚里士多德学说在同学的平均水平以上,只是有一点较好的拉丁语训练而已。当时正值英国1642—1651年内战,由于国会议员派得势,枯燥乏味的大学课程正在改变,较多地接受新观念。

剑桥是英皇查理一世卫戍部队的驻扎城市,和其他大学生一样,威利斯也参加皇家志愿队伍,在大学生基础上受训,学习射箭,晚上值夜班。

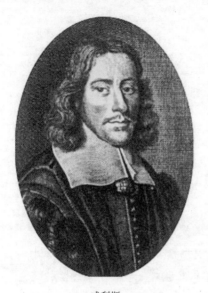

威利斯

威利斯获得医师执照后开始在剑桥营造他的诊所。开始十分困难，部分原因是他不太会"做人"，诸如穿着不很整齐，讲话有些口吃，常带一些口头禅。随着时间的推移，他克服缺点，成了一位有名的医生。

威利斯追随一位比他早一个世纪在巴拉塞尔出生的瑞士炼金家及医生——帕拉切尔苏斯。后者认为医学基于化学物质（水银、硫和盐等活性物质）原理，他还增加一些惰性物质，如水、土。和帕拉切尔苏斯一样，他希望新的医学化学将要代替希腊、罗马的体液学说，医学化学学说非常重视植物药以及如何恢复平衡的哲学想法，例如脸孔发红就要放血。1659年威利斯很清楚地表达了这种想法，他出版了第一本书，其中谈到发酵、发烧和尿，因为他接受化学原理，故很少用四种体液学说解释疾病，有些历史学家给了威利斯一个称号，说他是"领导英国的帕拉切尔苏斯学派"。

威利斯生于笛卡儿生后25年。虽然他和笛卡儿都是17世纪的人物，而且都喜欢思索，但他们对脑的研究方法截然不同。笛卡儿的脑生理学强烈地受体液及古代学说的引导，可以看作是保卫古老观点的最后一人。相反，威利斯可以看作为新一代医学生理学家第一人，他极大地受临床和实验室认识的影响，而较少受希腊、罗马理论的影响。

威利斯并不企图弄清楚精灵神智如何与物理躯体相互作用，如笛卡儿所做的那样；他也不希望了解或者剖析不死的灵魂。然而，他同意笛卡儿的意见，认为我们对脑还有许多无知。在其一本著作的

开场白中他曾这样说:

> 在动物身体的不同部分,凡可以受到解剖处理的,没有一处
> 比脑更难以了解,同时,也没有一处是像脑那样知之甚少。

　　像笛卡儿一样,威利斯接受这样的观点,脑中有特定控制结构;
与笛卡儿不一样,笛卡儿单独地把松果腺提了出来,而威利斯则强调
最好把脑看作为不同水平的功能综合物。他认为,位于脑高级部分
的结构所做的事,应该是对于一定发展的动物是特定和专用的,而脑
的低级结构如小脑,应该负责原始的基本功能,这种功能在各种脊椎
动物之间虽有变化却是共有的。

　　威利斯不主张冒犯牧师,当他写脑解剖或者动物神智时,特别是
当他研究脑,碰到灵魂这类问题时,他措词非常小心。在《动物灵魂》
这本书里可以明显看出,他区分不死的、永存的人的灵魂,而动物灵
魂被他称为躯体灵魂或物质灵魂。只有人类才有他特有的永存和不
死灵魂,人的不死灵魂不能够用解剖方法或者生理方法来研究,虽然
灵魂为牧师和哲学家提供了合适对象,但这不是随便可以接触的对
象,也不是可以被自然科学家来探索的对象,他认为不死灵魂是不可
以被研究的。

　　与不死灵魂不一样,躯体灵魂是物质的实体,这是人类和狗、猫
及其他动物所共有的,是低等的灵魂。在动物,它是最高控制力量。
威利斯认为,动物至多只有一个粗糙的知觉、认知和记忆,这些功能
一定是躯体灵魂的特征,它与脑有关,它是可以用科学方法加以研究
的,不论人或动物。

　　威利斯巧妙地拒绝这样一种观点:只有人才能合理地想和做。
这一认识正是笛卡儿思想的中心。相反,威利斯与法国哲学家伽森
狄(Gassendi)有许多共同之处,他认为:动物有知觉,有认知,有记
忆。为了满足教堂需要,威利斯进一步认为,动物的灵魂是物质的,
因此是不能离开身体的。

　　威利斯忠于神、上帝,献身于英国教会,他绕开了困扰笛卡儿的神智—躯体问题。威利斯认为,可以自由地把他关于脑功能的思想(就是我们今天的精神病学的思想)摆到纸面上来。威利斯甚至和坎德布里主教讨论他的观点,令他宽慰的是他的朋友、大主教愿意接受这种认识,也就是说,躯体灵魂可以有简单的认知。

　　1675年54岁的威利斯死于肺炎,葬在威斯敏斯特(Westminster)大教堂。他的第一任夫人死于1670年,与第二任夫人结婚仅三年他就去世了。

## 二、脑的魅力

　　威利斯的名誉并非来自他敏锐的诊断或临床工作,或赚了很多钱,也并非来自被人承认他提出了医学的化学学说。他被人纪念是由于他以新的方式来看待脑及行为,这是他最重要的贡献。

　　威利斯获得医学学位时,脑和神经并不在他的思考中占首位,神经系统之所以吸引他的兴趣,仅仅是当他开始与牛津的一群自然哲学家有了来往以后,他们中的一些人对神经解剖和神经病理学有很大兴趣。这帮非常聪明的人自称为"名家"(virtuoso、virtuosi,可译作名家、巨匠),寻找新知识,建立新科学,力图超过别人,即使抛弃当时享有盛誉的亚里士多德学说也在所不惜。

　　吸引威利斯注意脑的第二个因素是1650年代席卷牛津的两次大流行病:脑膜炎及睡眠病。这两种病都影响神经系统,尸体解剖发现这些人的脑出了问题,威利斯认识到,当时对人脑的描写很不正确。

　　威利斯1660年获医学博士学位,正是恢复英皇统治那一年,此时他已结婚三年,他岳父是基督教会学院前任院长。由于坎德伯雷大主教的推荐,威利斯获得博士学位后得到教授职位,在牛津基督教堂教授自然哲学。教授职位是很高的荣誉,但并不是一个真正的医学职位。这个职位需要他每星期至少要讲两次亚里士多德传统的课,然而威利斯用有别于他前任的态度来对待工作,按照牛津教授职位,他用自己的特殊方法来研究感觉、神经及"灵魂的情感"。

　　威利斯讲课需要广泛研究的人尸体解剖材料,主要是绞刑犯人,也有许多动物解剖。遵循着亚里士多德和盖伦的脚印,威利斯也解剖猪、马、羊、野兔等,螃蟹及低等蠕虫甚至蚕都成了他手术刀下的牺牲品。当时,有少数解剖学家甚至也保护无脊椎动物,但他们仍然会享用动物作他们的菜肴。

　　把学生时代的威利斯与当牛津教授时代的他相比,的确有了很大变化。与中世纪连接起来的链条已经断开,由于威利斯这类学者的出现,原来是枯燥乏味的学校,现在变成了一个产生新观点的中心。一个重要的事件是,1646 年皇家取消绞刑,随后许多学校辞退了特别保守的职工,这些人信奉亚里士多德权威。作为代替,国会议员委派对新观点感兴趣的学者来教学,即使帝制恢复,到了查理二世时代,在牛津发生的变化仍然保持着。

　　从世界范围看,把神经病学和很多古代认识联系起来的纽带慢慢被松开,带有好奇心和探究性的科学家质疑旧的观点,例如,脑的大小是否受月亮圆缺的影响,体液是不是器官的废物,古老学说中把知觉、认知和记忆与不同脑室相关联的理论也失去了支持。

## 三、《大脑解剖》

　　威利斯对神经系统高超的描述及洞察力在他的两本著作中得以充分表现,其中最著名的是《大脑解剖》(*Cerebri anatome*),该书用拉丁文写,聚焦于脑、脊髓和神经。1664 年此书在牛津初次问世时,一出版就获得很高评价,被认为是研究神经系统的著作,不同于以前所有其他类似书籍。20 年内,这部著作共印刷了九次。书名虽说是有关解剖的,但书里也谈到了神经和脑的生理学问题。

　　威利斯显然是受了哈维的影响。哈维认为是体液之一的血液快速地在身体内动脉和静脉之间循环流动,为此他获得了很大声誉,他的专著名叫《心脏的运动》,这是一本非常了不起的专著,它打击了体液理论,因为在以前血液被看成为在管道中缓慢运动,被器官所利用,被新血液所替代的液体。现在,心脏仅被看成为一个机械的泵而已。

1642—1646 年间哈维寓居牛津,他是查理一世的御医,他有时到研究室演示通过动脉和静脉的循环,并且解释其重要意义。威利斯是否看过哈维的演示,或者听过他的讲演,甚至于认识他,这些都不清楚。重要的是威利斯受到了这位著名医生的召唤,新生理学的召唤,其结果反映在《大脑解剖》专著中。

"名家"是一个梯队,"大脑解剖"是梯队的贡献,虽然在封面上只看到一个人的名字。在正文中威利斯感谢了其他人,包括天才实验学家洛厄(Lower),他实施了第一次输血,他以解剖学和生理学帮助或指导了威利斯,他们两人的关系密不可分。

威利斯深切地感谢博伊尔(Boyle),博伊尔是一位著名的物理学家和化学家,今天最值得我们回忆的是他的气体定律,他常常被称为近代化学的奠基人;另一位是米林顿(Millington)医生,他后来继承威利斯在牛津大学的教授职位。

后来获得爵士称号的雷恩(Wren)是威利斯的另一位合作者,也是最著名的插图画作者之一。雷恩帮助威利斯做了许多解剖,包括向血管注射黑墨水及其他物质,以便血管可以看得更清楚一点。雷恩负责大脑解剖的图谱。威利斯在著作的前言中写道,"雷恩医生非常高兴地画了图,用他巧妙的双手,画出了脑和头颅的图,图是非常准确可靠的。"雷恩有很大的声誉,因为他是圣保罗教堂的建筑师,他甚至于有雄心勃勃的计划来重建伦敦 1666 年被大火毁坏的那一大块。

威利斯、雷恩、洛厄等都是天才,他们不仅一起工作,并力图营造一种新的合作精神。他们感到,非常重要的一点是不要竞争,而是要共享思想,然后在终极目标上促进科学的发展。他们相信,通过合作研究人们可以更有效地发展科学。

不足为奇的是,这个小组在为皇家学会奠基中起了重要作用,被称为"哲学家共同财富"的这帮人是从实验哲学俱乐部发展起来的,按照博伊尔的说法,这是一所看不见的大学。他们在佩蒂(Petty)博士牛津的住所举行了第一次聚会,在这里,威利斯的名字列在建立皇家学会的最初 40 人名单中。皇家学会 1660 年成立时,其宗旨是促进自然知识。以后威利斯成为皇家学会会员,一年后他又成为皇家医师学会会员。

《大脑解剖》完成后,威利斯开始写第二本书,该书宗旨是"身体—灵魂",是《大脑解剖》的姐妹篇,后来书出来了,书名是"动物灵魂(*De anima brutorum*):关于动物灵魂即人类活力灵魂和感觉灵魂的两次讲演",该书于 1672 年问世,当威利斯搬家到伦敦后没有几年就写出来了,是一本更具临床味道的书。

威利斯来到伦敦是应他的病人和朋友坎德布里大主教的要求。正是由于这位大主教,他才把自己的书着重讨论神经系统。大主教希望他来伦敦是基于如下事实:1665 年鼠疫流行时,许多医生都离开了伦敦,而大量留在那里的医生死于鼠疫。1667 年威利斯做了很多医务工作,仍保持他在牛津的教席,保持某种联系。他在伦敦住下来,伦敦跟牛津一样,是一个新的科学中枢。

## 四、威利斯的用词

威利斯是一位语言丰富的大师,科学名词的创新者。在他的拉丁文以及英文翻译的教科书中,出现了许多新词。

有一个词是"神经学",1681 年它出现在英文版的《大脑解剖》中。这个词的意思是"神经的教义",牵涉到颅神经、脊神经和自主神经,脑和脊髓是不一样的。最后,"神经学"这个词含有比前面讲的更广的定义,意思是研究健康的和疾病态下的神经系统。

令人感兴趣的是,在威利斯的著作中我们发现了他的早期用词——心理学,这个词来源于灵魂和研究两个字根。这个词第一次以心理学(psychologia)的形式在 1590 年由格克尔(Goeckel)引入。在《动物》这部著作中,威利斯的定义是"灵魂的教义"。

威利斯也铸造了一系列解剖学名词,包括大脑的叶、半球、锥体、大脑脚、纹状体等。在生理学范围，是威利斯而不是笛卡儿，铸造了reflexion，从 reflexion 我们得到了"反射"（reflex）这个词，它用来描写非常快的、神经系统的输入、输出作用。

如果读过生物学和心理学，那么对威利斯的文章可能并不难懂，但他的行文中往往含有隐藏的难点，会导致严重错误，困难在于所用解剖名词有不同内涵。我们只要看三个字，就可以知道威利斯是怎么用的，为什么会引起混乱。

第一个容易引起混乱的词是 cerebel，这个词原来是指小脑，但是在威利斯书中，这个词常常不仅指球形的位于大脑半球之后的小脑，也包括中脑和桥脑的特定区域，特定地说，威利斯把这些低级脑干结构看作为一个重要的突起，或者一种附属品。今天，我们当然并没有把脑干都摆放在小脑伞之下。

第二个名词是胼胝体，这是指皮质下的一束神经纤维，它把左半球和右半球相互联系起来。我们在其他地方将要看到，在 1960 年代成为头条新闻的是，当诺贝尔奖获得者斯佩里证明，手术切断这条联接后，可以使一侧半球不能获得对侧半边的知觉。但威利斯的定义与 20 世纪的定义不同，按威利斯的定义，胼胝体包括大脑半球的整个白质部分。

第三个词是延髓，现在教科书上延髓的定义是脑干的最后一部分，它在脊髓之上，桥脑之下。但在威利斯的著作中，Y 形的延髓或髓状物质的范围要大得多，它包括从脊髓开始一直往上延伸到他定义的广义的胼胝体。

有了对威利斯所用语言比较好的理解以后，我们现在可以考察他对脑不同部分功能的看法了，可以看出，是什么事情引导他达到了如此结论。

## 五、大脑取代了脑室

在整个文艺复兴时期，许多科学家保持着一个看法，记忆位于后脑室，对某些科学家来说，这也包含附近的小脑。小脑具有记忆功能的看法,在维萨里的《人体的运转》中有简单的描述。在 17 世纪前半叶,德国的解剖学家韦西林(Vesling)和荷兰医生蒂尔普(Tulp)都认为小脑有记忆功能,蒂尔普是伦勃朗(Rembrandt)的著名油画《解剖课》中的主角。

　　开始威利斯也接受这种观点,认为小脑可能与记忆有关。但后来他抛弃了这种看法,更倾向于现在的看法,即记忆或者概念定位于最外面的脑表面。在他看来,我们的高等记忆能力应该与影像有关,而影像是印到大脑皮层里面去的。威利斯引导人们注意人类大脑的特征,人类大脑有很多沟,而狗、猫、鸟类、鱼类只有比较平滑的大脑皮层。因此,动物只能有简单生活,只能通过模仿来学习。

　　把记忆功能指定给“皮层的顶峰”,这不仅仅是根据比较解剖的考虑,也根据临床病例。威利斯对神经病学有兴趣,他了解大脑皮层的严重损伤可以影响记忆,他提供了两个脑先天性发育不全病例来支持他的说法。一个是成年人弱智,另一个是有神智缺陷的儿童。尸体解剖发现,两个病例的大脑都很小,所以他推理说,记忆功能和脑的最高部位有关。虽然这是一个有力的证据,但威利斯承认他也可能有错。因此他又去考察一个常见动作,用这个常见动作来说明记忆和脑的最高部位之间的关系。这个常见动作是当一个人思考时,他总是摸摸自己的颞部或者前额。今天我们知道,这样的动作实际上是不说明任何问题的,动作与位于其下的脑是没有关系的。

　　威利斯注意到一般人的抚摸、摩擦动作,认为这些动作可以反映把结构和功能连在一起的事情。今天我们应该说,他在寻找证据的汇合。近代科学家实际上做的是同样事情,他们考虑脑如何实现某种特定功能时,总是企图把解剖学、生理学和行为学的证据联系在一起。

　　威利斯截然区分了脑顶部的灰质和它底下的胼胝体。他看到有大量血管支配灰质的壳。他推理说,动物灵魂产生于大脑皮层,至于底下的白质,那是为了形成一条路,为了让灵魂走到其他的部位,他认为大脑的白质对于执行随意运动及其他高级功能是重要的。

长期以来脑室被认为是脑高级功能所必须。笛卡儿给松果腺以突出位置,但威利斯冷淡了脑室,仅把它看成为一个空虚的地方。威利斯认为,脑室在脑功能中不起领导作用,甚至在定位学说中它也占不了重要位置,科学家的注意力将要离开脑室,而转到脑本身的白质和灰质。

威利斯在确定大脑的解剖和功能时是何等地准确啊!他准确地抛弃了脑室的作用,选择大脑是记忆、认知、意志和想象的中枢;他也是正确的,把白质和灰质的功能区分开来。但他也有错误,如他认为脑的外壳有丰富的血管,其作用是产生空气性精灵,这并没有比他的前人好一点。

## 六、纹状体

《大脑解剖》里面使用了"纹状体"这个名称,描写了纹状体。在威利斯的描写中,这个结构埋在皮层下,靠近脑的前部,它具有条状灰白纹理,在脑的其他部分未发现这种表现。

他认为纹状体在运动中起一定作用,它内含各种通道,从高水平脑发出的动物精灵通过这些通道,经过这里走到髓质,再通过那里到外周神经,最后到肌肉。

为了支持他的看法,他描写了尸体解剖时发现有纹状体变性的几个病例,病人死亡前都有麻痹症状,手、脚不能够随意运动。

> 当我打开那些因长期不会动而死亡病人的尸体时,我常常发现这些人的脑比其他人的要软一些,颜色像是无色的脏东西,纹状明显消失。

威利斯再从动物实验中寻找支持他学说的证据,解剖幼小动物脑时,他敏锐地观察到,新生狗没有纹状条纹,而非常幼小的狗的四肢运动是有限的。他这样写道:

看来,新生幼小动物,它们仅需要战斗,而很少有其他运动或感觉功能,于是脑的这些条纹就不太明显,很粗糙。

威利斯不仅把纹状体和运动联系起来,在他关于小狗的描写中,他认为纹状体也与感觉有关。他提示,从感觉器官来的印象投射到纹状体,感觉输入可以触发运动输出,运动输出可以让人把身上一个讨厌的苍蝇赶走,而并不需要考虑很久。如果有某个物体朝脸上扑过来,那么进、出纹状体的投射将使人们能够不自主地躲开它。

威利斯并不认为纹状体就是第一脑室的简单替代物。以前,教堂神父们认为第一脑室是总感觉的所在地,但他把纹状体看成既与运动又与感觉有关的结构,这里是一个真正的交易市场,它把精灵传向高级或低级脑中枢。现在我们知道,纹状体是参与运动的,科学家为那些不能够停止肢体运动的病人作脑检测时,发现纹状体有病变。例如亨丁顿病病人的这部分神经元明显丧失,而在帕金森病人脑,则是到这个脑区的输入减少。

管理随意运动的主要通路——皮层脊髓束,从大脑皮层下行时通过纹状体,正是这条下行通路,参与了白条纹的形成。这种解剖关系解释了,为什么中风时,这个区的损伤既可以影响随意运动,也可以影响不随意动作。

后来人们知道,纹状体没有感觉功能,因此威利斯是错的,但还不太严重,因为纹状体位置靠近丘脑,而丘脑是非常重要的感觉中枢,它接受所有除嗅觉外的感觉系统的输入,在加工感觉方面起重要的作用,它同时也把某些信息传送到大脑皮层。如果威利斯能够认识到纹状体同运动相关,而感觉与附近的丘脑相关,那么他的感觉、运动相关观点将会更加正确。

## 七、小脑和不随意运动

威利斯认为大脑产生的精灵负责随意运动,而小脑产生的精灵管理内脏活动,内脏活动进行时并不能被觉知和意识到。他给小脑起了个富有诗意的名字——不随意功能小姐。这方面他有很多证据,例如,根据比较解剖,不同种动物小脑很少变化,因此可以说得通,它应负责人类与低等脊椎动物共享的功能。这样,就有效地把那些高级功能,如思考、记忆剔除在外。这些事情使他想到更原始的动作,即对于所有脊椎动物生活必须的行为,是归小脑负责的。

小脑可能与不随意功能有关的想法,也受临床的和实验观察的支持。特定地说,威利斯注意到小脑严重损伤可以影响心跳,心跳应该是最基本的功能,他还发现,把头拉向小脑方向,可以引起呼吸变化。

威利斯认为,控制内脏平滑肌的自主神经系统的神经发源于小脑,小脑不知觉地调节着肺、心及消化的动作以及基本过程。他从来不认为这些功能不受大脑的影响,相反他认为,从内脏传来的特别强的精灵可以一直向上走,进入意识的领域。他也提议,从大脑来的精灵可以走到小脑,这样就可以随意地调节那些典型地属于不随意动作的活动,例如当医生要求人改变呼吸的深度和次数时,病人可以这样做。在此基础上,他建议内脏有高级及低等调控,还有相互作用。由此可以看出,他的思考比前人已有显著进步。

如果威利斯把小脑本身和不随意运动联系起来,而不是与内脏平滑肌运动联系起来,那他可能更加正确而令人印象深刻。今天我们知道,小脑在不随意走路中起重要作用,我们不需要考虑,就可以迈开腿走步,就可以拿杯子来喝一杯水,这些都可以自己调节着去做,这是小脑的功能,但小脑并不特别地调节内脏。如果威利斯把延髓的一部分加入到广义的小脑去,他就可能更正确一点。19世纪早期,延髓在调节原始性内脏功能中的作用已搞得很清楚了。如果要为威利斯辩护,我们应该认识到,某些所谓的小脑损伤,很可能是损伤了附近的延髓,即使到今天,我们对脑急性损伤的观察,有时也有一个倾向,忽视某些远侧的效应,忽视继发效应。

## 八、疵不掩瑕

《大脑解剖》在各地广受好评，这从 1664 年这部著作发表后的很多书评可以证明，尤其是 1665 年的一本科学杂志里出现了非常好的评论。以后，20 世纪作家对神经学的历史评价中，认为《大脑解剖》"是迄今为止最完整、最准确的对神经系统的描写"。

1665 年丹麦解剖学家斯泰诺在巴黎的演讲给了一个混合的评论，他讨论了威利斯和笛卡儿的观点，赞美了《大脑解剖》的图，说它非常精确，质量很好，虽然图里有些小缺点，这并不重要。但斯泰诺认为，和笛卡儿不一样，威利斯的推测太多，斯泰诺说：

> 威利斯是一个独一无二的假说的作者，他把总感觉放在纹状体，把想象摆在胼胝体，把记忆摆在大脑皮层。我们如何能够确定这三件事是在三个结构进行的呢？谁能够告诉我们，从纹状体发出的神经纤维，通过胼胝体一直到脑皮质里面去的呢？对于纹状体结构我们知道得太少了，一个真正天才的人可以随便怎么说。

听众受了斯泰诺这种富有思想性演讲的感染，他的讲演带有批评性，但不是个人的，也不是情绪性的，他非常明确地道出了这一点，他非常有礼貌，没有用恶意语言。

就威利斯而论，他认识到喜欢猜测是他的一个缺点，但难以克服。他接受斯泰诺不带任何恶意和攻击性的批评：科学一定要客观，忠实于事物的本性。他甚至还赞美斯泰诺是一位最有知识的人。这些话出现在他写的第二部专著——《动物灵魂》中，那是在斯泰诺批评他之后几年。

直到威利斯去世，不能够改变他的作风，仍乐于对脑功能作快乐的猜测，仍然沉浸于富有幻想的医学化学的方向。20 世纪一位传记作家这样描写威利斯：

威利斯总是把观察到的事实整合进去,这是整个前牛顿时代科学家的共同特点,这些早期的名家,没有界限的科学乐观主义给他们以冲劲,冲击那些学院派对手,使得人们无法理解他们的计划范围。

回头来看,威利斯真是值得大受尊重。他把注意力集中到脑本身,他是一个眼睛发亮的乐观主义者,他也犯过错误,但比较而言,缺点是小的。

威利斯正确地区分了脑的功能,把记忆、意志和控制呼吸、心跳的低级脑干功能区分开来。他正确地把运动和纹状体联系起来。他是讨论神经管理不同水平观点的第一人,他是一系列神经病和精神病症状的第一个描写者。除上述疾病外,他可能也对重症肌无力给了第一个医学描写,他描写了偏头痛和震颤,很像帕金森病的症状。当我们看到脑解剖示意图的时候,颅神经的分类以及一系列的新名词都在表上,他的贡献巨大。可能,威利斯遗产的最重要部分是他能够刺激他人来检验,或反对他的观点。他的工作引起了更多的人体尸体解剖,引起了更多的动物实验,引起了更好的临床观察,而关于神经系统怎么工作的这一问题,也引发了很多新观点。后世的科学家们将会看到,威利斯是长在笛卡儿上面的头和肩膀,笛卡儿是哲学家,他喜欢力学,但缺少临床经验,而且对医学科学的真正了解也不够。如果威利斯也按照笛卡儿的想法去考虑神智—躯体关系,他的许多成就将成为不可能,威利斯同意笛卡儿:只有人,才有一个不朽灵魂,但是他并不接受笛卡儿的认识,动物不能知觉或思考,他认为这些高等功能是脑的产物。威利斯清楚地把躯体灵魂和不死灵魂加以区分,拒绝笛卡儿的形而上学,他向科学家开启了研究神智高级功能的大门,既在临床,也在动物。

威利斯对神智的研究对于当时的哲学家也有影响。在牛津,他最著名的一个学生洛克(Locke),其著作中的许多哲学观点可以追溯到威利斯。洛克的看法是,神智在人出生时是一块没有着色的板。

现在,这一观点已成了洛克的同义词,这种看法在威利斯的著作中也可以看到。威利斯坚持,如果感觉不给脑任何东西,脑就空空如也。

1932 年诺贝尔奖获得者谢林顿怀着对威利斯崇敬之情写道:

> 牛津的威利斯事实上重新建造了脑的神经解剖学和生理学,威利斯把脑和神经系统置于现代基础之上。今天比以往任何时候更加明显。

学者们都同意谢林顿对于这位天才牛津医生的评价:在 17 世纪后半叶威利斯把脑科学提高到了一个新水平。

**参考文献:**

Finger S. 2000
Marshall. LH,Magoun HW. 1998

# 第7章　加尔:大脑是神智的器官

加尔的重要贡献是提出了脑功能定位的思想。起先他把这种看法称为"器官学"(organology),后来他的学生称为"神智学"(phrenology)。他收集材料的方法是不完善的。他的看法影响了以后白洛嘉语言区的发现。加尔的立论并非无懈可击,但从此开启了脑功能定位理论。在他之前还有一位宗教界人士斯韦登堡曾提出脑功能定位的设想,但这仅仅是天才的预言。

## 一、器官学

自从 1664 年威利斯发表《大脑解剖》,直到 1791 年伽伐尼在《纪事》中发现动物电为止,大脑皮层组构方面的研究进展并不快。这段时期占优势地位的认识是把大脑看成一个完整的、统一的结构,但加尔提出了大脑是由许多神智器官的集合体的大胆设想。

弗朗兹·约瑟夫·加尔(Franz Joseph Gall, 1758—1828)出生于德国,他父亲是意大利裔商人,他的姓应该是加洛(Gallo)。他父亲希望他能做一名牧师,但这位年轻人的兴趣在于医学,并在德国完成医学训练。

加尔结婚后来到维也纳,得到了医学学位,在那里成为奥地利最有名的医生之一。罗马皇帝弗朗西斯(Francis)二世的保健医生退休后,加尔曾被推举为御医,但为了保持自己的独立性,他不接受这个荣誉,自称不合适这项工作。

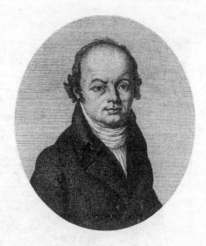

加尔

18 世纪的最后几十年,很多科学家试图把身体特征和个性特征联系起来,生理测量学作为一种判断面部特征的艺术,相当流行。加尔同意生理测量学的基本观点。生理测量学者们认为,如果结构上有不同,那么功能上也应该有不同,与他们不同的是,加尔把注意力集中在脑。

1792 年加尔认为,大脑皮层一定是由很多不同的特殊器官组成的。四年后他公开发表演讲,鼓吹这个观点,他说不同脑器官的发育会反映在颅骨的不同隆起部分,这种学问被叫作"器官学"(organology)。

加尔的大脑皮层定位理论可以追溯到他孩童时候的观察。九岁时,一位同窗的表现深深地吸引了他,那位同窗有非凡的记忆语言天才,而加尔在这方面很差。在加尔的大学生活中,关于语言记忆技巧的个体差异一直回荡在他的脑中,他突然发现,具有这种特殊记忆能力的人都有一个共同的特征——突出的大眼睛,而记忆力差的人是没有这个特征的。根据这一顿悟,他解释说,这是由于眼睛下面管语言的大脑皮层脑区过度发育的结果。

从这种信念出发,加尔轻而易举地把大脑皮层看作为由许多特异化器官组成的结构,每个器官控制一个特定的神智能力(faculty),每个器官还可以和其他器官有联系,包括对侧大脑半球的功能区,这样可以保证两侧间的协调配合。经过一段时间的工作,他完成了把颅骨特征和神智功能相联系的工作,最后定出了 27 个神智的能力。在这 27 个神智能力中,其中 19 个是人和动物共有的,而其余 8 个则完全是属于人的。动物和人共有的能力有:生殖本能、爱护后代、情感、破坏性、希望控制物体等;人所特有的能力有:智慧、写诗的才能、宗教信仰等。

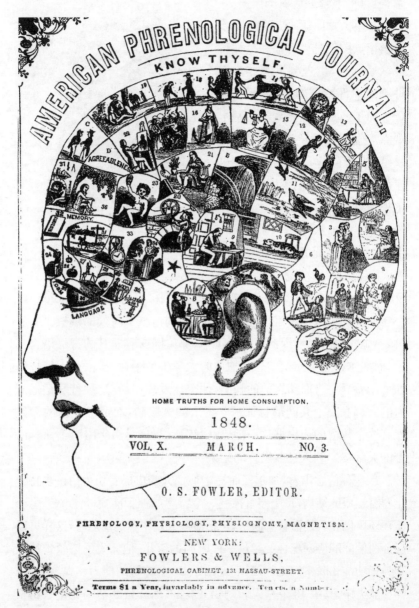

加尔的神智器官在人头颅上的分布图

　　虽然加尔认为头颅的大小是神智能力很好的一个指标，但他认为这个测量指标不说明什么，不说明神智能力到底是怎么组构的。一头牛的脑可能比狗的大，但是很难说牛比狗聪明。为了了解一个人的特点的特异性，他认为需要研究颅骨上面的各个部分，因为颅骨的每一部分各自反映了脑的大小和形状。

　　加尔进一步认为，发达的额叶是人的最大成就，代表了人的社会特性，而人和动物都有的种种能力都位于脑的后面和下面，而不是背侧面。加尔的这些观点是基于一个事实：动物的额叶特别小，而人的额叶特别大，更重要的是这些想法似乎从与他交谈过的人的颅骨特征也得到验证。

　　加尔的公开演讲曾遭到有些人尖锐地反对，称他的学说是令人讨厌和危险的，而且是没有根据的。他们提议，当局应该停止加尔的讲演。加尔试图回应这些责备，但这些保守的权威们不听，他们不满意加尔把人的智慧归之于物质的东西（脑），而不是非物质的灵魂。这些人对加尔的另一些论点也不满意，加尔认为人的特征在出生时候就是固定的，不容易改变的，他们认为，加尔站到了唯物主义一边，近乎异端邪说。

　　1801 年 12 月，加尔收到奥地利皇帝的圣诞信件，信中警告他，这种热衷于头颅的教条可能导致某些人丢掉脑袋，导致唯物主义，两星期后，加尔被迫停止演讲。

　　加尔从来不怕申请讲演，但他清楚，皇帝在反对他，有些强有力的人在反对他。于是，在完成某些计划并和支持他的维也纳朋友们说再见之后，1805 年，47 岁的他离开了这个美丽的却过于保守的国家，开始他的旅行。因为他丧失了说话的权利。

　　加尔离开奥地利到欧洲其他大城市，到更加自由的地方去讲演。1805 年夏天在德国北方城市，他不知疲倦地讲脑、颅骨以及人的基本个性，他甚至在柏林的皇家家族面前发表演讲，在柏林他获得两枚奖牌以示对他的尊敬，他还旅行到丹麦、荷兰、瑞士、法国，他的讲演受到欢迎。

　　加尔做解剖演示,希望能够给那些不清醒的解剖学家证明,大脑皮层的不同部分与不同的脑干部分具有特异的结构连接。他开始解剖脊髓或下位脑干,追踪神经到脑的高的部位。看过他解剖的人都承认,加尔是一流解剖学家。最受人尊敬的解剖学家和医生赖尔(Reil)、准备同加尔争论关于不同脑器官的法国人弗户朗(Flourens),都对加尔的解剖演示给予高度评价,弗户朗认为加尔是"一名伟大的解剖学家"。

　　加尔还抓住一切机会收集新资料,他特别感兴趣于罪犯、白痴,他访问监狱和精神病院。在旅行过程中,他研究了许多头颅,考察了重复犯罪的小偷,他很快把"偷窃"归之于一个"占有欲"的器官;相反,他确定脑内有一个破坏性的器官、一个爱护后代的器官,前者主要是因为他发现有一名妇女被起诉,她杀死小孩而并不后悔。

## 二、巴黎岁月

　　1807年加尔到达巴黎,计划待一年。为了支持自己的工作,他在巴黎建立了临床诊所,后来慢慢拥有很多顾客,包括12个大使馆的外交官和欧洲最好家族的成员。他在法国城市里生活得相当阔气,巴黎的自由环境让他可以自由表达观点,于是他寻求成为法国公民。

　　1808年对加尔的一生有重要意义,3月14日他申请成为法国科学院的成员,递呈了关于脑解剖的文章以及他的申请书。因为拿破仑讨厌外来的人,委员会主席居维叶(Cuvier)拒绝了加尔的申请,委员会降低了他解剖学论文的重要性,说这不属于科学院范围,他们的范围是数学和物理学,因此根本不讨论加尔关于脑的不同部分实现不同能力的观点。

　　加尔被这个消息所激怒,他觉得委员会没有很好评价他的成就,他所提供的那一篇文章是关于脑的正常解剖,工作是原始和重要的,而且这里并没有触犯到敏感的话题,但委员会在讨论中还是牵涉到他关于颅骨隆起的有争议理论,仍然不考虑他的申请。在加尔经历挫折的同一年,他开始写作他的巨著——《神经系统特别是大脑的解剖学和生理学》,书的前两卷及图谱共四卷于 1810 年出版,后两卷在 1819 年出版,此书共有几百页正文及 100 页详细的铜版纸的雕刻版。出版费用巨大,价格为每本 1 000 法郎。1822 年到 1826 年间加尔发表他多卷著作的法文再版,用了另一个书名——《关于脑的功能》,此书 1835 年又出了英文版。

　　在这段时期加尔的妻子去世,这是他不愉快婚姻的一个了结。加尔是一个玩弄女性的人,至少有一个私生孩子。1828 年加尔患中风而麻痹,同年稍晚一些,他以 71 岁高龄去世。他是一名不被人理解的科学家,是一位致力于发现脑和行为生理的学者。他的尸体未经宗教仪式就埋葬掉了。按照他的请求,加尔的头颅被放置在他自己的收藏瓶中。三年后,他的第二任夫人把他的全部收集品贡献给巴黎一家博物馆,以抵消每年应支付的 1 200 法郎。

## 三、研究问题的方法

　　加尔的科学兴趣主要在于考察社会不同人群的脑部特征,对象包括作者、诗人、官员、音乐家和数学天才、疯子、犯人、弱智者、聋子、哑巴和瞎子等。这种考察隐含着一种信念,即某些性状在这些不寻常的人里面是夸张的,或者是明显缺损的。因此,脑和行为的关系可以在这些人群中更容易地被测定出来。为了达到这一目的,只要研究这些人的头颅就可以了。

　　当加尔发现一个有特殊才能的人时,他就考察他头颅的形状,它的突起,试图研究特定"器官"的大致边界。他也努力与这些人交谈,了解这些人的有关能力。不幸的是,他对自己的观点过于自信,他认为颅骨是被它覆盖的脑的忠实复制品,但他很少考察脑本身。

　　研究人颅骨是加尔的主要方法。加尔收集颅骨而且制作它的模型,他拥有颅骨模型达 120 个之多,他把颅骨特征和脑的能力联系起来。到 1802 年,他已收集了 300 件颅骨,它们具有明显神智特征,这些人在某一方面和一般人不同。颅骨及其模型,加上相关的记录,就成了加尔最重要的参考资料。在奥地利他收集了大量材料，离开奥地利到巴黎后，他又发动了新的收集，一共拥有 600 个标本。加尔也以动物研究作补充，比较了不同种动物的颅骨，考察特殊宠物的颅骨，他常常急于想知道动物的情况，例如，这只动物是否专门吃偷来的东西，或者是这只动物被丢弃后，能够从很远的地方跑回来，等等。他考察这些特殊动物的颅骨特征，而且把这种颅骨与通常动物的颅骨相比较。他强调种与种之间比较的重要性。

加尔从来不希望根据临床材料来发现一个"器官"的能力，当然他也并不犹豫解释一些临床、病理的结果，尤其是病理的和正常的有矛盾的话。

拉雷(Larrey)是拿破仑时期的一位外科医生，拿破仑称他是一位品德高尚的人。他曾把一些战伤病例介绍给加尔，其中之一名叫德兰潘(de Rampan)，病人有额叶贯穿损伤，记忆消失，身体右侧瘫痪，虽然病人一直认识拉雷，但却不能够叫出拉雷的名字。加尔认为，每个神智器官在左、右两侧脑都有代表，如果一侧脑简单地重复另一侧，为什么德兰潘仅仅是一侧大脑皮层损伤，会丧失文字记忆呢？不得不讨论这个神经病人的古怪表现，结论是，一侧脑损伤可以引起两侧半球之间失平衡，因此损伤一侧半球可以引起行为的显著变化。

为了充分了解加尔怎样选择和分类以确定神智的功能定位，我们可以看一看他的著述中关于脑能力的特定例子。以"破坏性"或者"谋杀人倾向"这项能力为例，据加尔确定，司理这个能力的器官，位于耳朵上方。这有几个理由：第一，这个区在食肉类动物比食草类要大；第二，有一个成功的商人，他的这部分很大，这个人放弃了好的生活习惯，成为屠夫；第三，在一名大学生身上也发现了，他这一块大而鼓起，这个人喜欢宰割动物，后来成了外科医生；第四，这个区域在某个药剂师非常发达，这个人后来成为刽子手；第五，暴君的这个区域通常都是大的，而暴君看到其他人被箭射死或者绞死时候高兴。

关于"占有物品欲望"这项能力，加尔认为其表现是倾向于偷东西,它的定位是在头的侧边,小偷的颅骨中这一块不按比例地增大。第一次把这两件事情联系起来的是,加尔观察了低层的小孩,这些小孩帮他送信,跑来跑去,有偷的习惯,甚至对犯罪行为不以为耻。他发现,凡是那些容易变成小偷的人,他的上颚部都是鼓出来的。这个相关性以后又在另一个人的颅骨上得到验证,那个人是惯偷。属于这群人的还有:关押起来的人、在单位里面制造麻烦的人,对聋子、瞎子制造麻烦的人。

"宗教信仰"这个器官为什么定位于额头前部,因为加尔注意到,最热心在教堂工作的人,他们的额头前部都显著突起。他发现,在他的九个堂兄弟中,有一个人这一块特别鼓起,此人对宗教虔诚。他还考察了精神病院中带有宗教信仰色彩的、有偏狂症状的病人,他拜访了修道院,考察了宗教艺术,如西方的肖像画、古代的艺术描写、高级牧师的肖像画。

## 四、加尔的门生施普尔茨海姆

约翰·施普尔茨海姆(Johann Spurzheim, 1776—1882)个子高大,1804 年起就是加尔做解剖和讲课的助手,两人第一次相遇是在1800 年,当时施普尔茨海姆在维也纳学医,在以后的九年中两人密不可分。

当施普尔茨海姆帮助加尔的时候,加尔早就形成了自己的学说,他认为施普尔茨海姆对他很有帮助,所以他把施普尔茨海姆的名字放在他头两本解剖学书中。

加尔和施普尔茨海姆的分手在 1813 年,分裂的原因在于施普尔茨海姆提出了颅骨学(craniological)系统,这种看法在几方面和他老师的说法有所不同。施普尔茨海姆虽然同意加尔的基本观点,即头颅的形状反映脑的发育状况,但施普尔茨海姆认为有些能力不应列入,如需要受到抑制的或坏的能力,如谋杀狂、小偷,等等。他认为这些是由于功能过高或滥用所致,或者是由于道德能力不发育所引起。此外,施普尔茨海姆自己又加进去了几个新的"器官",如希望、正确、正义等。当施普尔茨海姆完成他的清单时,脑器官从加尔的 27 个增加到了 33 个。

施普尔茨海姆比加尔更强调训练和教育的重要性,他对改变人的本性持乐观态度。施普尔茨海姆把"神智学"①这个名词传播开来。第一次用这个词的可能是 1805 年美国医生拉什(Rush),10 年后,英国人福斯特(Foster)把它用到加尔和施普尔茨海姆的器官学,此后,施普尔茨海姆就用神智学这个名词。1818 年,这个词作为施普尔茨海姆的著作《神智学观察》的题目而出现。

加尔从来不用"神智学"这个名词,因为这个词是关于神智,而他强调的是脑。施普尔茨海姆声称神智学这个词是他的,加尔认为,如果他也应用这个词,将会表示他接受了施普尔茨海姆的系统,因此加尔继续使用"器官学",有时甚至用动物测量来描写他自己的体系。至于加尔的方法学,他选用器官测量或者颅骨测量,而不用神智学检查方法。然而,"神智学"很快变成了一个集合的词,它描述一种观点,企图把颅骨特征与行为联系起来。

加尔在他的第三卷巨著中礼貌地批评了施普尔茨海姆的逻辑及创新,私下里加尔不受拘束地称他的合作者是一个剽窃者和江湖郎中。加尔很少谈及施普尔茨海姆离开巴黎去英国的事,但施普尔茨海姆的英国之行却被证明是非常正常的。他开始在维也纳停留,获得医学学位,写他的书,一年内得到了爱尔兰皇家学院荣誉会员称号,伦敦的大学学院考虑他可以担任主任。

施普尔茨海姆把坏能力从系统里剔除,表现了他对人类很乐观。加尔的基本兴趣是了解脑的功能解剖,而施普尔茨海姆的神智学是面对群众,用这种方法可以把社会改革和个人改良推到前台,通过神智学,人们会对自己了解得更多一点,生活得更快乐一点。

逐渐转向个性分析使得实用神智学对犯罪学家特别有用,他们

① phrenology,曾译颅相学,希腊文 phreno 意为 mind,即神智,所以这个名词的意思是神智科学。

希望对犯罪有一个更好的、基于个人强暴倾向的分类,这将是根据他的颅骨特征,而不是基于某一动作;对教育家也有用处,他们先前被迫以同一方法来教学生;社会改革家和精神病学家相信神智疾病一定有其物理基础,因此神智学系统对他们也有吸引力。根据施普尔茨海姆的理论,白痴接近于脑的疾病,神智问题可以通过道德能力的练习来治疗。总之,神智学开始在一系列社会的改革运动中起重要作用。

## 五、第三号人物库姆

乔治·库姆(George Combe)起先排斥、拒绝新学说,以后成为施普尔茨海姆的追随者。1816 年是库姆的一个转折点,那次他有机会观看施普尔茨海姆解剖脑,又听了施普尔茨海姆的讲课,而且用他本人的情况来试验他的理论。几年后,他写信给施普尔茨海姆说:机会把我第一次带到你的前面,我和你见面那一天可能是我一生中最幸福的一天。

库姆出生于爱丁堡附近,没有经过正规医学训练,是一位律师和哲学家。遇见施普尔茨海姆后,他相信通过教育,人类最重要的、令人尊敬的能力会有所发展。对于神智学,他主动地检测而且工作努力,他不把神智学看成为对宗教的唯物主义打击,他认为神智学对宗教有好处。

库姆和他的兄弟,还有其他几位有名的公民,建立了爱丁堡神智学会。到 1820 年,会员人数超过 600 人,成为世界上领导神智学的学会。成立后三年,开始发行《神智学杂志和杂记》,编辑是库姆。

1832 年施普尔茨海姆去世后,库姆成为神智学的发言人,此时英国已有了 29 个神智学学会,库姆作讲演时,付费的听讲人数一次就达到 1 200 人。

库姆的学术专著也很著名,他那部《人的构成》首次出现于 1827年,到 1838 年,此专著在英国与美国共销售了七万册,在停版前销售量达十万册之多。

库姆甚至被英国皇家家族请去做咨询,艾伯特公子要求库姆检查一下他的儿子,因为这位年轻的威尔斯亲王似乎患有学习迟钝症。库姆曾经评价过维多利亚女王,他在一个歌剧院里远距离看到她,注意她有宽广的前额。他认为这保证英国老百姓有一个具有坚定个性的领导人物。库姆用一种外交口吻说,女王颅骨的特征与她具有强自我控制力和人道的政治原则相适应。至少可以说,库姆既是一名有成就的神智学家,还是一个比较狡猾的政治家。

## 六、大西洋彼岸的神智学

神智学不仅在欧洲流行,在大西洋彼岸也有加尔、施普尔茨海姆、库姆提出的建议和思想。三位美国人——沃伦(Warren)、贝尔(Bell)和考德威尔(Caldwell)都访问过欧洲,而且听过神智学讲演。回美国后,在1822年自己的讲演中他们传播了这个思想,并且写书、写文章。

沃伦在哈佛大学扩展他的研究计划,研究不同动物的颅骨和动物行为特征的关联。考德威尔和贝尔搞了一个中央神智学学会,这是美国类似学会中的最早的一个,出版了第一本美国神智学教科书。

1832年夏,施普尔茨海姆访问美国,企图重振神智学,这时候神智学正在走下坡路,而且他也想研究年轻共和国的土著和市民。1832年8月他来到波士顿,本希望在那里做两个系列报告,很不幸他病了,并在他讲演完成前去世。按照他的遗愿,他的头颅被拿下来送到哈佛医学院进行研究。沃伦为施普尔茨海姆做了尸体解剖。

1838年至1840年,库姆也有一次美国之行,他分别见到了三位美国总统,但是他的主题已经不新鲜了,听众中医生很少。

反映这种情绪变化的是美国的神智学杂志,它在库姆访美那年发刊,作为一本专业期刊印数严重下跌,原来活跃的波士顿神智学学会关门了。到1840年,神智学作为一门科学正式死亡,留下来仅是一种娱乐笑谈或命运猜测,给普通老百姓留一些谈话资料而已。

## 七、对神智学的批评

在发展高峰期,加尔所建议的系统以及他的原则在全世界许多地方都受欢迎。有一位历史学家曾说,没有一个科学的发现,除达尔文主义及弗洛伊德心理学之外,曾经引起如此广泛及直接的社会兴趣。神智学的优点就是通俗易懂、容易激动人、比较实用。

但是正当不少人受到神智学逻辑的鼓动,也受到那种美丽辞藻、科学而仔细的测量方法影响的时候,科学界许多成员很快提出另一种看法,华盛顿的休厄尔(Sewall)教授完全摒弃测量学作为了解脑生理的方法,并指出:脑损伤对脑能力的影响,很少与神智学相符合。他争辩道:完全不可能通过头颅测量了解脑。

神智学在法国也遭到强烈反对,加尔的理论被拿破仑及法国科学界看作为对法国文化的打击,琼·皮埃尔·弗户朗(Jean Pierre Flourens, 1794—1867)是加尔最强有力的科学对手。1822年,弗户朗受法国科学院的委派检验加尔的理论,他做了无数次动物(鸟类)脑损伤及刺激实验,他所获结果的信息非常清楚,根据实验结果弗户朗声称,加尔关于皮层器官的观点是完全错误的,脑的所有部分都负责智慧、随意动作和知觉,当一个皮层功能受影响时,其他的皮层功能也一起受影响,当一个功能恢复时,其他的功能也一起恢复。

弗户朗把他自己的这些实验结果及发现写进他的专著,著述第一次印刷是1824年。多年后弗户朗又发表一篇文章《考察神智学》,对自己的观点进行了概括。在这篇文章中他悲叹:笛卡儿走了,他死在瑞典;但加尔来了,他统治了法国。

弗户朗未能发现大脑皮层不同部分的损伤或不同量的脑被损伤后会出现不同的行为变化,部分地是由于他的许多工作是用动物做的,而所用动物的大脑半球都是很不发达的,如鸡、鸭、鸽子、青蛙等。在加尔和他的支持者看来,用鸟类和两栖类的结果来一般地推导、解释人脑的情况是可悲的。还有,弗户朗考察的行为,仅是睡眠、觉醒、运动,吃、饮能力等的变化,比较一般而不够特殊。

　　神智学的赞成者和反对者之间的论争并不集中在新的实验发现上,弗户朗称加尔是一个"疯子",是"超越理性而悲剧性地收集相当大量颅骨的人",是一个"可怕的人",等等。弗户朗在一些情绪化方面的表述是成功的,特别是对那些不了解加尔的人。为了增加对加尔的恶感,弗户朗把一些话加进他的《考察神智学》文章之中。例如1802年在给居里叶的一封信中他说:

　　　　有一段时期,维也纳人都担心自己头颅的去处,人死后将会增加加尔小房间里面的收藏品。加尔宣称,他急于要得到特殊人物的头颅,例如那些有巨大能力或天才人的头颅,这就是恐惧的来源。更多的人考虑到他可能是医生关心的对象,设想他的头是医生想要的标本,因为标本对于加尔的实验非常重要。有一位年老的帝国图书馆馆员,特别在他的遗嘱里面提出,要从加尔的刀子底下保留他的颅骨。

　　　　为了降低施普尔茨海姆的科学声誉,弗户朗记录了下面的故事。"著名生理学家马让迪(Magendie),他以敬意保存了拉普拉斯(Laplace)的脑,拉普拉斯是领导法国自然科学家的一位伟大人物。为了检验神智学的正确性,施普尔茨海姆非常自然地希望看一看拉普拉斯的脑。但马让迪故意不显示拉普拉斯的脑,而显示一个近乎白痴人的脑。施普尔茨海姆看到这个脑之后,他称赞这个白痴的脑特别好,正像他要赞美拉普拉斯一样。"

　　神智学反对者的观点也在英国传播,1815年在爱丁堡有一个不具名作者在他论文第一页中加进去这样一句话:"我们把两个现代巡回学派的整个学说,包括解剖学的、生理学的以及生理学测量的,看作为彻头彻尾的欺骗行为。"

　　这位作者在第41页泛黄的纸上以一句冗长的句子结束:"加尔和施普尔茨海姆医生的著作对我们的知识没有增加一点事实,不论是人的结构或功能,他们的著作包含大量的错误,有许多没有能力、不好的描写,毫无意义的圣经引用。毫无疑问,在诚实和聪明、智慧的人看来,这是真正的无知、伪善和经验主义表现。"

　　在爱丁堡评论之后,另有几名英国学者也发起批评,评价里面有的说这些只是泡沫和无知,是对良知、自然规律和科学事实的侵犯。他们说加尔等是一群白痴,神智学家们更是傻瓜。总之,在他们看来神智学与愚蠢是同义的。

　　许多政治家、作家、艺术家越来越多地对神智学作出负面反应,像潮水一样的批评、讽刺神智学,把它看成为一种最不好的学问。也有人在杂志上写诗讥讽施普尔茨海姆。

　　但神智学也受到一些大文豪的嘉许,包括法国小说家巴尔扎克及福禄贝尔,英国小说家艾略特、布郎蒂,美国小说家惠特曼和诗人爱伦坡等,但批评的意见还是占了上风。

## 八、加尔的历史地位

　　加尔逝世后近 100 年,1923 年澳大利亚人史密斯(Smith)在爱丁堡大学发表演讲,他是 20 世纪早期的解剖学杰出代表,他赞扬加尔说:时间已经到来,我们应对加尔有一个公正、正确的评价,加尔起了重要的作用。

　　加尔对于中枢神经系统解剖的贡献非常深远而重要,加尔的解剖学成就是非凡的,但他最重要的贡献应该是提出皮层功能的定位。他与后面将要提到的斯韦德堡(Swedenborg)不一样,斯韦德堡的神经学在他活着的时候基本上不为人所知。加尔是作出强硬表述的第一位科学家,他在社会中公然宣称,有一个特异的脑的器官。虽然他被人家嘲笑,许多科学家讲他的头颅测量法不好,但是他的工作迫使人们来考虑这样的可能性,即大脑皮层可能是由一系列不同功能的器官组成的。这种观点从 1800 年代早期开始一直持续到现在。

　　不幸的是,加尔太偏向于为自己的理论收集材料而不怀疑自己,施普尔茨海姆及其他追随者也同样如此。他们相信新的学说,但他们仅仅寻找符合于他们理论的一些例子,每个新例子又进一步强化了他们的理论；与此同时，加尔和他的追随者又急于抛弃一些材料，因为这些材料不符合他们的理论。对于为什么一个人显示一种特定的颅骨特征，他们缺少预见，例如为什么一个人显示了很大的才能，但是并没有显示"正确的"脑的隆起。

他们抛弃证据的例子很多。例如拿破仑的右侧颅骨，在这位皇帝死后几小时，看到他前额造型非常小，他的数字的"器官"也很小。这两个特征完全与拿破仑的个性特征不相符，神智学家们开始认为模型做得不好，他们又认为如果看一看左侧颅骨，可能会更加符合拿破仑的个性。另一个例子是笛卡儿的脑，他的前额也很小，这应该是代表发育比较不好的器官。施普尔茨海姆本人对这位著名哲学家的头颅是这样看的，他说：笛卡儿不像是一般人所想象的大思想家。于是弗户朗批评说：考察神智学，对神智学最大的批评就是笛卡儿的例子。

如果加尔和施普尔茨海姆更客观一些，他们收集材料时更注意脑损伤的效果，他们可能还能够看到他们的定位观点是合理的。可惜他们收集材料的方法和头颅测量的假说都是错的，他们所采用的标准都不符合于现在科学家的要求。

今天我们可以这样认为：加尔有正确的关于皮层定位的观点，但是他被错误的方法学迷失了方向；相反，弗户朗有好的方法，但是他做出了错误的结论。这两个人都是脑研究的重要先驱，但他俩在另一面都是盲的。

对于神智学的偏爱是如此地强有力，在弗户朗批评加尔的系统以后，用脑损伤病人或者脑损伤动物来为脑功能定位作论据，成为许多科学家在几十年中所做的事。我们看到，有特异的脑功能区，这个基本看法事实上一直在传播着，至少在巴黎如此，1825年布约用临床病例又提出了皮层定位的观点。

## 九、斯韦德堡的世界

当巴赫和汉德尔在写音乐乐谱时，当伏尔泰在写剧本时，科学家们似乎感到没有什么好写的。只有一个人与众不同，在他的眼里，大脑皮层的不同部分调控不同的功能。这个人就是斯韦德堡,他是一个奇才,但在医学学术圈子里他基本上不为人所知。

埃马努埃尔·斯韦德堡(Emanuel Swedenborg,1688—1772)生于瑞典,外表英俊,有超人的能力和充沛的能量。他在乌普萨拉(Uppsala)大学学数学,非常佩服牛顿,希望跟着他的足迹前进。他曾做过飞船机械的计划、潜水艇的图案,在他于1736年转向生命科学之前,已是一名数学、天文学、采矿学的权威。

当斯韦德堡决定研究解剖医学以后,他就离开了自己在瑞典指导开矿的岗位,出访法国、意大利和荷兰的医学中心,学习了很多关于神经系统的知识。他的想法是,学了脑的知识,就可以对躯体和灵魂的关系有更好了解。

斯韦德堡认为,单依靠他自己的解剖研究是不够的,他希望把他人的成就综合起来成为新观念,从而作出贡献。他停止自己做实验,认为这会限制人的认识,他把引人注意的每一个事实都摆到自己前面,然后好好地思考并进行合理分析。

斯韦德堡同意威利斯及其他同时代人的观点,认为大脑一定是与思想、判断、意愿等这些神智过程有关。比较解剖学和病理学的材料也使得这点越来越清楚。在1740年至1745年间,他把这一概念大大向前推进,他写道:不同人体功能一定是由大脑皮层的不同部分代理的。这个观点在威利斯的著作里是找不到的,他的思想远远超前于任何同时代人。他认为,以特异脑区来解释特异功能,这种看法是最好不过的了。用斯泰诺的话来说,我们不要把我们听到的和看到的混起来,我们也不要把我们嘴巴尝到的和手碰到的混起来。皮层的定位可能是唯一的解释,为什么当部分大脑受损伤时,高级功能如记忆、认知、知觉等会受不同影响呢? 这也只有用大脑的功能定位才能解释。

1745年,斯韦德堡把肌肉的调控定位在大脑额叶的后部,在他的描写中,脚部肌肉受上部脑回的调控,身体中部的肌肉受中部脑回的调控,而头部和颈部肌肉受下部脑回的调控。他甚至提出,运动皮层是为随意运动而设的,习惯性动作一定是由更原始的运动调控中枢所实现的,例如纹状体、小脑和脊髓。虽然他所提到的几个脑回的范围,较我们现在所知的运动皮层的区域要大,但他描的图还是相当准确的。他关于随意运动的皮层定位,以及上肢运动代理区位于脑回下部的看法等结论,一直要等到19世纪70年代才在实验上得到证明。

斯韦德堡远远超越了他的时代,他把额叶和智慧功能联系在一起,他写道:

> 如果前部脑受伤,内感觉,即想象、记忆、思想就受到影响,意愿减弱,决定能力变得迟钝;如果损伤在后半部大脑,情况就不是这样。

他关于大脑皮层组构的描述如此准确,那么,为什么他的名字在现代脑科学教科书里很少出现? 回答这个问题颇为复杂,他的工作发表于1740年到1741年之间,但没有出专著,因此从来没有引起医学社会的注意。此外,他的书多是宗教性质的,而不是科学性质的。

更不幸的是,斯韦德堡的脑著作一直等到1868年才被发现,而且还要再过几十年才被翻译过来。他所表述的思想本应可以使他在脑科学家里面非常有名,但因为这些材料长期以来不为人所知,因此他的著作对于大脑皮层定位学说的发展没有任何影响。他的皮层功能定位观点本来也可能使更多人知道,但他没有大学教席职位,做科学的时间又短,他仅满足于做一名非专业的研究工作者。

1744年斯韦德堡开始经历魔幻般的视觉,他说他可以与死者对话。他致力于解释基督教,重新写《圣经》,他逃到伦敦,在那里以赤贫去世。1784年,即他去世后12年,他的新耶路撒冷教堂在伦敦奠基。

**参考文献:**

Finger S. 2000
Gross CG. 1999
Marshall. LH, Magoun HW. 1998

# 第8章 白洛嘉:临床研究确定
# 大脑皮层语言区和优势半球

白洛嘉根据临床病例研究,发现了人类左侧额叶有一个管理语言的区,后人称之为运动语言区。白洛嘉是受了加尔的影响而做这一临床研究的。从此,大脑皮层功能定位的观点就被接受了,对后世影响深远。

## 一、脑功能定位的先驱——布约

1800年代,神智学引发了科学界的相当兴趣,但许多科学家及临床医生却躲开它。许多人认为,加尔的头颅测量法不怎么好,皮层定位观点也没有什么好;但也有些人想法比较开放,他们虽然拒绝加尔的颅骨隆起系统,但仍然考虑一个问题,即大脑皮层可能是由不同功能的区域组成的。如果加尔那种测量天才的或者生理缺陷人的颅骨的方法不怎么好,是不是可以用其他方法寻找脑功能定位的证据呢? 答案是,研究脑损伤病人也许是一个办法,于是从神智学转向了病理学。临床学家更有兴趣于某些脑功能,特别使他们感兴趣的是人的高级脑力功能,这些功能中有一项进入了他们的视野——说话和语言。

琼·巴普蒂斯特·布约(Jean-Baptist Bouillaud, 1796—1875)是大脑皮层语言定位的热情支持者,他是内科专家,1823年获得医学学位,以后选入法国医学科学院,成为当时著名的巴黎医学院的临床医学系主任,后来是巴黎医学院院长,医学科学院的主席,他思想活跃,不害怕支持少数人的观点。他认为,疾病可看作是自然的一个实验,人们可以利用它揭示重要的生理秘密。他很看重临床检查,特别是尸体解剖。他不满足于报道单个病例,而分析了大量脑损伤病人的资料。他及同时代人运用大量临床资料,显示这种方法的可靠性。很多人认为,这种研究策略对于临床研究很重要,吸引了许多支持者。

1825 年布约发表一项工作,描写了丧失文字交往能力的脑损伤病人。这种病人,语言丧失是唯一脑力症状,男、女均有,某些病人舌头是能够动的,这个现象提示,语言可能在脑内有单独的位置。在为病人作病理解剖后他结论说,语言一定是前脑叶的一个功能,恰如加尔在多少年前提出的那样。

布约曾经假定:脑内有两个不同的语言区,一个是智能的,它为了语言的记忆,是语言的执行器官,位于前部大脑皮层;另一个位于其下的白质,它是为了产生讲话所需的运动。

前脑损伤后的语言丧失成为布约许多著作的中心问题,在以后数十年中,他引用一个又一个病例反复地论证自己的基本看法,除了正面病例,他也引用负面病例来支持自己的理论,例如一些有正常语言功能但有脑损伤的个体,损伤并未波及脑前部。

布约是一名勤恳的研究者,且非常正直,所有知道他的人都这样认为,他讲的脑功能的定位,乍听起来像一个神智学者。

另一方面,医学文献中充斥的材料都认为病人虽有脑前叶损伤,但仍会讲话。其实这是因为没有认识到大脑优势的问题,也就是左半球对语言更加重要的问题。其实布约自己的材料也可以说明这个特异化,例如 1825 年,73% 左半球的脑损伤病例有语言缺损,而右脑缺损的只有 29% 的人有语言缺损。他当时是集中分析脑的前部与后部的差别,而没有心思来分析左边脑和右边脑的区别。另一个问题是,许多临床学家碰到一些前叶未受损伤但有语言的问题的病人,例如 1840 年就讨论过 14 例语言丧失而前叶未损伤的病例。

　　布约关于脑功能定位的意见有相当分量,特别在法国。布约也不是一位容易被有力反对者的意见压下去的人,他提供更多的病例材料,把语言和脑前叶损伤联系起来。在法国科学院内,为此曾进行过热烈的争辩,争论引导他作出一个可能在脑科学历史上最有名的打赌。19世纪40年代后期他曾宣称,他将会发一笔相当大的奖金给任何人,只要这个人能提供一个脑前叶损伤而其语言不受影响的病例。几年后,布约的奖金给了一名外科学家韦尔波(Velpeau),韦尔波在1843年提供一个病例,病人66岁,大脑有大肿瘤,肿瘤占领了左、右脑的前叶,但病人不仅能够流畅地讲话,而且还是一个多嘴的人。韦尔波获得了奖金,但实际上他不应该得这个奖金,因为这位病人的额叶还保留了很多。

　　在定位学说的代表人物中有一位年轻人,布约的女婿奥贝坦(Aubertin),他是医院的临床主治,布约的左右手,他引用一些文献病例,显示语言功能在脑前叶。在1861年4月一次报告会上,奥贝坦描述了一个病例,此人开枪击中自己的头部,使脑部暴露。在一段时间里,这个将死的人似乎还会讲话,也有智能。奥贝坦认为,这是一个理想的神经病学实验对象。奥贝坦告诉听众,当他轻轻压迫病人暴露大脑皮层前部时发生了什么事情,奥贝坦说:

　　　　把压舌板摆到大脑前叶,并轻轻地压迫时,病人的讲话突然停止了;如果病人正在讲话,讲话就中断下来。去掉压迫,语言功能就很快恢复。

　　奥贝坦也承认某些前叶损伤的病人还可以有正常的语言,他认为这是可能的,因为并非全部前部皮层都参与语言功能,况且损伤后脑的另一侧有能力来代偿语言的能力。因此他认为,只有双侧前额叶大面积损伤而语言还能保留下来,才能迫使他重新考虑他们的理论。

　　虽然有很多证据,有不少学者支持脑功能定位的理论,但也仍然有许多学者感到难以接受，脑功能定位问题引起学术界的广泛争议。

## 二、白洛嘉其人

泡尔·白洛嘉（Paul Broca，1824—1888）出生于靠近法国波尔多（Bordeaux）的一个小镇，他父亲曾服务于军队外科，也参加过瓦特

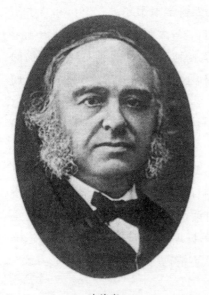

白洛嘉

洛（Waterloo）战役，白洛嘉沿着他父亲的足迹选择医学，来到巴黎，在那里学习医学，于1848年获医学学位。

白洛嘉是一位在语言、油画、音乐方面都有才能的外科医生，在很短时间里，成为法国科学界一位受人尊敬的人。他证明癌细胞可通过血液扩散，发现肌营养不良疾病及佝偻病。白洛嘉的早期病理学发现支持他的强烈信念：实验室工作一定要和临床联系起来。他获得了巴黎医学系几个非常好的职位。

那时，科学团体在巴黎很普遍，在科学社会里，各种观点都可以提出来，可以争论。1847年白洛嘉参加了解剖学会，几年后他又成为外科学会会员，但他不满足于每星期花几个下午时间参加会议。白洛嘉创建了世界上第一个人类学会，他是1859年成立的这个学会的年轻秘书。在人类学会里，科学家们试图寻找脑的大小、形状和组构的差别与性别、社会种族不平等的关系。1861年3月白洛嘉在这个学会上宣读了关于脑大小与智力关系的论文，他越想问题越多，他不愿意接受这样一种观点，认为大脑皮层的所有部分都是以同一方式工作的。

虽然还需要有更多的研究,但白洛嘉感到脑功能定位的看法确有许多临床事实的支撑,如前面讲过的奥贝坦所提供的材料。此外,他自己的显微镜研究也发现,大脑皮层不同区的细胞是有区别的,这也提示功能上的差别。第三方面的考虑是,定位看法与比较解剖学证据是一致的,比较不同种动物的大脑,提示额叶大小与智力应该是有关系的。白洛嘉越来越多地倾向于定位学者的观点。

白洛嘉的新教徒信仰使他一生在以天主教为主导的法国处于少数派的地位,他在政治和科学方面要求更多自由。在学术界,他选择一个可以考虑到前景的问题进行分析。他小心翼翼地接近语言和额叶皮层问题。他总是严谨地处理复杂问题,往往先安静地沉思,一旦有把握时,就会变得充满活力,激情地说出自己的信念所在。

## 三、失语症病例唐(Tan)先生

1861 年 4 月 12 日,主张定位观点的奥贝坦在人类学会搅起了一阵争论之后的第 8 天,51 岁的男病人莱沃尔涅(Leborgne)来到巴黎一家医院的白洛嘉外科诊所。病人患有癫痫,31 岁时住过院,以后丧失讲话能力,他右侧身体偏瘫,感觉丧失,语言受损已十年,病人现在面对着蜂窝织炎、右腿坏疽等问题。

预计莱沃尔涅不可能活得太久,白洛嘉希望从这个病人的大脑皮层来看看功能定位问题,他邀请奥贝坦一起来检查这位行将死亡的病人,因为奥贝坦在几天前就宣布过,如果能够找出一个病例,这个病人有很好的、特征化的失语症状,而同时前部大脑皮层没有损害,他将放弃原来定位的观点。请奥贝坦来一起看看,这个病人会是这样一个病例吗?

如所预料,莱沃尔涅在一星期后就死了,为他进行了尸体解剖。在病人脑中发现有一个慢性、进行性的软化部位,其中心位置在左侧大脑半球的第三额回。一天后,白洛嘉把病人的脑标本拿到人类学会,作了简短的陈述,讲了病人语言能力损失的情况,他允诺很快要给出一个更详细的报告。

　　没有食言,四个月后白洛嘉把病例的详细描写送到解剖学会,他描写了病人的癫痫及以后的语言丧失,描写了他的右侧偏瘫,描写了病理变化的位置,病变可能从第三额回扩展到脑的其他部分。

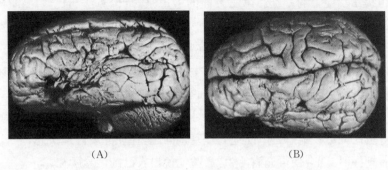

　　　　　　(A)　　　　　　　　　　　　　　　　(B)

白洛嘉的病人——唐先生的脑,显示左侧额叶有病变
(A)从侧面看,(B)从背面看。

　　白洛嘉把莱沃尔涅的不能够讲话定名为失语症(aphemia)。他把这种病症与不能够听到或者理解文字区别开来,也与嘴巴运动麻痹因此不能讲话区别开来,他坚定地把自己归属于定位学派,他祝贺布约,因为他那令人称赞的、相当多的临床证据支持了前脑回在流畅语言中的作用。白洛嘉也提到支持布约立场的其女婿奥贝坦。

　　听众热情接受白洛嘉的报告,从此,这个病例成为脑科学历史中的一个转折点。他们还给莱沃尔涅起了一个绰号——唐,因为病人讲自己名字时,他只会发出这种声音"唐"。这个标志性的病例促使许多有知识的人接受原来他们称之为神秘不可测的问题,也就是皮层功能定位问题。

　　为什么白洛嘉的这个病例对于神经学的思考产生那么巨大的影响? 为什么白洛嘉的前驱如奥贝坦及布约两人未能引起更大的反响,虽然他们报道了那么多病例? 没有一个简单的回答,看起来似乎是:唐的材料比较过硬,时代精神也在改变。

　　首先,白洛嘉提供了比其他病例更多的详尽信息,唐有详细的病史,有重点的讲话失语,而不是讲话的缺陷;还有,找到了脑功能的正确的位点。正因为这样,唐的许多重要事实就被摆到了台面上。

第二,白洛嘉在这条路上继续往前走,因为神智学阴灵仍然回荡在科学殿堂,白洛嘉显示唐的语言区同神智学家所建议的额叶定位是不同的。加尔把语言定位于眼眶的后面,而白洛嘉则指向第三额回,比加尔的要靠后不少。

第三,时代精神有所改变,自从加尔和施普尔茨海姆去世以后,科学界更愿意区别两种不同的观念:一种是加尔的、不太受严格支持的颅骨隆起的观念;另一种是新的、以神经病学为基础的皮层功能定位的观念。

第四,使白洛嘉的论文能成为一个标志,与他自己的声誉以及可靠的工作有关。到 1861 年,他已经被承认是一位受人高度尊敬的科学家,著名的外科医生,科学学会的奠基人,他也是一个有很好脑筋、会仔细思考的人。这种人,往往只有在有了相当把握后他才会出来讲,因此,当白洛嘉走上讲台来支持脑功能定位的观点时,时机已经成熟了,他非常神奇地掌握了听众。

白洛嘉不仅提出了有一个发音的皮层中枢位于额叶,他还提出额叶可能具有其他执行功能,包括判断、反思、抽象等。事实上在唐的最后岁月,当病变扩展到额叶许多部位时,他也显示了智慧丧失的征象。

## 四、特异的左侧大脑半球

唐死后几个月,白洛嘉又提供了另一个老年病例勒隆(Lelong),他丧失流畅讲话能力,死于中风。大概在送到白洛嘉外科诊所前几个月,检查时发现他仅能讲几个简单的字,如:是,不是,常常等。

因为勒隆仍然有良好的综合领会能力,因此白洛嘉结论说,病人的智慧并未严重受损,加之他的嘴巴并不麻痹,因而他的语言缺损与运动无关。总之,勒隆和唐一样,显示了脑功能的一个高级缺损,他不能够用文字和语言与人有效地交往。

勒隆死后检查了他的脑子，发现他左侧额叶后部有一个局限的损伤，与唐的脑损伤相比较，看起来勒隆的比较单纯，而且部位比较肯定，白洛嘉再次确认这个定位。

在唐和勒隆病例以后，其他语言丧失病例也进入白洛嘉的视野，白洛嘉一共搜集到 8 个病例。以后在法文中，这个病很快就用失语症（aphasia）来描述。白洛嘉惊异地发现，所有病变都在左侧大脑半球，他可以告诉人类学会成员的就是这样一点，这真是一个不同寻常的发现，但他认为需要更多的病例，然后才能够作出一种肯定的、左右半球是有区别的表述，因为这完全是出人意料的现象。

白洛嘉看到，更多失语症病例的病变都在左大脑半球，有一种看法认为这仅仅是机遇，但当病例数目增加时，新病例显示：如果病变在右侧，就没有语言损失。这就进一步提示左侧大脑半球一定是特异的。

白洛嘉明确地表述了一个重要思想，后来被称为大脑优势。这一论述出现在 1865 年他发表在《人类学通报》杂志的论文。他在文中提出，左侧大脑半球对语言而讲是特殊的、优势的，它发育得比右侧半球要快。白洛嘉推理说，两个大脑半球看起来是如此相似，可能并不是在内部能力有所不同，而是其中的一侧显然在语言方面超前了，对另外一侧占了优势。

五、优先权的争议

1865 年又冒出来另外两篇关于大脑优势的文章。一篇是已故的马克·达克斯（Marc Dax）的，另一篇是尚在世的他的儿子古斯塔夫·达克斯（Gustave Dax）的，他俩都来自南部法国。于是就出现了一个问题，究竟谁应该是发现大脑优势的人。

1863 年 3 月，当白洛嘉提出大脑优势可能性的时候，一个不知名的乡村医生古斯塔夫（Gustave）送一篇稿子到巴黎医学学院，古斯塔夫希望这篇文章将会显示,他去世的父亲马克(Marc)早就认识到左侧大脑半球对语言的重要性,文章也包括古斯塔夫的有关材料。古斯塔夫声称,他父亲的革命性见解早在 1836 年就已在南部法国的一个文化进展会议上宣读过,他又提供了更多病例报告支持他父亲的观点。

　　原本马克文章的主题是:即使两侧大脑半球都受到损伤,语言的缺损仅与左侧大脑半球的损伤有关。这种关联适用于不能够讲话的病人,以及那种虽然能流畅讲话但不能够运用正确文字的病人。从法文翻译过来以后,马克 1836 年文章的题目是:左侧半球脑损伤伴随着忘掉思维的表征。①

　　马克的认识是基于大量病人的症状,某些病人有头颅创伤,另一些患中风或脑肿瘤。20 年间他从医学文献汇集了 40 个病例,有 40 个左右则来自他自己的临床经验。他并没有提供病理解剖材料,也没有解释为什么一侧大脑半球比另一侧更重要。然而,他很可能是认识到大脑半球优势的第一人,而他的儿子则是第二人。

　　但有没有证据可以支持古斯塔夫的声明呢? 当地新闻报纸曾经公布那次参加会议人员的名单,但没有提到他父亲的那篇文章;根据白洛嘉的请求,这个小城镇的图书馆员访问了曾经参加这个集会的 20 位医生,但没有一个人能够回忆起来有那样的文章。所以白洛嘉的看法是,马克认识到左侧半球对于语言的重要性可能比他早,但那个时候马克还没有这样的勇气,提出他自己的惊人发现,公之于众。

　　白洛嘉是否知道达克斯父子的情况和确切日期,可能永远不会知道。历史学家所知道的只有三件事:第一,在达克斯稿子送达巴黎后 10 天,白洛嘉表达了对他自己 8 个病例损伤位置的重视,讲了 8 个病例都在左侧脑的问题。第二,古斯塔夫的冗长文章,包括他父亲的富有见解的备忘录,立即被送到一个经过选择的、医学科学院的委

---

① 思维的表征意即语言。

员会按照规则做秘密评阅、进行评论。但古斯塔夫 1863 年的文件却很快被发表，标题很长，"似乎证明语言紊乱同脑的左侧半球损伤有关的观察"，这里透露出了整个故事。早在评论小组于 1864 年末最后向学会提供报告之前，有关秘密材料的细节被泄漏出来。第三，当白洛嘉 1865 年发表他著名的关于大脑半球优势文章时，他对这个现象的描述不再带有试探性口吻。

某些公正的白洛嘉同时代人认为，应该承认达克斯和白洛嘉两人都认识了大脑的优势问题，大脑的特异化开始是与两个人的名字联系在一起的。但随着时间的推移，达克斯的名字逐渐被淡忘，于是加深了这样的印象，似乎大脑半球优势最早是白洛嘉所发现的。

并不令人奇怪的是，这种不公平使得年轻的乡村医生古斯塔夫血压升高，他为他父亲的优先权而战斗，也为他自己的名誉而战斗，一直到死。除了他是第二个认识到大脑半球优势的人，古斯塔夫声称，他父亲是第一个认识左侧颞叶对语言特别重要的人。

经过若干年的不关心之后，今天，达克斯和古斯塔夫的思维亮点仍然得到人们的承认，历史学家感到 19 世纪的这两位探险家在科学圈子里应该有一定的重要地位。

## 六、由大脑半球优势引出来的问题

在 1863 年关于大脑优势的文章中，白洛嘉被迫谈论到某些例外，即构成发音语言中枢的位置不是位于左侧大脑半球额叶第三回。例如，巴黎近郊医院中的一个癫痫女性的尸体解剖显示，这位妇女生来就没有白洛嘉那个关键的区，然而，她能够读、讲，表达思维亦无困难。对此，白洛嘉的解释是，她健康的右侧半球已经代替了她那退化了的左侧大脑半球。白洛嘉还假定，少量健康人可能生来就是右脑的。

白洛嘉接着向自己提出同样问题：如果一侧半球确实有能力来代偿另一侧的话，我们为什么看不到更多单侧损伤后的恢复？白洛嘉假定，有一个限制因素存在，因为多数失语症病人也有智力缺损，这就限制了他们重新学习的能力。

令白洛嘉感到无奈的是，医生对于失语病人无能为力。白洛嘉提议，让失语病人多讲话，用教小孩子开始学话的方法训练病人，治疗应该从用字母发音开始，以后是字句，这样，右侧半球有可能比较容易地实现那些已经损伤的对侧半球的功能。

重新教育的努力，最早曾经在1833年有所报道。一名26岁的病人有语言问题，讲话流畅但不能复述，医生第一次遇到病人，要求病人复述一句子，句子是从医院规章里面挑出来的，医生读，让病人复述，结果是乱七八糟，复述的完全是两回事。于是医生就像教小孩子讲话一样教他讲话，先重复第一个字的字母，然后另外一个字母，教育的结果很好，令人满意。

白洛嘉在1865年报告中，他试图将这种语言治疗用于他的一位病人，病人成功地重新学习了字母，而且可以读一个音节，但并不能构筑更多的音节。白洛嘉持乐观态度，他希望用更多时间来从事这种治疗，也许会得到好的结果。

白洛嘉理论的表述在他同时代人看起来似乎是合乎逻辑的。被广泛接受的观点是，右侧半球有能力来代偿左侧半球，特别是对于出生后缺陷或者孩童时期的病例。10年后，1877年巴洛在英国医学杂志上发表一个重要病例报告支持了这种可能性。此病例有一些引人注意的特征。这是一名10岁男孩，开始时患有流畅语言的丢失，也有右侧半身麻痹，10天后发现男孩能够重新清楚地讲话，完全恢复达一个月之久，三个月后病人又重新有失语症症状，讲话能力不再恢复，第二次发作后不久小孩就死了。病理解剖发现这个小孩的第三额回有钙沉积及血管阻塞，关键性特征是在左侧半球损伤后，右侧半球似乎也受了损伤。这个特点提示，右侧半球曾经接替了白洛嘉左侧半球的语言功能，但是后来右侧又损坏了，因此丧失了新形成语言的能力。

巴洛的病例被许多科学家引用作为一个佐证，脑功能可以代偿。但有人不同意这种解释，他们认为，为了全部把功能接替过去，10天时间太短了；还有，巴洛从来没有告诉读者，男孩是不是一个被强迫使用右手的人。人们怀疑，对语言来讲，这位男孩的右半球可能是领导半球。

20 世纪又发现，许多左利手人的语言功能定位在左侧半球，另有一小部分左利手人的语言功能则平均分布在左、右半球，这个现象称为混合优势。更少见的一些人则真正用右侧半球管理语言。认识到这些特点以后，科学家把左利手人群分成两类。"正常的"家族性左手优先的人，他们是遗传上注定有左半球语言定位的，而"病理性"左手优先的人，似乎是脑发育上出现了问题，因而强迫他们去使用左手。这后一类人，很有可能是依靠右侧半球或两个半球来执行语言功能，这类人群倾向于有更多的学习不能、注意缺陷以及神经疾病，包括癫痫。白洛嘉曾警告，就人的智慧而言，不要以为只要晓得手的优先就可以随便断定脑的优先。

## 七、杰克逊和右侧半球

1868 年夏天，白洛嘉经过海峡去英国的诺维奇（Norwich），应邀在英国科学协会做报告，报告他关于语言及脑的看法。那时，休林斯·杰克逊（Hughlings Jackson，1835—1911）是英国神经学会的领袖，也在这个会议上做报告。杰克逊并不太相信白洛嘉的那种看法，即认为大脑功能可以局限到这样的地步，因此这个会议被宣传为是一场辩论，辩论双方是最好的神经病学专家。

白洛嘉的报告谈到了不同形式语言的属性。杰克逊是一个腼腆害羞的人，他热烈地颂扬了白洛嘉，他不会对参加会议的贵宾进行争辩，在杰克逊看来，这位法国人是一个英雄，值得人们来称颂他那激动人心的发现。

其实在这个会议前四年，杰克逊已开始发表关于大脑功能差别的意见，他了解白洛嘉在巴黎科学会议已经讲过这个问题，白洛嘉的报告促使他考察、研究了大约 70 个具有语言缺损的病例。除一例外，所有病例的麻痹均在右侧，表明左侧半球的损伤。杰克逊的结论是:白洛嘉可能是正确的,把失语症和左侧半球损伤联系起来。

1868 年杰克逊曾写道,如果考察病人的作业,失语症病人的知觉性作业并不差。他机警地认识到这一问题,很可能这是历史上第一次,损伤右侧半球更容易影响病人的空间能力。因此他认为,语言和空间功能是由不同脑区实现的。

杰克逊的右侧半球损伤病例特别有价值,例如 1872 年他描写了一个左侧瘫痪病例,这个人视觉正常,但不能认识人,包括他自己的妻子,在认识地点和认识事物方面都有困难。

几年后,杰克逊提供了另一病例,这个人丧失了方向感觉,他写道:"她是从自己家出发走向维多利亚公园的,这只是短短一段距离,而且这条路她也是知道的,她曾很多次到这个公园去,但这一回她找不到去那儿的路,经过几次错误,她不得不问路。三个星期后她死了,尸体解剖发现在她右侧颞叶后部有一个大的肿瘤。"

杰克逊于是铸造了"不知觉"这个名词,用来描写人、对象、地点的记忆缺失,杰克逊把这种不知觉症状同右侧半球后部联系起来。在他看来,右侧半球后部的特殊性就像左侧半球前部的一样,右侧半球可能不是按照语言来思考,它的重要性在于弄清楚从一个地方到另一个地方、认清一个人,甚至穿的衣服,等等。

## 八、右侧半球脑的野性

根据临床资料,达克斯、白洛嘉、杰克逊等认识到,两个大脑半球是不相等的,同意他们的还有德国人卡尔·韦尼克(Carl Wernicke,1848—1904)。1874 年韦尼克写道:损伤左侧颞叶产生一种疾病,这种病例,其讲话是流畅的,但没有意义。这种失语症在过去被描写过无数次,但是没有把它和特定脑区联系起来。这个病现在就被称为"感觉失语症"或者"韦尼克失语症",以示对他的尊敬。

韦尼克的工作支持了一种观点,即与右侧半球比较,左侧半球更多地联系到智慧;右侧半球则被认为更多地是控制技巧,那是人和畜生都有的能力,例如定位一个对象或者找到回家的路,等等。这样一种两分法把事情简单化了,有的科学家开始认识到,有教养的是左侧半球,它是右侧半球和低级脑结构的指导者,后者如果不受控制,就会像野兽一样。

19世纪70年代曾有一个报道,史蒂文森(Stevenson)和亨利(Henley)合作写了一个剧本,剧本描写一个双重人格的人,主角是100年前生活在爱丁堡的一个真实的人,是一位受人尊敬的木匠,但在晚上他却是一个小偷。剧本的名字叫"双重生活",完成于1880年,描写的是两个互相冲突的人格在同一个个体中的表现。

这种双重脑力的看法在史蒂文森的另一部小说中表现为杰基尔(Jekyll)医生和海德(Hyde)先生的奇妙故事。受人尊敬的医生杰基尔不希望在自己的脑中有对抗的两部分相互打架,喝进一杯药后,他发现自己的一部分穿着海德先生的衣服,这个古怪样子的人较之面貌分离的杰基尔医生更加带有表达性而且很特殊,医生仍然是两个对立脑力的混合物。海德先生并不代表粗暴或贪欲,他具有原始和不受拘束的灵魂,他不能够接受某些文明社会所不允许的动作、暗示,等等。

故事创作很成功,几年内几乎每个受教育的英国人都读过这本书,至少知道这个可怕故事的来源。现在让我们分析一下杰基尔和海德的性格选择:史蒂文森显然对人道比对科学更感兴趣,他至少部分地受当时科学的影响,受人尊敬的杰基尔医生难道不就是文明左侧半球的人性化吗? 难道海德先生的道德缺陷不就是一个原始右侧半球的人性化吗?

这个故事很可能影响了某些临床医生,他们怎么来看待病例。1895年,史蒂文森的书出来以后9年,苏格兰精神病学家布鲁斯(Bruce)报告了一个病例,病人似乎有两个分别的意识:一个意识是神志错乱,讲话语无伦次,还带有方言,他不懂英文,而且有点多疑,这个人是用左手写字的;病人的另一个意识显示流畅的英文,用右手写字,用了受教育的左侧半球,而且写出来的东西是可以阅读的。当一种意识处于控制地位时，他记不得任何东西。

这两个不同意识状态，布鲁斯分别称之为威尔斯和英格兰。布鲁斯假定这是源于两个大脑半球的不同作用，更加原始的威尔斯意识状态反映右侧半球的功能，而英格兰意识状态则反映更加文明的左侧半球的作用。但是，这种意识状态的来回的转换又是怎么进行的？

两年后，布鲁斯又报告了病例 H. P. ，之后又提到另外两个精神病病例。布鲁斯注意到，两个病人都有癫痫，在一次发作后他们的个性立即发生变化。布鲁斯于是提出了他的观点，他认为，单侧发作可以麻痹一侧大脑皮层，使另一侧大脑皮层占统治地位，一直等到第一个半球恢复过来，如果发作麻痹了文明的左侧半球，那么不受教育的右侧半球可以冲出来，而且表演它野心的一面，正像受教育的杰基尔医生让位于野性的海德先生一样。

布鲁斯所表达的这种观点具有潜在的法律影响，一个右侧半球，只要它是按正常行为方式活动的，没有一个人会说野兽样的动物是犯罪，即使它偷窃或者杀害了他的猎物。不管你如何选择问题的答案，但在改革的社会环境里面，文明的百姓必须学会压抑或者改变那右侧的脑力。

## 九、教育两个大脑半球的运动

思想比较活跃的人们有越来越多的想法，低级的右侧半球是可以教育的，甚至达到与有智能的左侧半球一样。特定地说，这在生命早期是可能的，早期两侧训练可能产生一个良好、高尚智力的人，一个更加文明的人。

布朗-塞夸（Brown-Sequard）是一位接近白洛嘉和杰克逊的医生，他的观点是，现存的教育系统既不能够训练右侧半球，也不能够训练左侧半球。1870 年他说，如果多用左侧身体，那么原始的右侧半球可以得到更好发育，可以比拟于文明的左侧半球。他认为，重要之点是试图使每个儿童越早越多地使用两边身体，平衡地使用，轮流地使用，一天或者一个星期地轮流做一件事情，如写，如切东西或摆一个叉子或送汤匙到口内，等等。手、脚并用的训练也行。

　　这种看法在美国和英国的某些学校里面得到实施，形成了双手教育的社会，训练成年人，让他在同一个时间做两件事情。

　　教育两个大脑半球的运动一直持续到 20 世纪，被许多学者看成为解决右侧半球"问题"的好方法，然而，许多人尖锐批评双手训练，其中之一就是英国医生克赖顿–布朗（Crichton-Browne），他在精神病院工作，他说，双侧运动训练仅是一种时尚而已。

## 十、白洛嘉的晚年岁月

　　白洛嘉曾说，科学是挑战年轻人的，但他一直活跃到 19 世纪 70 年代，那时他已经过 50 岁了。他已经能够看到，一些分支的发展是由于他对神经病学的发现所触发的。同时，杰克逊提供了不知觉的重要病例，损伤在后右侧半球。还有就是布朗-塞夸推动双侧训练。也是在这些年月，韦尼克提出了第二个语言区，还有巴洛提醒人们注意功能恢复。

　　然而，白洛嘉没有写更多关于脑的论文。以后他更感兴趣于早期人类的遗迹，特别是在法国出土的。他也感兴趣于边缘叶，那一部分脑被认为与嗅觉有关，现在又认为对情绪是重要的。

　　1880 年白洛嘉死于心脏病，留下他的妻子和三个孩子。他是一个完善主义者，发表了 500 本书和论文。他喜欢吸烟，喜欢吃很多食物。他的去世仅仅是他被选到议会后的几个月，代表科学、医学界参加议会，这是他享受到的荣誉，而这种荣誉是他同时代人承认的。

　　白洛嘉在许多领域都是一位巨人，他对人类学作出了重要贡献，写了关于脑的许多重要解剖学论文。许多人回忆他，最主要是为了他对语言的皮层定位和对大脑半球优势的认识。在这些领域里，他作为一名敏锐的临床医生对现代神经科学产生了非常重要的作用，他的一系列原理多数是经过仔细神经病学观察以及在坚定信念指导之下形成和产生的。

**编者曰:深思熟虑、严密设计**

　　白洛嘉语言区的发现,从当时学术环境看,是脑功能定位或不定位学术争论的一个产物。毋庸讳言,白洛嘉是站在脑定位这一边的,他要为脑功能定位的看法提出确定的、有说服力的证据。当他遇到一个非常严重的病人唐的时候,他看到这可能是探索脑损伤和脑功能定位关系的良机,他的设计思想非常严密,事先找有水平的医生一起检查病人,事后又很快地做了病理解剖。此外,白洛嘉之敢于发表语言区的观点,不是基于单个病例,他积累了 8 个病例。所以我们说,白洛嘉的语言区观点的确立是他深思熟虑和严密设计的产物。

**参考文献:**

Finger S. 2000
Fulton JF. 1951
Marshall. LH, Magoun HW. 1998

# 第9章 弗里奇、希齐希、费里尔：
## 根据动物实验确定大脑皮层功能区

　　德国的弗里奇和希齐希开创了脑的动物实验研究,研究了狗大脑皮层的运动区。他们的方法是电刺激狗的大脑皮层,观察所引起的狗的动作。稍晚,英国人费里尔用基本相同的方法,把研究动物的种类扩展到灵长类,由于灵长类的研究更加接近于人类,直接为外科的手术前诊断提供了依据,费里尔不仅研究运动区,也研究感觉区,他已经注意到有一部分大脑皮层的区是静默的。

## 一、弗里奇和希齐希

　　1861 年白洛嘉在巴黎提供了临床病例唐和勒隆,说明了大脑皮层的功能定位,虽然许多临床学家接受白洛嘉的说法,但实验学家们需要有比某些孤立的临床病例更多的证据,来说明定位学说是真实可靠的。因为弗户朗的动物实验结果未能证实脑功能定位,这些"真正科学"的维持者不能完全接受改革派的观点。

　　实验学者们强调临床观察可能不十分可靠,提供的信息量不足,还需要很好控制动物实验。科学家往往把脑损伤局限于动物脑的特定范围,研究它在手术前及手术后的行为,然后再按照要求实施尸体解剖,手术后的行为缺损将可以用来表示脑功能的缺损。19 世纪的技术发展使得电刺激的应用已经毫无困难,而脑和神经已被证明是电可兴奋的,因此用电刺激脑引起动物的反应将是很好的选择,电刺激的结果可以用来表示脑功能的一系列变化。弗里奇和希齐希研究狗运动皮层时,就是这样做的,他们的工作开启了脑功能定位实验研究的先河。

### 1. 历史背景

古斯塔夫·特奥尔多·弗里奇(Gustav Theodor Fritsch, 1838—1927)和爱德华·希齐希(Eduard Hitzig, 1838—1907)都是德国人。希齐希是两人中更重要的一位,他出生于犹太人家族,居住在柏林,在维茨堡(Wurzburg)待一段时间后回到柏林,1862年获医学学位,安心医生工作。希齐希对皮层运动功能感兴趣是在19世纪60年代晚期,他注意到,刺激电流作用于人头部或耳朵后方,可以引起眼睛运动,以后在一个初步实验中,电刺激兔子,得到同样鼓舞人心的结果。弗里奇由于他在南非的人类学和地理学研究而出名,他的兴趣在于大脑的

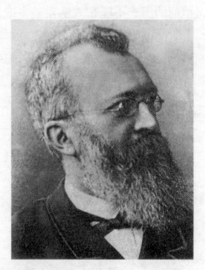

希齐希

运动功能。在丹麦战争时期,他应召去包扎伤员时,偶然刺激激动了暴露的脑,引起了受伤战士对侧身体的抽动。

　　两人都知道他们的初步观察不能够证明大脑运动区的存在,他们所用的刺激可能影响了两个与运动有关的更低级结构:小脑和胼胝体。历史上,意大利科学家罗兰多(Rolando)用电刺激动物大脑,也曾观察到动物的运动,但弗户朗不能证实这一结果,其他科学家用弱电流刺激大脑皮层,也不能引起运动。弗里奇和希齐希对这件事很小心。

　　弗里奇和希齐希并不知道斯韦德堡的看法,也没有注意到1849

年托德(Todd)的报告:电刺激兔大脑皮层,注意到兔子脸部肌肉的抽动。但托德并没有思想准备,去弄清楚这个抽动意味着什么,他仅对非常大的癫痫样发作有兴趣,而他认为癫痫不是一个皮层现象。

### 2. 狗大脑皮层运动区

正是在这样的科研背景下,弗里奇和希齐希决定联合起来研究,他们以狗为实验动物,用狗做实验而不用鸽子,本身就是一个进步。他们的工作不能在大学实验室或医院手术室进行,虽然希齐希有一个附属的生理研究所在柏林,但那里没有设备可以做哺乳类动物脑研究,他们决定在希齐希家里做实验。当希齐希夫人看到她家的一部分变成实验室时,不知道她会怎么想,我们今天只能够猜测,如果她长期地待在那里看,一定会受惊吓的。

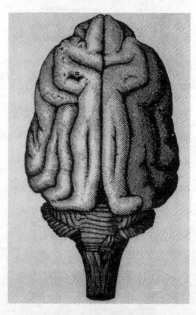

狗大脑皮层运动区实验所得到结果
刺激狗大脑皮层相应点的时候,得到了颈部(△)、前肢(十)、后肢(♯)以及面部(○)的运动。

外科手术步骤包括暴露然后电刺激大脑皮层,这两个研究者知道电流是要扩散的,因此必需用弱的电刺激。为了确定刺激强度,他们先把电极摆在自己的舌头上舔一舔,电流强度调好后再刺激脑区,在动物身上寻找能够看到的肌肉抽动,像以前弗里奇在受伤战士身上曾经看到过的那样。

最终他们发现,刺激狗前部脑的皮层区,可以导致前肢收缩,在附近又发现一个后肢的区域,以后又找到了脸部和颈部的区域,弱的电刺激在其他脑区不能够引起任何运动。

弗里奇和希齐希现在感到,

已经发现了特异的运动中枢；他们认识到，运动区是由很多小的区域合起来构成的，各小区相应于身体的不同部分。今天我们说，运动皮层是躯体定位组构的，这就是说，它是按照身体的部分来组构的。

那么，他们的前辈为什么看不到这个现象呢？有这样一种解释：运动皮层难以用手术方法暴露，显然以前的实验工作者刺激的脑区是在一个容易达到的位置，当不能成功地引起运动以后，他们就放弃了。弗里奇和希齐希不受以前理论的影响，也不顾初始的失败，继续搜寻，终于得到了成功。

弗里奇和希齐希接着要看看，如果把脑的下肢区域毁坏掉，狗是不是会发生运动障碍，他们用刀刃把左侧的某些脑区挖掉，然后观察几天。与人不一样，人会带有严重的中风或者头部损伤，这些狗并不显示严重的瘫痪，然而还是暴露出问题，即每条狗似乎显示它不能注意右侧前肢，跑的时候，它的右前肢经常会滑出来。

这些发现引导他们考虑新发现的运动皮层的功能，因为实验狗还能够很快地走路，结论是这个基本动作的神经回路一定是位于皮层之下。种种情况提示，可以被电兴奋的皮层一定是参与到一个决定高级功能的环路里面，关系到有意识、觉察到的事件，可兴奋皮层最为可能的功能就是执行随意运动。

如果白洛嘉的报告在皮层功能定位历史上可以看作为一篇重要的临床论文，那么，弗里奇和希齐希的工作应看作为重要的实验室发现。经过一系列实验，他们在 1870 年发表论文，论文得出了四个重要结论：第一，皮层定位不仅仅限于语言；第二，即使是狗，其大脑皮层也有特异化的器官；第三，大脑皮层的一部分是电可以兴奋的；第四，刺激和切除实验方法可以对脑的组构提供资料和信息。这两位德国人在他们 1870 年里程碑性论文的结束部分，鼓励其他研究者来研究皮层感觉区以及更高级的功能区。他们认为，某些心理学功能，甚至所有功能，都局限于大脑皮层中枢。

## 二、费里尔

费里尔比较全面地研究了大脑皮层的运动、感觉功能,应用了更多的测试方法,尽可能地延长手术后动物的存活时间,而且探查了包括猴在内的多种动物。由于大脑皮层功能定位实验研究的开展,还发现了与情绪、记忆、注意等有关脑区的迹象。

### 1. 费里尔其人

戴维·费里尔(David Ferrier, 1843—1928)是苏格兰人,他起先跟心理学哲学家贝恩(Bain)学习,接着有一个短时期在海德堡,1868年回苏格兰。以后他帮助莱科克(Laycock)工作,后者认为感觉和运动是脑的功能。在英国小城市做一点医生工作后,费里尔来到伦敦,他获得了国王学院医院的职位并很快得到提升,同时也在皇后广场国家医院有一个职位,这是第一所专门为神经系统疾病设立的英国医院,在那里他认识了杰克逊。

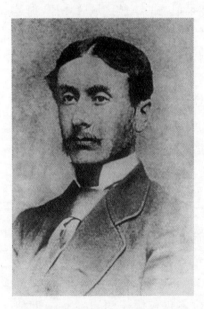

费里尔

约克郡精神病院的主管克赖顿-布朗(Critchton-Browne)是费里尔的朋友。费里尔访问克赖顿-布朗时,他的研究生活的转折点来了,他们两人迫切地希望互相见面,谈论了许多事,包括弗里奇和希齐希的工作在内,两个苏格兰人把两个德国人运动皮层的工作看成为一个里程碑和标志,认为有很多理由应该跟着前进。克赖顿-布朗告诉费里尔,他可以为费里尔提供所需要的任何条件,欢迎他来研究所做类似的实验,克赖顿-布朗希望向世界显示,一个好的脑研究工作可以在一个精神病医院里面进行。

费里尔之所以能抓住了这个机会,有两方面的原因:一是他希望检验一下杰克逊的理论,杰克逊认为癫痫发作可以发源于皮层;二是希望继续研究,期盼发现一些新的事实。

克赖顿-布朗为费里尔提供了好的实验室空间以及充足的动物,包括鸟类、荷兰猪、兔和狗。1873 年费里尔热切地开始了研究,这些研究很快使他的名字为一些科学界人物及医生们所熟悉,为动物主义的新闻记者所熟悉。他开始暴露兔、猫、狗的脑,用微弱的交变电刺激脑,他发现了比德国人报告的范围更广的脑区,运动似乎是自然的、整合的,为了达到某一目标,实验动物会走、抓握、搔、眨眼,甚至弯屈手指。

这些刺激实验支持杰克逊的皮层癫痫理论,手、腿、脸的运动可以用电刺激选定脑区加以模拟,更进一步发现,如果增加电流的强度可以诱发强的发作。

### 2. 皮层功能定位动物实验

费里尔接着研究损伤大脑皮层的效应,如同弗里奇和希齐希所做的那样,虽然他只做了少数几只动物,而且动物存活没有超过几天,他也看到了动物的运动障碍。比德国人更进一步的是,他发现在动物系列中处于位置比较高的动物(如猴)更容易受运动区损伤的影响,而低等动物(如狗、兔)则影响小一些。

从自己实验出发,费里尔同意弗里奇和希齐希的观点,认为可兴奋皮层与某种随意的、有目标的动作相关,而不同于本能的、无意识的运动动作。但费里尔和德国人又有不同,他认为:第一,运动皮层是一个严格的运动器官,而相反,柏林实验者却把从肌肉来的感觉反馈也摆到里面去,认为运动皮层可能既有感觉又有运动功能;第二,没有理由把"灵魂"拉到问题里面来,去解释为什么可兴奋皮层可以实现随意运动。

费里尔同弗里奇、希齐希还有一个显著的不同,他不仅研究运动,还研究皮层的感觉功能(见后)。

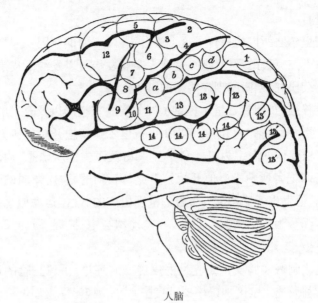

人脑

费里尔把他刺激猴脑所得到的结果，相应地画到人脑上面的制图。

### 3. 对杰克逊癫痫的解释

在克赖顿-布朗研究所工作开始不久，费里尔就申请到皇家学会的一个基金，可用于研究猴。1873年底之前，他忙碌地收集灵长类动物的材料，研究目的是希望显示猴子身上的实验研究将对人类提供更多的信息。以后的实验研究表明他获得相当的成功。

费里尔比较了猴子和狗的实验结果，1874年把它呈交给皇家学会，但他碰到了问题，当他试图在一本学术杂志发表他的材料时，审稿人认为，他没有恰当地提到弗里奇和希齐希的先驱性的工作。虽然费里尔作了某些的修改，但论文仍被认为不能被接受。于是他作出决定，论文中去除所有关于狗的实验，不更多地去讲两个柏林人关于狗的工作，他情愿把自己的工作局限于描写猴子的结果。费里尔的结果支持杰克逊关于癫痫发作引起不随意运动的设想，他认为杰克逊的看法是完美无缺的。他又认为，弗里奇和希齐希1870年的文章应该引用杰克逊的结果，费里尔现在不引用德国人的文章，这样才可以把两者摆平。

杰克逊关于运动皮层的看法来源于他早期的对癫痫的兴趣。1861年,他提供了第一个关于癫痫发作的报告,癫痫发作引起不随意运动,而且仅在身体的一侧。以后,杰克逊转到国家医院,他有更多机会研究脑梅毒的抽搐病人。他观察到,发作倾向于在身体表面,发作以一个可预计的路线前进,例如从脚开始抽搐,先扩展到腿,到身体,然后到上肢,最后影响到头和脸部;相反,那些从手发起的抽搐,上升到手臂然后扩展到脸部和髋关节,最后影响到腿,脚趾。

长期以来,杰克逊认为,癫痫运动是由皮层下所指挥的,然而当他继续研究病人的情况,尤其在看过尸体解剖以后,他认识到大脑皮层一定在癫痫发作中起了重要作用。

1870年杰克逊写道,大脑皮层的脑区按照躯体的各部分组构起来这种想法,可以最好地解释为什么癫痫病人的发作是按照一定路线扩展的,这也是一个最好的说明,为什么小的皮层损伤能够影响身体的某一部分,而不是另外一部分。杰克逊然后正确地归纳:控制身体右侧的运动皮层可能更靠近白洛嘉的左侧大脑半球的语言区。有鉴于此,他解释为什么经常是右侧身体有癫痫发作的人语言会经常中断,以及为什么白洛嘉的失语症常常伴随右半侧身体的偏瘫。

当费里尔意识到两个柏林人实际上从来没有小看杰克逊,他和德国同行间的冷冰冰状态才慢慢复苏,根据一切证据来看,当他们写那篇标志性文章时,他们并不了解杰克逊的观点,正如他们不知道斯韦德堡的观点一样,因此费里尔慢慢地开始对德国同行以更多尊重,尊重他们的先驱性工作。

### 4. 与戈尔茨的争论

第七届国际医学会议1881年夏在伦敦举行,有超过12万人参加这个盛会,来人中有欧洲的科学家、医生以及国王派遣的人。火车和轮船安排了特殊的旅游线路,有宴会,有集会。一个巨大的招待会在水晶宫举行,火熘照耀下出现三个人的肖像:英国的佩吉特

(Paget)、德国的朗根贝克(Langenbeck)和法国的沙尔科(Charcot)，这些都是当时的医学界的巨头。一枚维多利亚女王和希波克拉底的纪念章作为会议的特殊纪念品送给每一位与会者。

大会的分会场超过100个，每个分会各有几个报告人，生理学分会的报告会在8月4日早晨举行，对脑生理学持相反观点的两个科学家被安排来报告他们的实验发现及理论。

47岁的戈尔茨(Goltz)是德国生理学家，他对于把大脑皮层看成一个特殊器官持质疑态度，这位报告人体格魁梧，蓄着胡须，是一位极具吸引力的科学家；另一位生理学家是38岁的费里尔，他持有与戈尔茨不一样的意见，他认为大脑皮层有特异的感觉和运动功能脑区。

生理学分会场设在皇家研究所，听众如期到达。先由戈尔茨作报告，他告诉听众，他做了许多狗的实验，损坏了大片的大脑皮层。他报告说，有大片皮层损伤的狗虽然变得有点痴呆，但没有麻痹，没有聋、瞎，因此，找不到证据足以表明，真正有运动及不同感觉特异的皮层器官。为强调这一点，戈尔茨还向听众显示了做过手术切除的狗的头颅，以及手术剩下来的脑块，这条狗曾经做过四次脑手术，在被杀死前它还能够动作，不缺失任何的感觉。戈尔茨还带来了一条实验狗，此狗的顶叶、枕叶都已切除，但此狗并不显示特异的感觉功能损失，而按照定位观点的人看来，是应该有损失的。讲完后他赢得一阵掌声。

现在轮到费里尔走向讲台，他开始就从一个卫护的立场礼貌地批评了戈尔茨的结论。他相信视觉、听觉、嗅觉、触觉和味觉等每个感觉都有皮层的区域，还有管理随意运动的大脑皮层。他认为戈尔茨的狗之所以能够还"很好"，可能有三个理由：第一，关键的为感觉和运动所需的脑区并没有完全损伤；第二，狗的大脑皮层比较小，它的各种功能较少依赖于皮层；第三，德国教授可能没有正确地提出问题。

费里尔于是进一步描述了他和约(Yeo)一起研究的猴子，有一只猴子仍然活着，它的左侧运动皮层在七个月前已被切掉，它不能够随意运动它的右侧肢体，它能够看、感觉和听；第二只双侧颞叶切除的猴子现在也仍然活着，这只猴子表现完全聋，但在其他感觉方面没有任何困难，运动方面也没有异常。皮层特异性的情景被费里尔描绘得十分清楚，和戈尔茨的描写呈强烈反差。

上午讨论会结束前，主席问两位报告者，他们的动物是否可以带到会场让大家看看，两人都回答可以，每人都有信心取得胜利。下午三点钟大约有 75 名与会者步行来看他们的动物。

戈尔茨的狗受到考察，看起来并没有发现它有任何感觉或运动障碍，狗能够围着跑，对一系列刺激作出反应，把烟吹到它脸上，它就躲开。戈尔茨解释说，这是一个令人信服的证据，对于皮层定位的学说不应该看得非常重要。

接下来两只猴子被带进房间，一只猴子的一只手摇摇晃晃，但能够动一动，法国神经病学家沙尔科说，猴子呈现的这种样式就像是一个病人。这只偏瘫动物只能够用左手拿食物，而且显示绝对没有能力按照意愿使用右肢，而在其他方面倒是正常的。与第一只动物不同，费里尔的第二只猴子的颞叶听觉皮层被损伤，走路毫无困难，当费里尔在离它头部不远处引响一个雷管时，它没有畏缩，动物完全是聋的。

围观者都同意，早上报告会上狗和两只猴子的表现是被准确地描写的。至少对其行为的描写是正确的，问题是必须要有一个病理解剖，脑损伤位置到底是不是像他们所讲的那样。费里尔就怀疑戈尔茨所做的损伤是否像这位教授所认为的那样。费里尔感到，可能大脑皮层的相当一部分还保留着。为了确定脑损伤的位置是不是与描写的一致，主席问他们，是不是同意把狗和猴子杀死来做脑检验，两个人都同意了。以后这两个动物被杀死，脑割下来，转到专家的手上。专家检查发现，偏瘫猴子的脑损伤部位准确地如费里尔和约所讲，占据了左侧皮层运动区，那时这个区比较宽松地定义为包括额叶和顶叶皮层，今天我们知道，只有额叶区才真正是运动的。与此不同，如同人们所怀疑的那样，戈尔茨的狗有更多的运动和感觉皮层是保存下来了，比教授们所想象的要保留得多。认识到保留下来的皮层可以解释狗的行为，所以定位学派声称胜利属于他们，大家祝贺费里尔，为他的荣誉举行宴会。

### 5. 皮层感觉区

费里尔 1873 年的报告对于感觉系统谈得很少，然而他发现某些电刺激虽离开运动区较远，在顶叶和颞叶，但都引起了动作。这一现象引起了费里尔的注意，当他在 1874 年用猴子做研究时，他强调这样一点，某些部位刺激引起的运动，与动物对光、声音或其他感觉刺激的反应相类似。动物的对侧耳朵会动一下，用弱电刺激上颞叶时引起头的转动，提示这些反应是与听觉有关的，而某些眼和头的运动表明，这些皮层区域可能和视觉有关。费里尔指出，仅仅根据刺激某一区域引起运动这个事实，并不一定代表这个脑区就是运动区。

由于电刺激不能提供关于感觉皮层的准确信息，在动物实验中，费里尔试图用损伤法，即损伤某些脑区，然后再来测试猴子。例如，看看它是否仍然可以闻一闻苹果，在它舔到苹果之前能不能把头转过来。他把动物闻味道的感觉定位在颞叶，电刺激这个被他疑为嗅觉的区域，动物会扇动鼻孔，上翘嘴唇，脸也扭一扭，似乎动物是在嗅一个不太舒服的气味一样，该区域如果损伤，动物就不闻东西了。

在定位皮肤感觉时费里尔发生了困难，他错误地把触觉和味觉定位在颞叶，而不是顶叶。定位这些感觉时，其他科学家也同样受到困惑，在 19 世纪没有一个人正确地指出前顶叶是皮肤感觉的一个原发感觉区，或者是味觉的原发感觉区。

费里尔着重研究了皮层视觉区，他发现刺激猴脑角回，可引起眼球同方向运动，费里尔认为这个区就是发生视知觉的部位。相反，刺激枕叶其他区，没有发现这种效果。他用角回损伤进一步验证自己的观点，单侧角回损伤在对侧眼睛产生暂时性盲，而双侧角回损伤则产生永久性盲。由于费里尔的手术过程没有消毒，实验动物仅被观察了几天。费里尔还注意到，大范围损伤脑，猴子不出现视觉紊乱，除非损伤侵犯到角回。在费里尔的报告中，枕叶损伤的唯一效果是动物食欲暂时上升，他猜测枕叶与某种感觉有关。费里尔肯定希望他的动物能活得长久一点，但手术后猴子经常有脑膜炎，他必须在猴子有脑膜炎之前牺牲它们。就在这个时候，利斯特（Lister）发明了消毒的外科手术方法，1865 年利斯特第一次用石炭酸溶液对骨折病人的创面进行消毒。利斯特的方法减少了手术后感染，在应用利斯特方法以前，切割脑膜，暴露脑子，就意味着宣判死亡。很快费里尔和约采用新方法做了一系列实验，手术后动物可被观察达几个月之久。以前费里尔认为角回损伤产生持久盲，现在他变了，他说：开始把视觉中枢定在角回而排除了枕叶，那是错的，因为只有当双侧角回完全损伤时才造成暂时全盲，以后视觉会恢复。唯一能够引起全盲的，是把枕叶和角回全部切除。

皮层视觉区的定位还引发了费里尔和柏林兽医学教授赫尔曼·芒克（Hermann Munk，1839—1912）及伦敦大学生理学教授谢弗（Schafer，1850—1935）三人之间的剧烈争论。

#### 6. 颞叶与情绪及记忆

在大脑皮层听觉区定位问题上，布朗（Brown）和谢弗不同意费里尔把听觉区定位于上颞叶的看法。他们反对把颞叶作为听觉中枢的一个重要证据是，双侧颞叶切除动物没有出现聋。布朗和谢弗描写了猴的行为：猴子在手术前很野蛮、很凶，任何人要摸它，它就攻击；手术后猴子变得对任何人都不在意，允许人抚摸它，甚至于不想避开接触它的人；猴子的记忆和智能也有缺陷，听觉与感觉仍保存，但对于看到、听到东西的意义并不关心。对于不同食物的分辨能力消失，但还有味觉。给它食物，它也不愿意吃。他们认为，猴子丧失智能，变成了白痴。布朗和谢弗关于动物白痴的描写，没有宣传，很长时间没有人知道，一直等到 50 年后另两名科学家又发现了这个症状——克吕弗-布西（Kluver-Bucy）症候群。

　　著名的生理心理学家泡尔·克吕弗(Paul Kluver，1897—1979)
和神经外科学家海因里希·布西(Heinrich Bucy，1904—1992)在
1939年描写了双侧颞叶切除动物的明显情绪变化，这个实验结果在
芝加哥一个非正式神经病学研讨班里交流。双侧颞叶切除猴子有心
理盲，这同早期芒克所描写的一样，猴子同时表现出用口去探索物体
的倾向、明显的情绪变化和性功能增强。布西解释为什么他和克吕
弗要切除猴的颞叶皮层，他说：

　　　　当我们开始工作时，我们并不想找出切除颞叶会引起什么
　　后果，或者说它将引起什么行为改变。但是我们所得到的是完
　　全意想不到的！海因里希当时正在做墨斯卡灵(mescaline)的实
　　验，他自己也服用并且体验幻觉。他写了一本关于墨斯卡灵及
　　其效应的书。他把什么东西都拿去喂猴，甚至他自己的餐膳。
　　当时他注意到猴子的行为似乎表明它的嘴唇有感觉丧失。猴子
　　们舔、咬与咀嚼自己的嘴唇。海因里希找到我并对我说："我们
　　是否可以找出墨斯卡灵起作用的脑部位？"我说："好。"我们做了
　　一个面部去神经支配手术，结果一点也不影响墨斯卡灵的行为
　　作用，然后我们做去运动神经的手术，也没有任何作用。于是我
　　们就得好好想一想如何进一步做好这件事。我问海因里希："这
　　种症状，咬并且咀嚼嘴唇倒是有点像颞叶癫痫病人症状中的表
　　现啊，我们是否试试把钩回切除呢？"然后我们确定干脆把整个
　　颞叶都切除，我们就这样做了。
　　　　我们非常幸运，因为第一个颞叶手术的猴子就出现了结果，
　　这是一只老的雌猴，非常凶，绝对残恶。她是我遇见过的最凶残
　　的动物，你要接近她的身边就很危险。她即使不咬伤你，也会把
　　你的衣服撕破，正是她成了我们的第一个手术对象。我切除了
　　她的一侧颞叶……第二天早晨我的电话铃疯狂地响，电话是海
　　因里希打来的，他在电话中问我："泡尔，你给猴子做了什么手术
　　呀？她变得非常柔顺了！"在以后的其他实验，选用的不是原本

就非常凶残的动物,效果就没有这只雌猴子那样明显。我们于
是把猴的另一侧颞叶也切除,切除后,果然出现了如所预期的全
部症状。

关于情绪的脑机制,牵涉到脑的边缘系统,包括下丘脑的活动。
往后的研究进一步表明,杏仁是情绪的一个重要中枢,颞叶切除动物
之所以出现情绪变化,是因为杏仁也被切除了。

### 7. "沉默"的额叶皮层

在 19 世纪 70 年代,费里尔试图了解运动区前面脑区的功能,
他破坏了两侧的这部分额叶区,结果猴子的智力受到影响,猴子对
于正在进行的动作不感兴趣,对摆在它旁边笼子里面的动物不感
兴趣,没有表情、无精打采,偶然也显示一段时期的动弹不安,它会
动一动背,无目的地转圈。费里尔相信,这些动物表现了注意缺失
症候群。

希齐希也曾研究狗额叶的"静默"区,他发现,手术前狗晓得如何
寻找食物,两侧额叶手术后,它丧失了这种能力,甚至忘掉了刚刚看
见过的食物。同样是这条狗,当食物直接在它眼前时,会很快跑去
吃,所以说它没有饥饿感不是一个合理的解释。虽然希齐希相信智
慧不局限于脑的某一部分,但他认为额叶前部在事实抽象中起特别
作用。

费里尔或是希齐希,谁正确呢? 额叶是对注意有效,还是引导抽
象的思维? 现在我们知道,额叶损伤后,这两方面都有缺陷,也还可
以有其他方面的缺陷。意大利实验学家布兰基(Branchi)走得更远,
他同猴子一起生活后写道,额叶损伤可以引起猴子社会化的缺损及
情绪和人格缺损。

1876 年费里尔荣誉地被选为皇家学会会员,他最重要的一本
专著《脑的功能》出版了,在这本著述中,他提供了所有他早期研究
的发现以及理论,他很恰当地把这本书献给杰克逊,以示对他的
尊敬。

费里尔自信,他在猴子身上的实验发现是可以应用于人类的,所以他甚至把猴子的脑功能图谱移用到人脑上面去,猴脑是由伦敦的绘画师画的,这种转移的勇气有点类似达·芬奇,毕竟达·芬奇曾把牛的脑室画到了人脑上面,但那是 370 年以前的事情了。

虽然有些人批评《脑的功能》没有正确地提供不同意见的材料,但这本专著还是得到很好的认同。费里尔决定出第二本专著——《大脑疾病的定位》,此书 1878 年发行,它更加接近临床。

费里尔还联络了他的朋友克赖顿-布朗、杰克逊、贝克内尔(Bucknell)创办了一本新的科学杂志,名字叫做"脑"。这本名字独特的杂志很快就成为高水平的杂志之一,它刊载了各种脑研究的资料,到今天,它仍然是这个领域中最重要的杂志之一。

### 8. 费里尔被告到法庭

费里尔在 1881 年第七届国际医学会议上赢得了荣誉,但不幸的是他的高兴没有维持多久,三个月后他接到一张法院传票,说他犯了罪,要他去英国伦敦的一个街道警所接受传讯,是一位主张动物权利的积极分子起诉了他。维多利亚(Victoria)街道社团是保护动物不受活杀的社团,他们了解他的实验,决定要设法把动物研究中止,声称费里尔违背了英国 1876 年反对虐待动物的条文,计划好要让一个受人尊敬的生理学家来受讯,以便对这类事件传去一个信息,以后不能再用动物做实验了。

伦敦反活杀主义者动员起来了,在 1881 年夏天已经出现了狂烈行动,也就是当费里尔报告其猴子实验的时候。认识到反活杀主义者正在采取行动要把实验医学搞垮,一些著名的科学家在国际医学会议的讲坛上发出呼声,呼吁需要动物研究。会议结束后虽然空气仍很紧张,但费里尔没有估计到他会接到传票。

对于科学同道们来讲,没有料到传票竟然会传讯最受尊敬的科学领军人物,这件事情像爆炸一样扩散开来。以前的宗教迫害是一个范例,说明外部势力可以中断医学的发展。在过去,反对来自高级牧师或者保守旧世界的维护者,但现在发难的人是一批古怪的社会活动家,他们视科学家为屠夫,杀害不幸的宠物。在他们看来,魔鬼样的生理学家甚至比英国的狐狸猎手还不如,科学家们被看作为不可原谅的、不人道的人。

英国主张动物权利以及保护动物法律的人数在增加,而且正在发挥影响。在费里尔接受传票之前的 1822 年,对马、牛的残暴取消了。虽然马丁法案并不适用于猫、狗,众议院很快讨论用各种动物做实验的问题。在这个时候,愤怒的伦敦人组织社团以防止对动物的残暴,而且很快成立了"皇家反对对动物残暴组织(RSPCA)"。

开始 RSPCA 关心工人阶层在工厂、田野对动物的强暴,当实验医学发展以后,紧张气氛就落到了研究者及实验示教者身上。另一方面,医学社会对于增长的愤怒情绪也很敏感。1870 年他们自己拟定了规则来减少动物的痛苦,提出议案向居民保证,只有在技术上有知识的人才可以做外科实验。但 RSPCA 集团的成员批评说,这种自我约束是没有意义的,他们吸引更多公众的注意并争论说,如果这个不可思议的事情可以在动物身上做,那么更加丑恶的实验很快将要在穷人身上做。他们坚定地相信,判别一个动作是否合乎人道、是否合法,一名医生从来不比一位普通男人或女人好。

科布(Cobbe)是保护动物免受活杀社团的领导人,在她的领导下社团决定要让活杀的人受到惩罚,并迫使政府建立更加强硬的动物保护法,因为这个组织就设在维多利亚街,所以被称为维多利亚街集团,它的支持者们包括上议员、牧师,甚至著名的诗人,以及好几个流行杂志的编辑。

科布的维多利亚街道社团以及其他团体主张完全禁止动物实验,提出要立即紧张地推行新立法,她们的努力引导到 1876 年对动物残暴的立法。方案规定实验者必须经过筛选,护照由政府颁发。方案还规定,研究工作只能在经过登记的单位才能做,而且要接受检查。动物的研究者必须具备的证明是:一,他们的工作是有益于保护以及延长人类生命的;二,服从严格的步骤,最大限度地减少动物疼痛;三,如果动物需要从麻痹中醒来做进一步实验,要有特殊证明。

反对活杀主义者认为这还不够,这个新法律还没有达到完全禁止,而且并不能从手术刀下保护可爱的猫和忠实的狗。因此当国际医学大会1881年的参加者意见一致地签名发表宣言,支持在活动物上进行实验研究的时候,反对活杀主义者们感觉到,这些动物实验者好像是往伤疤里面撒了点盐。在科布看来,她别无选择,必须反击。她的一个侦探发现费里尔没有所需护照,她们感觉到已经找到靶子了。

一些医生给全世界的医学杂志写了信,许多杂志把信登出来,发表编辑部的话。11月19日,《英国医学杂志》的编者试图讲出费里尔研究对医学的重要性,引用了儿童的及成年人病例,这些病例由于费里尔的皮层定位研究工作而使神经病问题得到正确诊断,而且成功地被处理。这些人所传递的信息是,动物研究并不是可悲的、残酷的游戏,相反,是非常有价值的,事实上它是在挽救人类的生命。

最后,犯罪辩论就在Bow街警察厅展开,出席的人有沙尔科、福斯特、约、利斯特、杰克逊和许多医生,还有实验室的科学家,费里尔被告知他可以选择,通过陪审团或审判官决定。审判官中有哪些人呢? 有英厄姆(Ingham)爵士、吉利(Guilly)先生,他们也是皇后区法院的审判官。

针对费里尔的起诉书写道,他曾经做过猴子外科实验但没有护照。辩护人回答:他没有做这些手术,消毒手术是由约做的,而约持有合适护照,也给动物做了很好的护理,这都是按照1876年法律规定做的。

辩护过后,起诉者被迫改变其战略,强调法律要求所有被损害动物一定要在麻醉结束前杀掉,一个月后还能看到这种无辜的动物也是对法律的违反。因此,即使没有其他的理由,费里尔仍然是犯罪的。辩护律师回应说,动物从手术中恢复健康,而且没有疼痛。在麻醉醒来之前杀掉它们,不仅是不应该做的,而且削弱了实验的目的。费里尔没有做任何不人道的,或者是让动物疼痛的事。他的合作者约持有证明,他能够在他的研究工作中保持动物存活。

在听取了两边的呈词以及回答了一系列的争论问题以后,审判官已经听得很多了,他宣布传票无效,而且每个人都可以回家了。他不认为费里尔在猴子实验中的作为可以构成犯罪。对费里尔和约来说这是一种解脱,更不要说那些支持他的人以及科学社会的人,他们都在场,费里尔没有任何一点违反国会法案。

**9. 从动物实验到临床外科手术**

在 1881 年的敏感事件期间,费里尔的支持者谈到了几位病人的情况,外科医生根据大脑皮层的功能制图实施手术,病人因而得救。他们争辩说,令外科医生感到满意的是进行脑手术可以基于病人的临床症状,而在此以前,仅当头颅颜色有了变化,或者颅骨有了看得到的变形,才能做脑手术。其结果是,埋藏在皮层深部的致死性肿瘤通常是不能被处理的。

第一个把脑功能制图带到外科领域来的是苏格兰外科医生麦克尤恩(MacEwen),他不仅是白洛嘉和费里尔的追随者,而且是利斯特的学生。1876 年,麦克尤恩遇到一个怀疑有脑脓肿的小孩,家庭医生反对手术,这个小孩死掉了,尸体解剖显示,这是一个可以手术的脑脓肿,其部位就准确地位于麦克尤恩提议手术的地方。

麦克尤恩开始用利斯特的消毒原理和费里尔的脑功能制图做外科手术,三年后,他的第一个手术病例是一位少年女孩,病人硬脑膜上有一个肿瘤,症状是右臂和脸部抽搐发作,这提示肿瘤影响了左侧运动皮层。麦克尤恩是一名非常仔细的外科医生,他成功地切除了病孩的脑膜肿瘤,女孩活下来了。后来他做更多脑手术用来处理血液凝块、脓肿、肿瘤、颅骨骨折等。麦克尤恩的文章发表在英国的著名杂志上。

与此同时,贝内特医生和另一名年轻伦敦外科医生戈德利(Godlee)也提供著名的外科病例,吸引了比麦克尤恩早期病例的更多注意。这不仅因为戈德利工作在伦敦市中心,也因为有一些比较有影响的内行人在指导,包括费里尔、杰克逊等。而相反,麦克尤恩是一位好斗的苏格兰人,被一些保守医学贵族看成是一头公牛一样的人。还有,虽然麦克尤恩应用利斯特的消毒原理比戈德利要早,但好些人发现更容易把戈德利和利斯特联系起来,因为戈德利是利斯特的侄子。

戈德利的肿瘤病例第一次被人所知是 1884 年 12 月 16 日,这是作为批评反活杀主义者以及限制动物实验法律的一页长信而发表的,这封信名叫"脑手术",发表在泰晤士(*Times*)报上,这是费里尔事件后三年,署名是 FRS,这很可能是费里尔的好朋友克赖顿-布朗,信的开头这样写:

> 先生,当牛津的校长和拉斯金(Ruskin)教授上星期二下午在牛津公开地指责活杀时,在癫痫和麻痹医院的一扇窗下正坐着一个病人,他脸色苍白而忧愁可怜,但脸上露出一丝希望的笑容。这个人会讲出一点真正有关动物活杀的话题,他将要讲出真理,讲给主教、伟大的艺术批评家听。他的生命得以挽救,他的妻子及他的小孩免于丧失亲人和贫穷,这是因为在活动物上做的一些实验,而做实验却受到如此批评。这个病人的情况正在非常仔细地被职业医学家观察,因为这是一个非常独特的描写,它开创了大脑手术的一个新纪元。

FRS 在这封信的末尾说,这个外科病例是一座活着的丰碑,病人的生命是由于费里尔的实验而获救的,没有它,休想去除这个悲剧,或试图把肿瘤切除。

几天之内,贝内特和戈德利在《柳叶刀》杂志上发表了他们的完整病例描写:

病人 20 岁,是一位叫亨德森的苏格兰农民,患有杰克逊式运动癫痫三年,左手已经失去功能,左腿力量减弱,有视觉缺损。神经病学症状结合严重的头痛和呕吐导致贝内特怀疑他有一个脑肿瘤,这个肿瘤不是太大,可能位于右侧运动皮层。贝内特建议立即为病人手术。那时候,他可能对于麦克尤恩的成就并不知道或知之甚少,他知道的就是这个病人如果不很快手术是一定会死的。病人同意进行手术。但贝内特本人并非外科医生,所以他请求戈德利来动手术。1884 年 11 月亨德森(Henderson)在国立癫痫和偏瘫医院做了手术,医院没有专用手术室,手术是在一间临时搭起来的房间角落里进行的,从另一个医院借来石炭酸机器对房间进行了消毒。

亨德森上了氯仿麻醉,戈德利打开他的头颅寻找被怀疑肿瘤病灶的地方,起初在脑表面什么也看不到,这令戈德利很失望。戈德利于是做深一步的探查,结果在他想象的地方找到了一个肿瘤,这时每个人都松了一口气,肿瘤正好位于运动皮层表面的底下。肿瘤被拿掉了。

亨德森显示恢复和改善的种种迹象,不呕吐了,头痛也停止了,左腿能开始运动了,癫痫发作也没有了,最明显的遗留症状是手臂麻痹,这很大可能是由于不可逆地损伤了大脑皮层管理手臂的这一部分。

可能是由于病人的头颅没有用石炭酸处理,所以一星期后发生了脑膜炎,贝内特和戈德利的感觉可能够坏了,当亨德森手术后一个月在国立医院死亡时,时间是 1884 年 12 月 2 日。他们认识到,明明是他们已经成功的手术,但感觉上是失败了,肿瘤定位是正确的,只是手术消毒没有做好。

自从贝内特和戈德利的病例在医学会议报告以后,根据大脑皮层功能制图的神经外科手术以后可以有规则地实施了。这年春天参加这个会议的也有费里尔和杰克逊,他俩都把手术看成为在神经外科手术上的一个标志,尽管病人已死亡了。麦克尤恩也谈到他自己的病例,他的讲话没有得到热烈欢迎,但是听了他的讲话以后,贝内特外科医生的发现鼓励了他们,而戈德利以个人名义祝贺他,为了他的先驱性努力。

### 10. 费里尔的最后岁月

贝内特和戈德利报告病例的时候,费里尔不再是一个多产的实验室研究家了,虽然他仍然一早就去工作,而且不到半夜他不会回家,他现在更多地卷入行政事务,为人咨询建立临床诊所,而不是和动物打交道了。他后半生的生活有点像希齐希,后者在 19 世纪 70 年代因为发现了狗的运动皮层成名以后,他试图重新改造精神病临床,做了瑞士精神病院院长,以后回到德国。

费里尔 1874 年结婚,生有两个小孩,他退休后四年,1876 年被授予贵族称号。费里尔 1928 年死于肺炎,那是弗里奇死后的一年,希齐希死后的 21 年。谢林顿听过费里尔 1881 年的一次讲话,他赞美费里尔的贡献以及献身精神。由于费里尔,也由于弗里奇和希齐希,脑的特定区域在运动、感觉和联络方面的作用的概念建立起来了,这些发现可以作为以后脑科学医学发展的基础。

### 编者曰:真理来自事实

戈尔茨和费里尔关于大脑皮层运动感觉区的争论是神经科学历史上有名的争论之一。戈尔茨报告称,他的狗大脑运动皮层已完全切除,但是听众没有看到他切除脑的标本;费里尔报告称,他对猴子脑作了如何如何的切除,同样也没有提供标本。当时主持讨论会的科学家的决定无疑是完全正确的,把两个实验动物脑交给有水平的神经病理组织学家进行解剖和检验,以确定其损伤的范围到底如何。事实证明,戈尔茨狗的大脑皮层运动区并未被完全破坏。由于这些事实的验证,使得皮层功能定位的理论反而更具有坚实基础了。

**参考文献:**

陈宜张。2008

Finger S. 2000

Gross CG. 1999

Marshall. LH, Magoun HW. 1998

# 第10章 赫斯、蓝森、马古恩：探测深部脑功能

脑的功能定位也牵涉到皮层下结构，为开展脑深部结构研究，在三维坐标上确定脑深部结构的位置，是重要的先决条件，脑立体定向仪应运而生。脑立体定向仪的有效应用，蓝森起了很重要的作用。马古恩在这种思想的指导下详细研究了肌紧张及姿势的调节，以后与意大利的莫鲁齐共同开启了脑干上行激动系统的研究，脑干上行激动系统和脑的激醒和人的意识状态密切相关。

赫斯详细地研究了下丘脑，下丘脑又联系到情绪。脑干及下丘脑与人的"怒"情绪表现有直接的关系，这是巴德所研究和发现的，他发现假怒的发生至少要有下丘脑尾部的参与。

## 一、蓝森：下丘脑、脑干研究与脑立体定向仪的使用

脑的功能定位也牵涉到皮层下结构，例如纹状体、间脑（丘脑和下丘脑），以及下位脑干，脑干和间脑与内脏器官的调节，特别是脑干，在早年已分别有一些报道，如关于延髓的呼吸中枢、心血管中枢、桥脑的排尿中枢，等等。但是，系统地探查下丘脑和脑干的功能定位还不曾有过，有待于技术的改进。为开展脑深部结构的研究，在三维坐标上确定脑深部结构的位置，是一个重要的先决条件。20世纪二三十年代，美国芝加哥西北大学神经学研究所的蓝森推动了脑立体定向仪的应用，实验室的马古恩在这种思想的指导下详细研究了肌紧张及姿势的调节，以后意大利的莫鲁齐也来

到芝加哥,共同开启了脑干上行激动系统对脑的普遍激醒以及与人的意识相关的研究。

### 1. 脑立体定向仪

说到脑立体定向仪的历史,1911年蓝森访问伦敦霍斯利实验室时曾看到一眼,那是由维克托·A·霍斯利(Victor A. Horsley, 1857—1916)和罗伯特·H·克拉克(Robert H. Clarke, 1850—1926)两人联合设计的,创制这项仪器是用来研究小脑,具体设计更多地是由克拉克完成的。华盛顿大学医学院有过定向仪的早期模式,那是神经外科专家萨克斯用的,萨克斯曾经到霍斯利实验室作过客,认识到这个仪器的潜力,认为脑立体定向仪可以应用于脑的内部,以便进行准确的探测与实验,但当时可能还达不到运用于人类脑疾病的诊断处理。萨克斯曾按照霍斯利和克拉克在1908年《脑》(*Brain*)杂志上发表的图谱制造了一个仪器,做过一些研究。

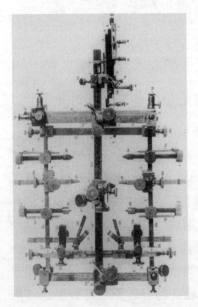
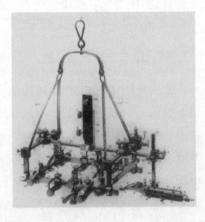

蓝森实验室所用的脑立体定向仪

### 2. 蓝森、马古恩和莫鲁齐

斯蒂芬·瓦尔特·蓝森(Stephen Walter Ranson，1880—1942)是芝加哥西北大学医学院神经学研究所奠基人和所长，1928年他复制、启用了霍斯利和克拉克的脑立体定向仪，利用它作了广泛的研究。

20世纪30年代早期，"下丘脑神秘而不确定"的看法在学术界传播。美国中西部研究人员对于探测下丘脑和垂体相互连接的问题给予了巨大关注。下丘脑与大脑皮层不同，它不在脑表面而在深部，脑干也是如此，所以研究方法必有其特点。他们细致地、一毫米一毫米地对脑深部结构进行电刺激，以确定下丘脑及其他脑干区的各种效应。一起做实验研究的还有霍勒斯·W·马古恩(Horace W. Magoun，1907—1991)、瓦尔特·W·英厄姆(Walter W. Ingram)等。开始他们主要研究下丘脑及下位脑干在内脏调节、情绪表达以及调节进食、战斗、交配和其他各种活力行为方面的作用。所有这些功能都围绕着内环境稳定和个体保存、种族保存等原理。

马古恩等发现并确定，脑干不同部位具有增强、抑制肌紧张的作用，这对于理解姿势和运动的调节至关重要。在下丘脑研究中的一个惊人发现是，用定向仪造成双侧损伤，如果损毁了视上核到垂体的神经束，就引起持续性多尿。这种损伤并不伤害到垂体后叶。因为损伤部位非常准确，所以结果无可争辩地表明，有利尿现象发生而没有损伤垂体，说明一定有一个高级的控制在起作用。这样，下丘脑的重要性就浮现出来了，问题出在下丘脑与垂体的脱离。

朱塞佩·莫鲁齐(Giuseppe Moruzzi，1910—1986)是意大利神经生理学家，他对小脑研究有较强的兴趣，曾到比利时跟加斯顿·布雷默(Gaston Bremer，1892—1988)工作，到剑桥跟阿德里安一起研究小脑的电活动。第二次世界大战后，莫鲁齐来到芝加哥西北大学医学院，与马古恩进行了长期合作，充分利用脑立体定向仪技术，发现并确定了脑干网状结构上行激动系统的功能。

　　1922年布雷默完成的工作是关于孤立头和孤立脑的，主要用猫做实验。所谓孤立头是指在延髓下端切断脑干，这时整个脑干与前面(上位)脑包括中脑、间脑、大脑都是连着的，这样猫的脑电图呈清醒的特征，眼球可以转动；如果在中脑与桥脑之间切断脑干就成为孤立脑，孤立脑的脑电呈现睡眠特征。孤立头、孤立脑两个标本提示：脑干里面，从延髓到中脑这一段具有激动大脑皮层的作用。布雷默提出，从孤立脑的睡眠状态变成觉醒的状态并不是某一种感觉的效应，因为用电刺激脑干，把电极摆在脑干的不同位置，或者采用不同的刺激，总可以引起大脑的觉醒。莫鲁齐来到马古恩实验室时，马古恩原来是研究脑干对肌紧张调节的，现在两人一起用脑立体定向仪技术研究脑干及其对大脑的激醒作用，他们将两项新技术汇合在一起，第一个是脑深部准确定位的方法，就是脑立体定向仪，第二个就是脑电图的记录方法，用它记录大脑皮层的激醒，脑的位置再用组织学来做鉴定。他们做了大量工作，合作研究的结果是：在麻醉猫的脑干插进去电极，加以低频刺激，原来麻醉猫大脑的脑电波是睡眠类型的，但低频电刺激脑后，猫的脑电波就变成清醒的类型，出现高频低电压的电波，开始他们还认为这是一个实验伪迹，但是经过仔细的排除，这是一个正确的现象。然后，再用破坏的方法，把刺激能够引起激醒的脑区通电流加以破坏，激醒反应就不出现了。根据这些事实，他们提出：脑干里面存在着一个上行的网状结构的传导系统，这个系统可以直接激活脑电图，使它去同步化，使得高电压脑电波转变为低电压快波，而这一对于大脑皮层的效应是通过丘脑的弥散投射系统的。这样就提出了所谓脑干激活上行系统的理论，用来解释正常人或者动物为什么有意识状态。20世纪40年代后期到50年代初大量的工作积累，到1954年在加拿大开了一个著名的讨论会——脑的机制和意识。脑干上行激动系统的具体组构细节后来还有不少争论与新的发展，但是作为激醒大脑皮层的神经路径，这仍是目前大家所公认的。

## 二、赫斯:下丘脑研究

### 1. 赫斯生平

瓦尔特·鲁道夫·赫斯(Walter Rudolf Hess,1881—1973)出生于瑞士的弗劳恩菲尔德(Frauenfeld),其父亲是一位物理教师,给赫斯小时候以充分自由。赫斯热爱自然,喜欢到森林、草地、湖泊河流玩,也喜欢参观博物馆,作为医学院学生时他访问了瑞士的洛桑、波恩、柏林以及苏黎世。1906年赫斯在苏黎世大学获医学学位。

赫斯一直想做一名生理学家,但是环境条件使他从事外科,后来却成了眼科医生,通过这些他学到了许多具体的操作经验。

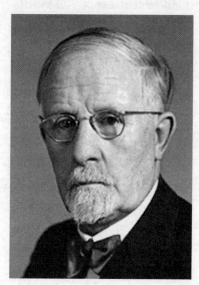

赫斯

1912年已经生育子女的他做出一项重大决定,回到生理学当助教,跟戈勒(Gaule)教授学习,戈勒是路德维希(Ludwig)的学生。赫斯也跟波恩的费尔沃恩(Verworn)教授学习。1917年他被提名担任苏黎世生理研究所所长,也有教学任务。第一次世界大战后他访问了很多英国的研究所,熟悉了一些著名的学者,如英国的蓝利(Langley)、谢林顿、斯塔林(Starling),霍普金斯(Hopkins)和戴尔等。

赫斯的科学兴趣先是在血液动力学方面,以后对呼吸调节有兴趣,当研究到内脏器官的中枢调节时,他就把植物性神经系统的研究工作纳入自己的轨道。间脑对植物性神经的调节是他获得诺贝尔奖的主要工作。赫斯认为,间脑调节植物性神经系统的功能是与它调节躯体活动互有联系的,而这些间脑的功能活动又往往相当于某种心理活动时的表现,他把心理学的问题与生物学问题挂起了钩。

晚年,他不担任所长,退出研究所后又做了很多的工作,以后还另建了一个研究所。

### 2. 下丘脑与植物性神经系统

植物性神经系统是英国学者加斯克尔(Gaskell)、蓝利所确立的,包括交感神经系统和副交感神经系统,但是赫斯所讨论的是植物性神经系统的间脑部分,它向下与延髓、脊髓发生联系,向上与大脑发生联系,间脑中主要是下丘脑,它靠近颅骨,位于丘脑之下,脑的基底部。

虽然下丘脑被人知晓已经有好几个世纪,但直到 1895 年,伊斯(His)在他的《解剖学名词》中仍未对它作肯定描写。美国人赫里克(Herrick)和德国人埃丁格(Edinger)用了"视前区"这个名词,他们注意到所有脊椎动物都有古老的下丘脑,他们写道:"在所有脊椎动物,不论是从个体发生还是种系发生来看,没有哪一部分前脑能比下丘脑维持得如此稳定。"在正常成年人,下丘脑仅占脑体积的百分之零点五,体积虽小,但它的功能很大。下丘脑在身体调节作用方面的权威性无可匹敌,它调节内环境,应付外环境,具体地说,下丘脑调节体温、饥饿、渴、性的活动,它调节有目的的搜索行为、内分泌功能、情绪行为以及内脏神经系统的活动等。

早在 1909 年至 1927 年间,神经病学家约翰·保罗·卡尔普罗斯(Johann Paul Karplus,1864—1936)和生理学家阿洛伊斯·克赖德尔(Alois Kreidl,1864—1928)就用电刺激猫下丘脑表面,得到了几乎所有交感神经系统兴奋的反应。他们用的是麻醉动物。

赫斯对下丘脑功能作了详细、深入的研究,研究目的是要把特定的脑功能定位到特定的形态部位上面去。这实际就是一种脑功能定位的设想。进行这项工作,实验方法上必须做到:一是刺激、损毁的位点必须准确;第二,动物(猫)要有充分表达它各种行为的可能。赫斯的动物是清醒的,这样使得它的各种反应能够充分表现出来。实验结束后,确定脑的部位要用组织学方法加以鉴定。

经过这样的实验,赫斯能够在猫下丘脑鉴定出一部分结构,它是管理交感神经系统的,其部位主要是下丘脑的后部和中部。赫斯说,它是交感神经系统的中枢起源部位,赫斯给它另外的名称,叫做能力源(ergotropic)区或动能源(dynamogenic)区。刺激这些脑区,经常可以引发的表现是瞳孔扩张、竖毛,似乎狗将要来攻击它时一样,模仿了交感的效应。它是不是属于心理行为的反应,还不能肯定,因为与心理行为的关系,一定要考虑到下丘脑、丘脑和大脑皮层的相互关系之后才能作出判断。从功能上看,动物的完整行为演示了一个事实,即在间脑有一个有意义的区,它把各种生理活动联系起来,一方面调节内脏器官,另一方面使得动物面向外环境,例如一只狗走近时。赫斯知道了:间脑这一关键部位的作用是使动物朝向外面,应付外界。

如果下丘脑的刺激部位稍稍移动一点,可以出现完全不同的症状,不是交感动能的系统,而是相反方向的作用,例如,血压不是上升,而是下降,心跳不是增高而是降低,同时呼吸变慢了,往往有大量的唾液分泌,好像在咀嚼和呕吐时一样,可以出现排尿、排便,有时候可以出现所谓喘气,就像狗在酷热情况下产生的喘气,通过舌头向外吐口水可以把温度散发,所以这是跟体温调节联系在一起的动作。另一个现象是瞳孔缩小,而且瞬膜也关闭起来。总而言之,赫斯所见到的症状是减少了交感神经系统的活力,增加了副交感神经所传递的兴奋。这个系统赫斯称之为营养能(trophotropic system)系统。没有证据表明在这个区里面有一个特别的部位与特别的器官有关,但经常出现营养能的反应,这是肯定的。赫斯进一步想,在营养能区跟交感区之间可能有相互作用的关系。虽然这些反应都是植物性反应,但必须注意,出现这些反应时,同时有躯体动作,可能是属于锥体外运动系统的动作。例如,当有一些植物性反应出现时,动物的姿势和腿的僵硬程度也会变化,使我们联想到动物排便时,后肢也有相应的动作,这就是内脏与躯体的协调。

这样一些协调的机制使人想起了完整动物情绪发生时所出现的各种生理变化,两者是非常符合的。赫斯认为,要讨论情绪问题,一定要联系到下丘脑以上的大脑和高级的神经系统才能够完整,例如猫睡眠时,可以看到一些植物性反应以及与它相应的运动反应,就像这是整体时可能实现的什么功能一样,而在单独刺激或者切除时出现的反应则是不完整的。

## 三、巴德的"假怒"研究

### 1. 假怒

菲力普·巴德(Philip Bard)是坎农的学生,他分析了"假怒"发生的有关脑区,在不同水平切割脑干后发现,当下丘脑尾部失掉与下位脑干及脊髓的联系,怒反应就变成不协调的、孤立的反应成分。由此强调下丘脑在介导情绪外周反应方面所起的作用,为了假怒能够发生,下丘脑尾部必须与下位脑干保持着联系。

假怒和真怒有一个区别,轻微刺激就可以激发假怒,假怒甚至可以自发产生,但不管它是如何引起的,如没有任何扰乱,只要刺激一去掉,假怒会很快消退。另外,假怒没有朝向性,有时候动物甚至于会咬它自己。

巴德提出,有两个皮层下结构,一是下丘脑,另一是丘脑,它们在介导情绪中起关键作用。下丘脑的作用是调节情绪的各种外周表现,丘脑是为皮层提供各种信息,它是为情绪的认知加工所需。这种看法是基于他们用猫所做实验得出的结果,切除猫的整个大脑皮层,动物仍然保持有完整、整合的情绪反应,即假怒。因为这个反应似乎缺少了某种有意识感觉的味道,而这是一个真正自然发生的怒所应保持的。

### 2. 情绪

如上所述,在 20 世纪 40 年代,赫斯、蓝森等的研究曾发现下丘脑不同部分可产生特征性的外周反应,这些似乎是有组织情绪状态的各种表现。例如,电刺激猫下丘脑外侧部以及路过这个部分的纤维,可以引起自主性的躯体反应,很像怒的特征反应,包括血压升高、立毛、瞳孔收缩、背部弓起、尾巴翘起等。这些观察提供了一个重要结论的基础,那就是下丘脑不仅是一个自主神经系统的运动神经核,也是一个协调的中枢,它把不同的输入加以整合,保证产生协调的、合适的一套自主性的和躯体性反应。因为许多反应很像是情绪状态下所发生的反应,因此他提示,下丘脑的作用是把情绪的外周表达整合起来。这个观点也得到脑损伤实验结果的支持,因为损坏下丘脑的不同的脑区,可以得到一系列情绪状态,例如,如果损伤了动物的外侧下丘脑,动物就变得很安静,而损坏了内侧下丘脑,它就特别兴奋,而且带有攻击性。

寻找情绪感觉的皮层代理导致了它与边缘系统关系的探讨。如前所说,情绪时激活了一系列传导路,传导路又激活下丘脑,从而调制心跳、血压、呼吸等。反过来,对情绪有意义的刺激也传到大脑皮层,它可以直接从外周器官进去,也可以间接地从下丘脑、杏仁核以及其他的结构传进去。

情绪及感觉是怎么在皮层得到比较呢?1937年帕佩兹(Papez)建议,情绪感觉机器牵涉到大脑的边缘叶。边缘叶最早是法国医生白洛嘉所鉴定的,它指围绕脑干的原始皮层,包括扣带回、旁海马回,后者本身是扣带回前端的延伸,还有海马结构,它位于旁海马回的深层。边缘叶在形态上比覆盖于其上的皮层要简单些,海马结构包括海马本身,齿上回和下脚。边缘系统包括边缘叶和深部结构。

现在理论界还在讨论,但似乎越来越多地把情绪看作为一个动态的相互作用过程,很可能发生在杏仁核的水平。在这里,既有通过下丘脑来的外周的因素,也有来自大脑皮层的中枢因素。这样就把两种理论整合在一起了,这是过去30年来才慢慢弄清楚的。

**参考文献:**

卡约里·弗著,戴念祖译。1928

Finger S. 2000

Hess W. (Biography) 1964

Hess W. (Nobel Lecture) 1949

Kandel ER, Schwartz JH, Jessell TM. 2000

Marshall. LH, Magoun HW. 1998

Purves D, Augustine GJ, Fitzpatrick D et al. 1997

# 第11章　阿德里安、伯杰：
# 电生理学加盟脑功能研究

神经传导有电表现，因此用电生理方法研究脑功能是最方便和合适的。20世纪二三十年代后，脑功能研究的特点是大量应用了电生理学方法，包括粗电极和微电极的研究，相应的记录就是诱发电位和单位放电。阿德里安应用诱发电位方法对于动物的大脑皮层感觉区进行了制图，他发现了第二感觉区。脑电图首先由德国心理学家伯杰发现并记录，开始未受到重视，后来阿德里安加以证实并有所发展。自发脑电引起了科学界的广泛注意，但它的意义迄今仍不太清楚。

## 一、伯杰

1924年，德国精神病和神经病教授汉斯·伯杰（Hans Berger，1873—1941）成功地从头颅表面记录到人脑的电波，伯杰希望更多地知道脑力功能的生理学相关知识。他花几年时间记录了人的脑电波，但他的工作完全是自己封闭起来做的，而且对成就保持缄默。一直到1929年，这位精神病学家才邀请人们来看看他小诊所里面的工作，以后他多次在报告或科学会议上介绍他自己关于脑电图的工作和发现。在德国，伯杰关于脑电的论文及讲演没有引起很多人的注意，好多人对他还有挑剔，人们怀疑伯杰所记录的电波振动是不是脑产生的。

伯杰观察到，当受试者眼睛闭着平静地躺在那里，会出现大约每秒 10 次的脑波,当受试者睁开眼睛时,节律性的波动被比较快的、低电压波所取代。这种每秒 10 次的脑电波,被称为伯杰节律。伯杰认为,每秒 10 次左右的波动代表了细胞的节律性放电,这种放电扩散到整个大脑皮层,或者至少是很大范围的灰质。

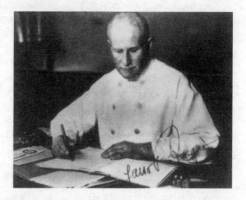

汉斯·伯杰

伯杰看到,节律可从头颅皮肤表面任何一部分记录到。伯杰把这种电波看作为大脑皮层的基本电活动,而节律的丧失是一种阻断效果。伯杰认为,视觉皮层的激活有能力抑制大脑其他部位同步性电波的出现。

伯杰后来变得忧郁了,从 1938 年起,当他被公认为是一个先驱性的脑电图工作者的时候,他反而不发表文章了。虽然他的抑郁症有生物学基础,但也可以看出,当时德国所发生的一切对他影响极大。正好在第二次世界大战发生之前,伯杰曾经被提名得诺贝尔奖,可是强权的纳粹官员把诺贝尔奖看成是一个政治性的东西,阻止伯杰接受这项荣誉。很快,希特勒政权强迫他从大学退休,停止他的研究工作。一个悲剧性的事件是,当诺贝尔奖评选委员会战后试图接触伯杰时,他们被告知,人类 EEG 的先驱已在 1941 年去世了。严重抑郁,患有心脏疾病,还有病毒感染,生活毫无光彩,在这样的条件下,伯杰以悬梁自尽结束了他的生命。

## 二、阿德里安

### 1. 诱发电位和单位放电

在脑功能定位及神经系统的其他研究中,人们自然会有这样的问题,脑的这一部分和那一部分有没有联系,感觉器官获得的信息究竟传到脑的哪一部分?

　　欲回答这些问题,神经解剖学家首当其冲,他们用束路追踪方法(tract tracing)来确定一系列脑内传导通路的走向,这种研究为脑功能研究奠定了坚实的形态学基础。与此平行,由于神经活动电记录方法的进步,用神经电活动记录的方法来反映神经元活动,追踪一个部位和另一个部位的功能联系,也是十分合理的。于是,诱发电位(evoked potential)方法应运而生,而且在相当长的一段时间内得到了广泛应用,取得了许多重要结果。

　　"诱发电位"一般指用粗电极引导出来的电位,这是一群神经元电位的总和,是一种场电位。诱发电位的研究解决了许多感觉刺激传入脑所走的途径、终止部位等好多问题,如果被激动的神经细胞数目太少,或离开记录电极距离太远,电波幅度很小,记录不出来,可以采用叠加技术加以弥补。

　　19世纪中叶研究脑的电活动是从脑的离心活动(运动)开始的。如杜波依斯-雷蒙德(Du Bois-Reymond)发现,刺激神经所引起的肌肉收缩是因为有电流沿着神经流向肌肉;又如弗里奇和希齐希用电刺激狗大脑皮层,引起了肢体运动。第一个诱发电位的照相记录则是在1913年由一名乌克兰生理学家普拉夫迪奇-内明斯基(Prawdicz-Neminsky, 1879—1952)做成的。

　　视觉系统的诱发电位研究开展得比较早。1886年波兰克拉科夫大学的博士研究生贝克(Beck, 1863—1942)想用电生理学方法来寻找大脑皮层的感觉中枢。时代背景是:俄国的谢切诺夫和他的学生们已经开始做实验,看刺激动物腿引起的脊髓电变化。贝克在他1890年的博士论文里面也想用这个方法来定位各种感觉系统。他提出了这样的问题:脑里面有没有这种电流? 如果有,在感觉活动的时候有没有变化? 如果能定位出来,是不是对于认识中枢神经系统有好处呢? 那时放大器还没有发明,关于完整动物电活动的知识还很有限,只知道有神经损伤电位。贝克做了一系列蛙的实验,发现脑有自发电活动。他又转向兔和狗,把两个电极摆在大脑皮层的不同区域,然后给予视、听或嗅刺激。他看到,给予视刺激时,脑电位有波动。他还用这个方法确定了视觉皮层的范围。他的博士论文在波兰发表,在德文杂志上有一个摘要。很快大家都认识到,这是一个重要的进展。于是,引出很多人声称各自对"诱发电位"发现的优先权。其中有英国人卡顿(Caton,1842—1926),他确实在 1875 年发表过类似工作的文章,但这个工作在波兰是不为人所知的。因此,对优先权有过争论:是贝克在先,还是卡顿在先? 到 1891 年争论才停息下来。卡顿给德国生理学杂志写了一封严肃的信,信中引述了他当年的论文。不过,那时的学者们认为卡顿的微弱电波没什么用处,不予重视。这样看来,视觉诱发电反应的发现,一个是卡顿,一个是贝克。在波兰,贝克一直是著名学者,曾担任利沃夫大学校长。他 80 岁的时候,占领波兰的德国人来抓他,说他是犹太人,他吞下了通过儿子得到的氰化物自杀。

经过 20 世纪美国轴突学家们及英国阿德里安等人的努力,经放大的动作电位可以很好地在阴极射线示波器的荧光屏上显示,并被照相记录,于是皮层诱发电位技术便日渐成熟。这种技术最适宜于研究感觉刺激引起的兴奋如何向中枢投射,后来也被用于追踪神经系统两个部位之间的投射关系。

感觉诱发电位作为一种研究大脑皮层的工具,开始仅用于急性实验。当马歇尔(Marshall)把他在芝加哥大学的研究领域从生物物理学转到生理学而来到杰勒德(Gerard)实验室时,也带来了做电生理实验所必需的技能和知识,包括设计和建造放大器和刺激器的线路,首先是关于外周神经动作电位的研究,然后转到中枢神经系统高级的更加复杂的诱发电位。他们记录了自发电波动及诱发电位,用于听觉、视觉以及躯体感觉刺激。大脑皮层的诱发电位可以在暴露的大脑皮层直接被记录,脑深部的诱发电位可以将电极用改良的芝加哥大学自制霍斯利-克拉克(Horsley-Clarke)脑立体定向仪送入脑深部而作记录。为了确定电极尖端的位置,杰勒德用西北大学蓝森实验室制备的猫脑系列染色切片照片,在图上安置网格线以定位脑的各个分区。这样,就有可能精确地把脑的解剖部位和被特定感觉刺激诱发电活动的部位显示出来。

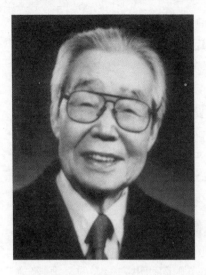

张香桐

与其他感觉系统相比,对视觉系统的电生理研究较多,其理由是:它比较易于切入,只要用一些已在神经肌肉系统应用成熟的电生理学技术就可以了。1934年美国生理学家巴特利系统地研究了兔大脑皮层诱发电位。20世纪40年代早期约翰·霍普金斯大学的塔尔博特(Talbot)和马歇尔(W. Marshall,1907—1972)也用猴和猫做了视觉诱发电位研究。往后,伍尔西(C. Woolsey,1904—1993)及张香桐(H. T Chang,1907—2007)等用哺乳动物做视觉诱发电位。但有些脑回比较明显的动物因为脑表面高低不平,埋在深部的脑用表面电极往往探查不到,这个问题直到1961年丹尼尔(Daniel)和惠特里奇(Whitteridge)用猴脑才得到解决。当毕晓普(G. Bishop,1889—1973)离开厄兰格的生理学实验室来到眼科领域时,亨申的"皮层视网膜"正成为一个实验模型。1933年毕晓普和他的同事研究皮层视网膜,运用了他们在外周轴突上的丰富经验,做了一系列关于视觉系统不同组分电活动的研究。他们的第一个实验题目是"刺激兔视神经的皮层反应"。以后神经学家奥利里(O'Leary)加盟,他在高尔基染色方面很有经验,用的是兔,以后再延伸和扩展到猫的枕叶皮层。他们详细研究了电刺激视神经后不同视觉通路上电反应的形状、幅度及时间关系。在后期的工作中,毕晓普企图以位于特定皮层层次的神经细胞体的电事件为基础来解释所记录到的动作电位。毕晓普的里程碑式的贡献,按照R·洛朗泰德诺(Lorente de No,R. 1902—1990)的评价,是在电生理的混沌状态当中找出了秩序。

阿德里安是单个神经元记录的先驱,也可以说现代神经生理学是从阿德里安开始的。1927 年阿德里安和马修斯在海鳗视神经上记录到一串动作电位，而且注意到，光照强度增加则放电频率变快，潜伏期缩短。阿德里安记录的是外周神经，以后，又发展到中枢神经单个神经元的记录，也就是用微电极记录。当所用电极很细，例如尖端直径为 1—2 微米，这种电极可以检测到单个细胞的动作电位，这种一个神经元或一根轴突的电活动叫做单位放电。只要电极靠近神经细胞，细胞不断发放的动作电位被记录下来，这都是一些"全或无"式的信息，神经传输的奥秘就在这里面，用这种方法记下来的电位，不是一个波，而是一串脉冲，所以称为诱发放电。（参见第 20 章）

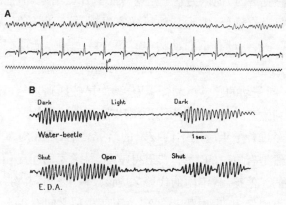

伯杰（A）和阿德里安（B）记录下来的脑电图

## 2. 大脑皮层第二感觉区，皮层制图的特征和意义

阿德里安开始对躯体在小脑皮层代表的制图感兴趣，1943 年他记录了小脑一群或单个细胞的电活动，证明不同的小脑区与前肢、后肢或头部相联系，研究对象多数是猫和猴，但这些发现也适用于其他哺乳类动物，譬如山羊。

虽然阿德里安对小脑制图工作很有兴趣，但当他做大脑皮层皮肤感觉区制图的时候，他更激动了。他的重要发现之一出现于 1940 年，当时已经知道猫大脑的顶叶是对侧躯体的代表区，但阿德里安还发现，猫有一个比较小的第二前肢代表区，它位于初级前肢区的下方。

　　阿德里安的第二感觉区很快在狗、猴子、鸽子、羊、兔的大脑上得到证实，而关于人的第二代表区的细节，其他作者也有报道。科学家很快就认识到，有一个大的顶叶代表区，它显示出身体的制图是：上部躯体的在脑下方而且朝前；同时在它的下方有稍小一点的区，从它的制图看起来，动物是平躺，背朝下，头朝向前部。两个不同的皮肤感觉区分别被称为第一躯体感觉区和第二躯体感觉区。阿德里安发现几年之后，视觉和听觉的多投射区的报道也出来了。

　　虽然阿德里安并不研究损伤躯体感觉Ⅰ区或Ⅱ区的效果，一起损伤或分别损伤，但是他相信，每个区一定有不同的功能。当他开始发现第二感觉区时，他认为它一定对爪子有什么用处，但他的这个理论很快变得没有价值，因为其他科学家发现，第二面部区就在边上。另外，发现一系列没有爪的动物也有第二区。另一个现在引起注意的理论就是，较大的区域可能与触觉的细微分辨有关。另一种看法是，第一区同主动的感觉运动探索有关，而第二区则是与机体被动地接受触觉刺激有关，例如，当用刷子刷皮肤时的感觉。

　　即使经过若干年应用不同技术的研究之后，现在对多种代表区的功能仍然是有争论的，人们知道得越多，科学家们才更相信阿德里安是正确的。他提出：不同的代表区应该反映不同的事物。

　　阿德里安发现：皮层代表区在动物种与种之间有很大区别。在发现了猫躯体感觉第Ⅱ区之后，他仔细地制作了一系列动物的脑表面图，包括某些以前没有研究过的动物，除了猫、狗、猴、兔以外，他也做了猪、羊、山羊，甚至做了一匹小马大脑皮层的制图。在研究中，阿德里安继续用自然刺激，摸一下皮肤，用羽毛划一下皮肤，甚至用他的手指来压一压动物的皮肤，以求激活大脑皮层的感觉单位。

　　皮层制图呈现了某些共同特征，例如，每一侧半球接受的投射多数来自对侧身体，在第Ⅰ感觉区，经常是代表上部躯体表面的在脑的下部，头面向后。更有兴趣的是，阿德里安看到，种和种之间可以看出某些差别。他发现，某一个躯体部位在皮层代表区的大小与身体这个部位对这个种的动物重要性有关，因为这种动物就是用这个体表来感知自然环境的。因此,整个体表的大脑皮层代表区似乎是大大地失比例的,而不同动物的失比例的方式又不一样。例如阿德里安发现,在猴的躯体感觉皮层制图,手和嘴唇几乎占据了整个感觉区;相反,猪的鼻子区占据了整个躯体感觉皮层;至于小马,鼻子皮层区域差不多有其余身体区加在一起那样大,虽然鼻子体表只占小马体表的很少一部分。于是阿德里安认为,他能够预测动物脑生理学的某些特征,只要晓得这个动物在野生情况下是怎么生活的就行了。换一种方法来研究,即研究一个动物的生理就能更好地了解为什么它能以特有的方式来生存,脑与行为的相关是很有趣的一个问题,证实脑与行为的相关常令人激动不已。

20 世纪 50 年代晚期阿德里安致力于嗅觉研究,他研究嗅觉有两个理由:第一,嗅觉是一个相对被忽略的领域;第二,阿德里安认为嗅觉一定有很重要的特征,嗅器官在多种动物是非常发达和巨大的。开始,阿德里安对嗅觉的研究是试图了解不同动物的嗅世界,包括刺猬、兔、猫。他把不同嗅味的物质给予动物,然后记录嗅活

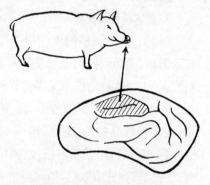

阿德里安做的猪感觉皮层的制图
猪鼻部皮肤感觉特别发达,因此在猪脑中所占的面积相对地特别大。

动,如他所预料的那样,在不同种的动物,嗅敏感性有明显的差异。他发现,鱼对于青草的水果味很灵敏,猫对花香没有嗅觉反应,但可被恶臭的味道所激活。阿德里安解释说,对人是无关轻重的刺激,对其他动物却可能像一声惊雷或一片闪电。

他又问,嗅觉系统是不是由不同的嗅细胞所组成的呢? 每种细胞是针对一种嗅味编程序进行反应,还是有更加复杂的情况呢? 他记录了向脑发出投射的嗅球细胞的活动,发现刺激一定要很弱,刺激越大则越不容易记录到特异性反应,刺激强度逐步增加,达到阈值以

上时,会有更多的神经元作出反应。

这些发现强烈地揭示,嗅依赖于一种特异性,也依赖于神经元群的放电型式与特点。阿德里安猜想,嗅觉可能可分成五十个左右的类型,有特异的感受器,有五种以上嗅上皮可受到影响,另外有五种左右的放电的型式,这样,一个动物能够嗅到的数目可以非常大。

2004 年理查德·阿克塞尔(Richard Axel)和琳达·B·巴克(Linda B. Buck)因为他们发现诸种嗅觉感受器和嗅觉系统的组构而获得诺贝尔生理学或医学奖。他们的惊人发现是嗅觉受体达 900种,都属于 G-蛋白耦联受体,不论深度和广度已远远超过当年阿德里安的想象。

### 3. 进入脑电图领域

阿德利安在剑桥的工作思路不同于伯杰在德国的工作。阿德里安认识到,应如何找到一条路径来探测人大脑皮层的功能。伯杰所研究的正是人脑,他的技术又不需要外科手术,他的工作更加激动人。

阿德里安读了伯杰的论文。伯杰用几种不同电极来研究人脑电波,在某些实验中,伯杰曾向头皮插进去一根镀以白金的针或者镀锌的钢针,但以后用片状电极,电极可以安放在头的额部或后部。一旦测试对象感到舒服以后,伯杰要求对象睁开或闭起他的眼睛,或者让他尝试一下疼的刺激,或响亮的噪声,或者让他注意一下,刺激快要来临。

在阿德里安获得诺贝尔奖的时候,他下一个希望研究的是中枢神经系统,他在诺贝尔讲演的最后一句话说:

> 外周神经系统,我们的主要关心是找出单个单位里面发生了一些什么,我们现在知道,这是相当简单的一系列的事件。在中枢神经系统里面则不同,每个单位所发生的事件是不怎么重要的,我们关心的是大量神经元的相互作用,而我们的责任是要找出这种相互作用发生的方式。

阿德里安显然受到谢林顿的工作及整合问题的刺激。此外,一系列在德国发表的论文也引起他的注意。但是阿德里安并不相信大脑皮层所有部分对每秒 10 次的伯杰节律作出相同的贡献，他注意到伯杰的被人忽略的脑电图文章。他也要记录脑电波。

在阿德里安的早期脑电图实验中，有一位年轻剑桥人马修斯（Matthews）来帮助他，此人具有特殊的也可以说是具有非凡的技术，他制造了一个示波器，用这个示波器他记录了麻醉的兔和猫的脑电波。阿德里安和马修斯观察到单个神经元的节律性和波动性放电，这种放电与节律性脑电波同步。做了几个实验之后，阿德里安准备转向人脑了。

应用头颅表面电极，阿德里安和马修斯等不太困难地证明了伯杰的许多主要发现。在人脑方面，剑桥生理学家还有了自己的发现。例如，虽然伯杰节律当受试者睁开眼睛时可以被取消，但是如果受试者睁开眼睛并注视空的视野，节律性放电仍然可以维持下来。阿德里安的研究还发现，闭上眼睛时伯杰节律消失，但是让被试闭上眼睛而考虑解决一个问题，例如视觉的想象，伯杰节律也会消失。

阿德里安对实验的解释与伯杰的很不同。阿德里安争论说，伯杰节律并不是脑的基本的节律，它可能反映大脑活动的负性方面，也就是说，这个活动只有当意识或者注意减少时候才会表达出来。另外，伯杰波可能是由大脑皮层的一部分，即枕叶发生的，而枕叶是和视觉有关的。1934 年阿德里安和马修斯这样写的：

　　　　我们把这个效应看作为是枕叶皮层细胞群自发节律活动产生的，当它们不受干扰时这些节律活动似乎倾向于放电。但是当视觉活动或者是广泛的非视觉活动到来时，就把节律打乱了。这样，视觉细胞受到很多兴奋的冲击，以至于枕叶细胞不再能够进行同步活动了。如果我们对伯杰的解释理解正确的话，他则认为脑电波有更为广泛和不太特异的起源。

阿德里安的工作对于把注意力引到脑电波方面起了很大作用，

特别是在使用英语的国家中。纵观阿德里安的一生，他看到了脑电图 EEG 将要上升而成为一种重要的工具，可以用来诊断癫痫这类疾病。1936 年，早在现代脑扫描技术应用之前，他正确地预言，只要改进技术，而且有皮层活动的更多的知识为基础，科学家终有一天能够记录并了解人进行思维时候脑的变化。

**参考文献：**

陈宜张。1983

张香桐。1997

Adrian E. (Nobel Lecture) 1932

Adrian E. (Biography) 1965

Axel R. (Nobel Lecture) 2004

Buck LB. (Nobel Lecture) 2004

Finger S. 2000

Fulton JF. 1951

Marshall. LH, Magoun HW. 1998

# 第12章  彭菲尔德、贾斯珀、米尔纳：人大脑皮层的功能

加拿大神经外科学家彭菲尔德大大推进了人大脑皮层功能定位的研究，他利用给病人脑部手术的机会，在手术前暴露的大脑表面，并在病人清醒的情况下用电刺激大脑，观察病人的行为，包括运动反应及感觉报告，及大脑皮层脑电图变化，以确定人大脑皮层的许多功能定位，这也是由彭菲尔德所领导的加拿大蒙特利尔神经病学研究所的重大贡献。脑电图学家贾斯珀来到神经病学研究所，在协同彭菲尔德确定大脑皮层功能定位方面起了重要作用。赫布的研究生米尔纳在神经病学研究所看到了记忆异常的两例病人，导致了研究另一位病人 H. M. ，发现了记忆与海马的关系。记忆分为两类：一类是陈述性的，与海马有关系；另一类是非陈述性的，与海马的关系不大。她的工作成为记忆研究的一个标志性进展。

## 一、彭菲尔德

### 1. 蒙特利尔神经病学研究所

怀尔德·彭菲尔德（Wilder Penfield，1891—1976）出生于美国华盛顿州，拿了剑桥学士学位，学习生理学后开始他的医学研究。在谢林顿的鼓励和影响之下，他的兴趣在组织学和神经细胞学。后来到约翰·霍普金斯（Johns Hopkins）医学院，在那里获得了医学学位。1918 年，他发表了第一篇论文，是关于轴突切断后神经元高

尔基器的变化。1924年彭菲尔德开始研究损伤后脑的愈合过程，他接受谢林顿的意见，在西班牙跟皮奥·德尔·里奥-奥尔特加（Pio del Rio-Hortega）学习神经组织学，收集了很多外科手术的标本，研究脑疤痕的组织学及外伤后癫痫发病原因。彭菲尔德曾在布雷斯劳（Breslau）看到过如何在清醒病人身上做脑电图。1928年回到北美后，在自己所在的麦吉尔（McGill）大学蒙特利尔（Montrel）神经病学研究所（MNI）里面做人的大脑皮层功能研究，研究所是由他建立并领导的。

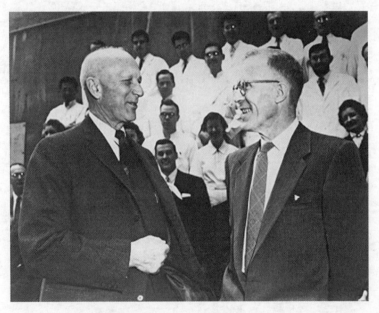

1958年彭菲尔德(左)和赫布在蒙特利尔的一个会议上

### 2. 人大脑皮层功能研究

彭菲尔德了解谢林顿关于灵长类大脑皮层定位的工作，1928年他与弗尔斯特（Foerster）一起学习在局部麻醉下的癫痫病人身上用轻微电刺激大脑皮层，观察病人的行为反应。彭菲尔德的目的是为了正确地切除癫痫疤痕组织，因此在术前用轻微电刺激来确定病人的感觉皮层和运动皮层的范围,从而监视外科切除的正确与否。在长期的事业中,他和许多合作者,包括外科医生兼神经病理学家科内(Cone)、脑电图学家贾斯珀、神经心理学家米尔纳等进行了有成效的合作。

彭菲尔德是谢林顿后期的一名学生。一次他从加拿大蒙特利尔去看望谢林顿,那年谢林顿已年逾 90 了,彭菲尔德站在边上,非常礼貌地告诉谢林顿他在加拿大做了些什么,他说他用的是清醒病人,他报告了他的结果,谢林顿回答说,这一定是非常有趣的事,如果我们对"标本"提出一个问题,而且请他回答。①

在暴露的脑表面用电刺激的方法有可能非常准确地确定大脑皮层感觉区及运动区的位置,皮层各区对特定功能的贡献,整个体表按照一定次序排列在脑表面,加工来自身体某一部分的信息,这样就在皮层表面排列出"小人"(homuculus)的图像。"小人"的分布与身体所占面积大小不成比例,但反映这部分神经支配的精确程度,如从嘴唇与手来的感觉输入所占大脑皮层面积比从肘部来的要大。皮层输出也以同样原则组构,人类大脑皮层用更多的面积来控制手指以及与语言相关的肌肉。彭菲尔德被人们推崇是由于他用电刺激方法得出的在人脑上画出的一个"小人",也由于他对癫痫的贡献。

大脑皮层电刺激还可以引起病人语言和发音的改变、过去经验的回忆、视觉和听觉的效应等。在某些病理条件下,电刺激也可能激动大脑皮层的癫痫灶,从而诱发病人的习惯性抽搐。这样,外科医生可以确定哪些脑区是生理学上已经紊乱了的癫痫灶。彭菲尔德显然认为,所有外科医生如果有机会都有义务来增加对脑功能知识的积累。

彭菲尔德总结出一系列关于癫痫脑外科治疗的研究报告。1938年彭菲尔德注意到,刺激病人颞叶皮层某些部分,偶然可以引起病人

---

①　"标本"即指病人。

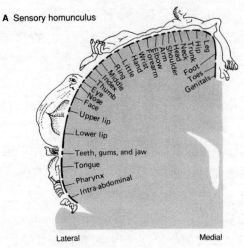

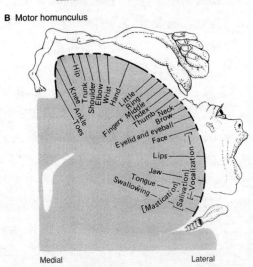

彭菲尔德利用清醒病人所做的大脑皮层功能制图
上图：躯体感觉；下图：运动。

对已经遗忘经历的生动回忆。他又证明，差不多半数病人的癫痫发作，起源于一侧颞叶皮层。他关于颞叶癫痫的工作引导他看到海马与记忆功能非常重要的关系，以及负责记忆的其他大脑皮层。1951年，彭菲尔德与心理学家米尔纳一起发现，有一例一侧内侧颞叶海马切除病人有严重的记忆障碍；后来发现这位病人的另一侧海马是损伤的，这就是说，病人是双侧海马功能丢失。这种双侧海马功能缺失病人，完全不能回忆手术后所发生的各种事情，记忆丧失并不伴随智能的丧失，也没有注意能力的丧失。

### 3. 杰克逊的癫痫临床观察

休林斯·杰克逊(Hughlings Jackson，1835—1911)在病人身上观察脑功能时看到，有些癫痫病人的抽筋局限于身体的一侧，尸体解剖时发现病人抽筋的对侧脑有病变，常常在大脑皮层的表面。杰克逊还看到一个特别令人感兴趣的问题，抽筋发作会扩散开来，波及所达的肌肉群有一定的规律。杰克逊由此猜测，运动皮层一定是沿着躯体定位的方式组构起来的，即沿着体表的脸、脚、手的位置，在运动皮层有相应代表区。这个非常了不起的提示，后来很快在灵长类动物得到了证实。

颞叶在癫痫中的作用是与杰克逊的名字联系在一起的，这种癫痫被称为杰克逊型癫痫。虽然杰克逊本人做的实验工作不多，但是神经学感谢他，是由于他所作临床观察的彻底性以及他所提出的关于大脑皮层定位的一般性哲学观点。杰克逊注意到，并不是所有发作都带有运动成分，有的仅有感觉放电，放电可以引起一般感觉，也可以引起特种感觉，杰克逊给了感觉一个落脚点——内侧颞叶。

彭菲尔德对清醒病人的观察是有关颞叶功能的又一进展，1931年由于机遇，他发现刺激上颞回可引起病人回忆起过去长时间的经验。到1959年他一共积累了1 000个这样的病例，进行了综述，并在爱丁堡皇家外科学院讲座作了报告。彭菲尔德介绍了几个病例而且得出结论说："在脑的隐藏部分记录着意识流。"他建议，左侧颞叶可以称之为"比较解释"区，在那里刺激可以引起回忆的经验，但这个术语以后并未被普遍接受。

人类颞叶功能是通过各种实验方法及搜集临床病例而获得的，有单侧或双侧损伤，有刺激的结果，也有人类脑联合切除术的后果等。从历史上看，对人脑的听觉和语言功能的了解比视、嗅觉输入的复杂知觉和记忆功能为早,布洛卡、韦尔尼克和彭菲尔德所发现的听觉和语言功能的不对称性,早期认为是大脑的一侧半球对另一侧半球的优势,现在看来应是互补性的特异化(参见第14章)。

### 4. 与贾斯珀的合作

彭菲尔德人大脑皮层功能研究的特色就是病人处于清醒状态,可以询问他的主观感受,观察行为变化,但对于脑活动本身却不能提供多少信息。在暴露的大脑皮层上直接记录脑电图,可以反映脑活动水平,实在是一个很好的补充。彭菲尔德和贾斯珀的合作,提供了一个极好的范例。

赫伯斯·H·贾斯珀(Herbert H. Jasper,1906—)把他的一生贡献给脑和神智、行为的研究。在意识状态、在学习和癫痫发作的脑电图关系研究上,用微电极记录单个脑细胞和单个突触的活动,并结合神经化学机制的研究等方面,他是一个先驱者。

贾斯珀一生做了许多工作,但他认为1937年至1965年在蒙特利尔与彭菲尔德的合作,是他一生科学事业中最丰富多彩的时期。贾斯珀和同事在布朗大学时知道彭菲尔德暴露病人的大脑皮层表面,为处理局灶性的癫痫病人所做的外科手术,1937年他邀请彭菲尔德到布朗大学给心理系作一个学术报告,彭菲尔德的研究给贾斯珀留下了深刻印象。

彭菲尔德看了贾斯珀在布拉德利(Bradley)医院的实验室,看了贾斯珀用于定位病人局灶性癫痫病灶的脑电图工作,他以前没听说过脑电图,对此持保留态度,但他同意给贾斯珀的几位病人做手术。

贾斯珀把彭菲尔德认为适宜做手术的两位病人送到蒙特利尔,为了在手术中记录脑电,一个周末贾斯珀带上脑电图仪器过去。幸运的是,彭菲尔德发现了局灶性病灶,其位置正好与脑电图定位符合,彭菲尔德于是同意再做几位病人。就这样,他们延续了合作,一年中得到了令人满意的足够多的结果。彭菲尔德愿意考虑贾斯珀参加到他们的工作组,但是既没有能力付薪水也没有实验室空间。

贾斯珀把洛氏基金转到彭菲尔德那儿,彭菲尔德设法在研究所内为他建立一个附加部分，为贾斯珀做临床试验提供了良好的空间位置，贾斯珀的电子学实验室建在地下储藏室。

1938年贾斯珀转到蒙特利尔，贾斯珀的脑电图室开张的时候组织了一个学术讨论会，许多北美的脑电图学前沿人物都到了，他们参加开幕仪式并实地观看了彭菲尔德对一位癫痫病人的手术，以及在病人暴露的大脑皮层同时记录脑电波。在一个短的讨论会后就到山上滑雪，进行比赛，彭菲尔德也参加了，滑雪后继续进行科学讨论。

贾斯珀与彭菲尔德相处融洽，成为MNI（麦吉尔大学蒙特利尔神经病学研究所）的一员，他们有许多热情的合作者，还有来自全世界数百位同事和学生的合作。贾斯珀每星期一早上查病房，很多医生还有MNI所有成员都会参加。这是彭菲尔德的梦想，建立一个多学科的神经科学研究所，基础科学紧密地与临床实验室结合一起，包括放射学、神经病理学、神经解剖学、神经化学、心理学的实验室，当然还有脑电图学和神经生理学实验室。这种结合在一起的形式是一种临床和基础研究的融合，也是以后被称之为神经科学的先驱性模式。贾斯珀高兴地参与实现彭菲尔德的梦想，其实这也是贾斯珀自己的梦想，一个国际性、跨学科性的梦想。

贾斯珀与几名得力助手一起开展脑电图系的工作，其中有电子学工程师，他们能够操作所有脑电图记录的设备，组装了三套四通道的示波记录仪，附有合适的放大器。贾斯珀与彭菲尔德的手术护士罗奇（Roach）融洽合作，罗奇也管理贾斯珀的神经生理学实验室，贾斯珀实验室的操作要服从手术室的标准。"二战"时罗奇离开医院，承担陆军医院工作，跟前线战士一起远征意大利，战后她带回来几名意大利助手，这些助手也一起在贾斯珀的实验室工作。来自英国伦敦的训练有素的神经病学家也成为贾斯珀脑电图实验室的成员，他们进行了1 000例癫痫病人详细的病理学研究。

作为彭菲尔德和埃里克森（Erickson）合作著述的一章，1941年贾斯珀发表了第一篇有关完整的脑电图文章。埃里克森是神经外科总住院医生。同年，贾斯珀与埃里克森发表另一篇文章，这是第一批长系列神经生理学实验,也是神经外科住院医生研究生训练的一部分。1941 年,贾斯珀发表了综述——《脑的电活动》。

1954 年,贾斯珀写了两本重要著作:一本是《癫痫和人脑的功能解剖》,这由他和彭菲尔德的合著,是他们在 MNI 合作的总结;另一本叫《意识和脑机制》,这是由贾斯珀、阿德里安、布雷默、德拉弗雷奈(Delafresnaye)等主编的,那是 1954 年蒙特利尔国际生理科学大会后一个卫星讨论会的论文集。这两本书现在都是神经科学的经典。

意识和非意识的脑机制是贾斯珀一生神经科学研究的中心课题,这和癫痫的基本机制研究紧密联系,因为有些癫痫开始发作时,往往伴有意识丧失。对这类癫痫,他们称之为"中央脑"或"皮层-网状结构"发作,彭菲尔德和贾斯珀等提出了一个假设性机制,认为有一个中央脑机制,但这一理论未获广泛支持和承认。

## 二、米尔纳

"二战"时期,布伦达·米尔纳(Brenda Milner, 1918—  )来到加拿大,1944 年至 1952 年间她在蒙特利尔大学心理系做助教,以后转到麦吉尔大学。自心理系主任换成著名学者唐纳德·赫布(Donald Hebb)以后,那里的学术空气越来越浓厚。同时附近有 MNI,所长是彭菲尔德。米尔纳在赫布指导下读研究生,但也到 MNI 去接触外科手术室中的科研,如彭菲尔德用电刺激病人的脑,让他报告自己的感觉、经验及记忆等,米尔纳对这些都很感兴趣,往后她的研究主题跟 MNI 的某些问题有关。

### 1. 记忆问题

彭菲尔德的兴趣之一是记忆问题。米尔纳在学习期间对记忆并不是很感兴趣,倒是有兴趣于知觉等复杂任务的研究。1939 年赫布报告了一例右侧颞叶切除病例,还有几个听觉的研究,那时有关颞叶切除对人类各方面影响的报告很少。1937 年,克吕弗和布西在切除猴子颞叶的报告中提出,两侧颞叶切除的猴子产生心理盲。这些情况使米尔纳考虑把视觉缺损同颞叶损伤联系起来,但病人仅是一侧颞叶损伤，因此病人的情况将会如何，并不很清楚。赫布让米尔纳在MNI做颞叶损伤的工作，手术前、手术后两星期她都要做记录。因米尔纳在大学还有教学任务，根据研究计划，她只好在周末或晚上去作病人的测试。米尔纳需要预先知道病人什么时候手术，而彭菲尔德往往在最后几分钟才决定给哪位病人手术。另一个困难是，所有病人手术前都要做气脑图，要把病人脑脊液抽出来，打进去空气，病人做完后很快有头痛、恶心，这时米尔纳不能做心理测试。这些都是不利条件，但米尔纳还是努力做记录。到1952年，米尔纳能够在颞叶损伤病人脑部记录到一些轻微的绘图行为缺损，这种行为缺损手术前有，但病灶切除后加重了，右侧颞叶损伤病人的行为缺损比较明显，左侧的不太明显。

米尔纳观察到，行为缺损与右侧颞叶损伤及选择性视觉分辨学习之间有平行关系，这种关系以前在双侧下颞叶切除中描写过。几年后米尔纳又发现，右侧前颞叶切除后，一例有简单音乐旋律辨别任务的缺损，有点像猴子两侧颞叶皮层损伤后听觉辨别的缺损。

当米尔纳正要写论文的时候，她又发觉有几件进一步要做的事情。第一，她应该看更多的病人，如果能够演示右颞叶的特殊贡献和作用，会更好些，但现在的材料不够深入，还难以说服读者，切除的结果是不是由于外科医生切得更多，或者右侧颞叶切除的缺损仅仅是一个上象限视觉的缺损。第二，米尔纳在听病人述说时得知，左颞叶损伤病人说他的记忆不好，进一步询问时，病人给出了语言范围的记忆，他会忘记以前听到的和读过的，后来又碰到一例手术后完全记忆不良的病例。不论米尔纳喜欢与否，她得开始研究记忆。赫布原来希望米尔纳在夏天完成她的论文，然后全职做教学工作，但米尔纳告诉赫布，她坚持想到彭菲尔德那儿去工作，赫布终于同意了。

**2. 双侧内侧颞叶损伤后的记忆丧失**

在彭菲尔德的早期颞叶手术中，往往只切除前部新皮层，因为切除范围不够大，癫痫还会发作，有时候要作全颞叶切除。

有一个病例是土木工程师P. D.，为他做的第二次手术仅切除了左侧颞叶的内侧结构。手术后,病人出现严重、持续、普遍性的近期记忆丧失,没有认知缺损。从临床看,记忆丧失是一种明显的顺向性记忆丧失,只要他的注意力一转移,每天的生活经验就忘掉了,记忆就没有了;此外他也有逆向记忆丧失,几个月前的事情记不起来了。这位病人出人意料的记忆丧失是外科手术的不良后果,是一个令人烦恼的病例。到 1952 年 11 月,另一个病例 F. C. 出现了,他是一位28 岁的手套剪切工人,左侧颞叶被切除,包括杏仁、沟、前海马回、旁海马回,他出现了同样的记忆丧失症候群,逆向记忆丧失延伸到四年范围内。这两个病例的记忆丧失,都是一侧颞叶切除的后果,为了解释这种症状,米尔纳等给了一个假说,即病人在手术前原来有一个已经存在的、没有觉察到的、对侧大脑半球内侧颞叶的萎缩性病变。所以当他的左侧颞叶、海马回、旁海马回切除以后,他的两个海马功能都丧失了,这样一来,才出现记忆丧失。持这种假说的理由是,病人 P. D.的颞叶切除是分两期进行的,仅当第二期内侧颞叶切除后,才出现记忆丧失。米尔纳的假说九年后得到了证实,后来 P. D. 死了,尸体解剖发现,他的右侧海马有明显的萎缩,不过,手术这一侧的内侧颞叶的海马只切了 22 毫米,还有 22 毫米的海马是正常的,并没有全切除。

1955 年米尔纳等在芝加哥的美国神经病学会议上报告了这两个病例,当时哈特福德(Hartford)的外科医生斯科维尔(Scoville)读过米尔纳的论文摘要,他与米尔纳等联系,介绍也有一个类似的记忆丧失病人,就是有名的 H. M. 。为了控制这位病人的癫痫发作,斯科维尔切除了他的双内侧颞叶。米尔纳被邀请到哈特福德去研究这位病人以及作类似切除的其他病人。

斯科维尔设计的双内侧颞叶切除是额叶切除术的代替,因为曾经提出过额叶切除可以治疗严重精神分裂症。由于内侧颞叶和眶额叶之间的联系,斯科维尔希望内侧颞叶切除可能对精神病人有好处,同时可以避免额叶切除后不希望出现的副作用。但事实并非如此,手术对减少精神症状帮助很少,开始时记忆的改变也不能觉察到。米尔纳有机会去考察这样的八位病人,其中有几位难以检测。经过检测,米尔纳确定：在所有病例中，只要是去除了海马和旁海马回的，就都有顺行记忆缺失，但是如果切除仅限于沟回和杏仁，就没有记忆缺损。

### 3. 病人 H. M.

斯科维尔意识到手术可能是引起记忆丧失的危险原因，他做了一例双侧颞叶全切除，那是一位 27 岁癫痫病人 H. M.，病人有经常性的癫痫发作，对于几乎中毒剂量的抗惊厥药物不反应，这才迫使病人做了这个大手术。H. M. 是一个线路装配工人，他不能够工作，没有正常生活，双侧颞叶切除后，他的癫痫得到控制，但也付出了高昂代价。手术后没有几天，H. M. 就出现严重的近期记忆损失，他不能够记得他早饭吃的是什么，他不再能够找到围着医院走的路，他不认识医院的成员，包括给他看病的医生，但他认识斯科维尔，因为他们认识好几年了。对过去三年内的事，H. M. 显示点状的记忆丧失，但更早的记忆还是完整的，他语言正常，行为得体。

1955 年 4 月，米尔纳第一次接触 H. M.，显然他的记忆缺损同先前看到的彭菲尔德的两位病人是同一类型，不过更严重。H. M. 没有智力的缺失，手术后他的智商反而增高了，达到 104—170，这可能是因为手术后他癫痫发作次数少了，吃的药也少了。

与 P. D. 一样，H. M. 的持续注意能力是显著的，例如他可以保持数字 584 至少达 15 分钟之久，只要不断地重复，不管组合、重组合这些数字，他还是能够记住。但一旦当他的注意力被一个新题目转移，整个事情就忘掉了。这似乎提示，他不能够保持一个简单的回忆，而在没有其他干扰的条件下，记忆能够无限期保持下去，只需一个条件，就是没有其他活动引起他的注意。令米尔纳不能理解的是，这个口头的复述在这里起了什么作用？米尔纳的一位研究生后来演示，如果用一种延迟配对比较作业就可以证明，1 分钟之内 H. M. 就会忘掉简单的非语言刺激。相关研究集中起来显示，H. M. 可以把知觉性信息记录下来，但过 30—40 秒钟就不能再利用了。这个结果似乎支持这样的区分，有一个原发性记忆过程，它很快衰减，同时还有一个覆盖于其上的继发性记忆过程。H. M. 受损坏的就是第二个记忆过程，该记忆过程的作用是把信息长时程地储存起来。

H. M. 不能够保持语言信息是在一次暴露以后，他分心了，这并不意味着他不能够掌握一个新的作业。他们又用两个方法来测试他，米尔纳第二次去哈特福德时，她从实验心理学实验室带去了两个作业，花三天时间检查 H. M. 。一个作业是有 28 个选择点的迷宫，这对 H. M. 是十分困难的，因为当他到迷宫终点时连刚才已走过的路都忘掉了。他常讲，他有一点怀疑，是那条路还是这条路？与此相反，令米尔纳非常惊奇的是，对另一作业，即对镜画线作业 H. M. 却毫无困难，这个作业检测的是他获得新视觉运动技巧的能力。做这项测试时，给他看镜子中双线边的五角星，提示他的笔要走在双线的中间。作业是困难的，因为他不是直接看图，而是在镜中看这张图，看着镜中，但手在纸上画。在这种条件下，通常受试者的手动方向老是会反的，因为是看镜子的关系，做过几次后就会做了。米尔纳让 H. M. 做了 30 次这样的训练，H. M. 显示典型的学习曲线。在最后一轮的末了问他时，他却没有任何一点他曾做过作业的感觉。今天我们知道，这种分离是有可能的，但在那时令她吃惊。这是一个早期证据，表明有两种以上脑内记忆系统的存在。

根据 H. M. 能够完成对镜子画线的作业，米尔纳推测，其他类型的运动技巧也可能通过内侧颞叶系统独立地完成，例如学习跳舞、游泳，或者发一个外语的音。米尔纳的想法是，这类技巧是逐渐建立，是不能描写的，如果试图通过内省了解它，反而使实际操作更差。以后斯夸尔(Squrie)、科恩(Cohen)等提出，这类学习可称为程序性学习，它不需要意识的认知记忆系统的参与。

这种普遍化的推理是成立的，米尔纳等很快清楚，运动技巧仅仅是有关学习、记忆能力的一部分，这种能力在 H. M. 和其他类似脑损伤病人中是保留的。如 1968 年有人发现，遗忘症病人可以学会鉴定一个已破碎的对象或动物的图，虽然病人记不起来他曾经看到过完整的图。以后米尔纳在 H. M. 身上也看到这个现象，不是运动方面的，而是长期、先前视觉经验的效应，米尔纳称之为"知

觉学习（perceptual learning）"，现在称为"强化（priming）"，这类学习
与运动学习不一样，可能是通过视觉皮层介导的。

对人类记忆过程及其神经底物的兴趣近数十年逐渐高涨，早期
先驱性的根据 H. M. 的工作肯定被认为有相当促进作用。接受这样
一种新的看法也有其困难之处，主要是目前还缺少一个适当的动物
模型来研究人类遗忘症。多年来常令米尔纳感到困惑的是，缺少实
验性的确认，例如从猴子实验来确认病人身上的症状。但动物实验
与病人临床结果终究还有不少区别，例如，测试方法与实施结果的判
断如何能合理地解释记忆丧失就很不容易。

总体看来，行为研究已提供了相当好的证据，陈述性（declarative）
记忆系统关键性地依赖于内侧颞叶，但人们仍然需要研究，在海马范
围内，哪个特定的结构在这里起了重要作用，海马与其他脑区相互作
用的模式又是什么？米尔纳用了一个字——"海马的"，但她从来没
有说过，记忆完全是由于海马损伤的。最近科金（Corkin）用磁共振
方法再次研究了 H. M.，结果显示，H. M. 的双侧颞叶切除范围与斯
科维尔描写的基本一致，但损伤范围没有他讲的那么大。检查结果
表明，损伤是双侧对称的，也包括了相当一部分杏仁，还有内嗅皮层、
嗅周围皮层，以及大约 5 厘米的海马结构，而旁海马皮层基本上是完
整的，外侧颞叶新皮层也是完整的。所以科金提示，H. M. 的记忆丧
失严重程度与其他的一些有选择性海马损伤的病人的区别，可能由
于 H. M. 的损伤包括了嗅周围、内嗅区以及某些旁海马皮层。最近
的许多研究就朝向分析海马结构中各个具体亚区的作用到底怎样。

自从记忆缺损遗忘症的研究开展以后，在 MNI 进行的其他心理
学研究蓬勃发展。如发现右侧颞叶切除后，可以引起认识记忆的丧
失，而左侧的不能。米尔纳自己看到过，右侧颞叶切除使病人对新面
孔记忆缺失。

1960 年米尔纳在纽约记忆讨论会上遇到斯佩里，当斯佩里知道
米尔纳对于右侧半球的特殊兴趣以后，他邀请米尔纳到加州去研究
一个大脑胼胝体切断的病人。由于邀请，米尔纳和泰勒（Taylor）曾

经几次访问加州理工学院,在往后的十年中,带着特殊的实验问题去工作,一个最重要的发现是,胼胝体切断病人对触觉的延迟作业,左手比右手好,延迟间隔时间比 H. M. 还要长,而 H. M. 的胼胝体是完好的。根据这样的事实,外科上游离的、不会讲话的右半球能够把触觉延迟忍受到 2 分钟,这似乎说明,H. M. 30 秒钟作业的失败是由于他不能产生合适的语言标记。

**4. 和田测试**

尤恩·和田(Juhn Wada)是 MNI 神经病学的博士后。和田测试是指一侧颈动脉内戊巴比妥(amobarbital)注射后测试被试者的语言功能,这一测试由和田首创,通过它可以分别测试受试者左、右半球的语言功能。令人印象非常深刻的是,一项新技术的应用可以给脑功能以新的启发。有一次在手术前脑电图讨论会上和田提出,通过向一侧颈总动脉注射巴比妥类药物,有可能确定语言的代表在哪一侧。当时正在讨论一个用左手的病人,其癫痫发作从左侧后颞叶开始,病人没有发作后的语言困难。在讨论会上彭菲尔德发表了评论:如果能够有一种办法在事先确定哪一侧是语言半球,这对决定手术非常重要,如果拟手术的半球就是语言那一侧,就不能做手术。就在这时,和田提出了上述看法。米尔纳记得,彭菲尔德听后把眼镜拿了下来,显然是讨厌的表情,他说这简直不可思议。很快和田就试图来做这个带有危险性的检测试验,他先用猴子确定操作的安全性,以后达到方法的完善。1959 年后,如果病人是脑手术的对象,所有用左手的,或左、右手双用的病人,手术前都要接受动脉内戊巴比妥的注射来确定语言在哪一侧。

这个测试带来的新亮点是,出现了一种可能性,在同一病人身上比较两个半球的功能。测试是简单的,时间是短暂的。所用的语言测试与大脑皮层暴露后刺激时手术室里测试的课目差不多,就是让病人讲出常用物种的名称,回忆常用的顺序。

米尔纳和泰勒与神经外科专家合作,做了一系列戊巴比妥测试,通过测试确定,大概在非右手病人中,有 15%—20%的人中有双侧语言的代表，比较左侧与右侧注射的结果，发现 40％病人的语言紊乱形式是有差别的。

　　戊巴比妥的语言测试结果也提醒人们，早期左侧大脑半球的损伤是否能导致以后右侧半球对语言占优势，病变部位至关重要。开始米尔纳等感到奇怪，早期的严重左侧额叶或左侧枕叶损伤病人还具有左侧半球的语言优势。后来认识到，对所有损伤病灶的分布加以推敲，如果病人是早期、婴孩时损伤了左侧半球，如后顶叶区，他很容易有一个功能重组，经过重组，右侧半球可以变成优势，或者是双侧代表。如果是左侧半球损伤，又保留了这些关键脑区，则很少出现语言功能的一侧化。

　　由于戊巴比妥试验检测语言的成功，后来在 MNI 神经病学研究所曾经试图用和田试验来测试病人的记忆问题，做手术之前，先用戊巴比妥方法把这一侧麻醉，如果出现记忆的损失，意味着对侧海马可能有问题。理论上这个设想是合理的，但记忆跟语言还有不同，记忆需要一定的时间，所以设计记忆的实验颇费工夫。

### 5. 额叶

　　彭菲尔德所做的外科手术以额叶为主，额叶癫痫多数由外伤引起，所以治疗癫痫需要做额叶切除手术。在手术中碰到这样的现象，就是广泛切除了癫痫灶脑组织后，病人的智力状态反而比手术前要好。赫布和彭菲尔德曾经提出了"损伤性皮层"（Nociferous cortex）的概念，其意是指损伤而不正常的脑可能干扰邻近正常脑的活动，因此当不正常脑被切除后，正常脑的活力反而好转。一个特别明显的例子是 1928 年有一位 16 岁病人 K. M.，他曾经遭受严重两侧额叶穿透性损伤，以后病人有反复大癫痫发作，行为能力也越来越差。十年后，1938 年 4 月 14 日，为了控制他的癫痫，彭菲尔德给他做了双侧额叶切除手术，额叶切除了三分之　。手术不但控制了他的癫痫，他的日常生活也有所改善，智商有所提高。对这样一个结果，赫布认为，正常额叶对智力活动的作用比原来人们设想的不重要。后来曾经用几种智商测试法测定这位病人，他的韦克斯勒·贝尔维（Wechsler Bellevue）智力测试结果是好的,另一种叫魏格尔(Weigl)测验,是颜色和形状分类作业,他的结果也是好的。若干年后,到 1962 年,米尔纳根据她在猴子的试验结果,用另外一个测试的方法,即威斯康星州(Wisconsin)卡分类测验,这个试验在猴子里面可以检测猴子智力的差别。米尔纳决定对 K. M. 重复检查,他先用当初用的方法,结果跟当年一样,K. M. 智力正常,但是当用威斯康星州方法试时,发现了他的不正常。从这一例看来,在做脑功能行为检测时,方法的选择大有讲究。

　　**额叶和辐散式思维**　对一位病人切除额叶,但保留了白洛嘉区,他的语言、智力测验都是好的,但很少讲话。这位病人有两个显著特点,对比鲜明。用一种流畅性测试方法来测验他,要求病人在一定时间里写某一特定字母,写的字越多越好。测试发现,左侧额叶切除病人的这个作业有缺损,他写出来的字比其他人要少。还可以用另一种非语言的流畅测试方法作业,要求病人在一定时间里面画出来能画的设计,他也是少的。米尔纳提出,这是语言的辐散式(divergent)功能受损。

　　**额叶和记忆的时间组构**　　有些额叶病人记住一件东西没有困难,但可能有细微的记忆缺陷。波兰心理学家科诺尔斯基(Konor-ski)发展了精细的测试方法,即延迟配对比较技术。用新的精细测试方法后,米尔纳认为,记忆过程可以区分为二:一是实现项目的记忆,另一是实现时间次序的记忆。

**参考文献:**

Bennett MR, Hacker PMS. 2002
Finger S. 2000
Jasper HH. 1996
Marshall. LH, Magoun HW. 1998
Milner B. 1998
Penfield W, Jasper H. 1954
Penfield W, Rasmussen T. 1950

# 第13章 胡贝尔、威塞尔：
# 把感觉研究引向认知领域

胡贝尔和威塞尔是在库夫勒的影响下研究猫、猴大脑皮层视觉功能的，他们研究了知觉过程中神经元活动的表现，也即脑内部代理的表现。他们的工作把感觉生理的研究引导到认知神经科学的知觉领域。

## 一、胡贝尔和威塞尔的合作

戴维·H·胡贝尔（David H. Hubel, 1926— ）出生于加拿大温莎（Winsor），在蒙特利尔读书，毕业于麦吉尔大学医学院。毕业后一直在蒙特利尔神经研究所（MNI）工作，具体指导他科研的是著名的脑电图学家贾斯珀。这个实验室有许多来访学者。1954年28岁时结婚。他感觉应该离开加拿大到国外去见识，就来到美国约翰·霍普金斯大学，在那里碰到一些著名学者，如眼科研究所的斯蒂芬·威廉·库夫

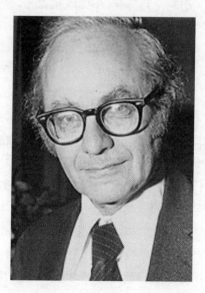

胡贝尔

勒(Stephen William Kuffler，1913—1980)，生理系的弗农·B·芒
卡斯尔（Vernon B. Mountcastle）等。以后又到瓦尔特·里德
(Walter Reed)陆军研究所工作，他以清醒猫为实验动物，记录脑的
单细胞活动，做意识状态的问题。这些工作使他熟悉怎样把微电
极推进，怎么制作玻璃电极、钨丝电极。他做了一些视觉皮层神经
元放电的记录。他能在清醒行走猫上记录大脑皮层单个细胞的电
活动。他用的是钨丝电极，钨丝用漆涂裹起来，然后把电极穿过动
物的硬脑膜，同时设计一个安放在猫颅骨上的密闭小室，以便作慢
性记录。除了学会微电极记录方法，他也学会用电烧灼的方法确
定电极的位置，神经解剖学家瑙塔（Nauta）的技术员帮了他不
少忙。

　　技术建立后，他在猫视觉皮层上作过一些记录。当时，德国学者
荣格(Jung)和他的合作者是世界上最前沿的研究组，已经做了视觉
皮层的单细胞记录。他们把视觉皮层的细胞分成为五类：A、B、C、
D、E。其中，B、D、E 细胞对一秒钟弥散光开始起反应，光终止时 C
细胞受到抑制，A 细胞很奇怪，怎么也不反应，这都是些谜团。但荣
格研究小组的兴趣在癫痫，把 A 细胞看成为对皮层活动起缓冲作用
的细胞，其作用是阻止癫痫样放电。

　　胡贝尔很快就确认了荣格等的主要结果，他有一次记录到一个
皮层细胞，但定位以后发现它在白质中，这使他大吃一惊，有可能荣
格的某些皮层单位的反应包含着来自外膝体的传导纤维的反应。以
后荣格的 A 细胞也找到了，A 细胞不在白质而在灰质。胡贝尔也做
过不仅是弥散的光，而是运动物体，例如手在猫的眼睛前面挥动。发
现某个细胞对一个向左方向运动的物体反应，而另一个细胞对向右
方向的运动反应，也有对向上向下方向反应的，当时还没有关于朝向
选择性的概念。根据这些实验，胡贝尔相信荣格的 A 细胞是真正皮
层细胞的反应，B、C、D、E 实际上是外膝体来的输入的反应，不反应
是一个错觉。1958 年在库夫勒召唤下，胡贝尔去了他早就崇拜的库
夫勒实验室。

托尔斯滕·N·威塞尔(Torsten N. Wiesel，1924— )有长期的精神病学方面经验,他在斯德哥尔摩附近的一家精神病医院工作,而且在成人、小孩的精神病方面都有实际经验,以后他决定回到基础研究中来,参加贝恩哈德(Bernhard)的神经生理学实验室,这位教授教过他临床前的课。威塞尔在那里做过一年的猫癫痫研究,以后他被库夫勒邀请去维尔纳(Wilmer)眼科研究所做博士后。50 年代中期,他在那里与布朗合作,逐层地研究了猫的视网膜电图。

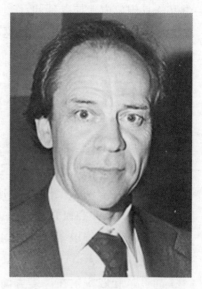

威塞尔

胡贝尔与威塞尔两人结合一起,纯属巧合。离开瓦尔特·里德陆军研究所后,胡贝尔原来有一个计划,想到约翰·霍普金斯医学院生理系芒卡斯尔实验室去,继续他的视觉研究,但直至 1958 年春,生理系还在装修,看起来还得有几个月的时间。就在这个时候,大概库夫勒得到了这个消息,因为布朗正好离开,所以库夫勒就建议他俩一起工作,大约可有九个月的工作时间,等到生理系装修完毕之后再去那里。在库夫勒安排下,胡贝尔、威塞尔他们三人就在吃饭的地方,边用餐边讨论今后的工作,大概不到 30 分钟就形成了计划。他们谁也没有料到,合作 9 个月变成了合作 25 年。

## 二、在库夫勒指导下工作

在单细胞记录以前,人们依靠比较粗的表面电极,记录同步电活动,即诱发电位,这曾经是非常重要的方法,用它研究过躯体感觉在大脑皮层感觉区的代表及视野在视觉皮层的分布。1941 年塔尔博特和马歇尔用诱发电位方法对猫和猴纹状皮层做了视野的定位研究。1950年汤普森(Thompson)、伍尔西、塔尔博特用同样方法在猴视觉皮层1区和兔视觉皮层区作了制图。1961年,丹尼尔和惠特里奇又深具想象力地加以延伸,作出理论上的概括,画出了纹状皮层感受野的三维分布图。他们把视网膜上一个圆球形接受野,根据各点与黄斑距离的不同,最后在脑里做出一个梨形的形态图。他们还曾用橡皮做成真正猴脑大小的模型,然后把这个形态图谱放到模型脑上去。以上就是胡贝尔和威塞尔在研究视皮层单个细胞开始之前的背景。

大脑皮层生理学的革命性变化发生在20世纪50年代后期和60年代早期,这个变化很大程度上依赖于技术的改进。技术改进包括三方面:第一,微电极的应用;第二,在动物头上面安放一个密闭小室,以便缓冲心血管和呼吸时脑的波动,从而有利于单位放电的记录;第三,发展电子学仪器,以便在高放大倍数、高阻抗条件下进行记录。

胡贝尔和威塞尔在许多方面都是幸运的,最幸运的一点是他们能够在库夫勒实验室工作,他那里有三个完全独立的小组在工作,空间虽很小,但他们能在很友好的气氛中工作。还有,当时只有一二个其他的实验研究小组能够把微电极插到视觉皮层,研究结果还没有越出光线照射后可以有给光反应、撤光反应,或者是给光撤光反应。也就是说,视觉皮层的研究当时没有什么新进展。20世纪50年代后期神经生理学发展不很快,中枢神经系统的研究主要集中在脊髓。他俩想做视觉皮层研究,是进入了一个真空,整个60年代他们都能够在视觉皮层工作。离开他们实验室仅几幢楼之遥,就是当时世界上大脑皮层单细胞生理最权威的、由芒卡斯尔领导的实验室。在那里戴维斯(Davies)把密闭小室技术用于微电极研究,把微电极插下去并按照解剖学的位置把有反应单细胞的位置定下来,用这种办法可以找出微电极所穿越的针道,这成了芒卡斯尔研究躯体感觉皮层的重要方法,从而发现了皮层功能柱。也许是由于罗斯(Rose)的影响,这里成为把神经生理学和神经解剖学密切地结合起来的一个实验室,这在当时国际上并不多见。芒卡斯尔经常到库夫勒的实验室来访问交谈。

库夫勒的实验室在眼科研究所的地下室,而且靠近眼科门诊,实验室确实很挤。全部实验组成员 8 人,除库夫勒、胡贝尔和威塞尔,另外还有富尔西潘(Furshpan)和波特(Potter),他们两位刚从卡茨实验室转过来,在那里他们发现了电突触,此外还有与富尔西潘一起工作的古河(Furukawa)、波特以及与库夫勒一起工作的迪代尔(Dudel)。库夫勒的办公室很小,正好面对胡贝尔与威塞尔的实验室,这些人就挤在三个 15 英尺×15 英尺的小实验室内。

很显然,胡贝尔和威塞尔的研究策略应该是把库夫勒 50 年代早期猫视网膜的工作扩展到大脑皮层。库夫勒很早就改变了他的研究兴趣,他回到原来最喜欢的问题——突触传递,但库夫勒也希望能够保留一个研究视觉的实验室,因为他终究是在一个眼科研究所里工作。他俩显然受库夫勒早期工作的鼓舞,但库夫勒的工作也是继承了阿德里安、哈特兰(Hartline)、巴洛及其他人在无脊椎动物及低等脊椎动物方面的传统,他们都用自然刺激激活单个细胞,并且把这些刺激所激活的视野画下来,但库夫勒在猫上的工作确实比较接近他俩的兴趣,猫毕竟是高等哺乳动物,可以直接回答为什么能够有白或黑的知觉,为什么黑、白边际较之总照明亮度更有意义,等等。视觉皮层的研究补充了视网膜输出以后的活动,当时对感受器及中间步骤还知之甚少。

胡贝尔和威塞尔提出来的一个最能激动人心的问题是:脑从视网膜那里得到了什么信息? 他们完全有条件回答这个问题,因为他们已经熟悉了视觉记录技术,威塞尔已经做过视网膜的实验,包括视网膜的刺激、记录及感受野,胡贝尔会稳定地记录皮层神经细胞电活动。他们放弃了清醒并能活动的动物的记录途径,因为做感受野实验,需要控制视觉刺激,而这仅在眼睛麻痹的麻醉动物在人工呼吸条件下,才能做成功,眼睛还要戴上接触眼镜。所有这些方法库夫勒在

20世纪50年代早期都已经做成了；胡贝尔在清醒猫身上已经记录了少数几个外膝体神经元的感受野，发现外膝体的反应与视网膜神经节细胞的感受野一样，是中央-外周那种组构。这样看来，他们可以暂时越过外膝体而直接做大脑皮层。

## 三、简单和复杂细胞

胡贝尔到来以后一星期左右，他就同威塞尔开始实验，好多事情都是将就的，没有脑立体定位仪，他们把猫头固定在眼底镜的头架上。他们设计了一个固定猫头的架子，以便把猫头扭过来，使它的眼睛对着天花板。用这样的设备可以用光点直接刺激猫眼一侧视网膜，而受光点刺激的部位可以通过眼底镜观察。为了做一个亮光的点，就拿一片黄铜片，中间钻一个洞，然后把它摆到眼底镜的槽里，光就能通过这个小孔射进去；如果要做一个黑的点，就拿一小片玻璃，玻璃上面贴一个黑的圆点，这样就有了不同大小的光点及黑点，差不多有12个左右。他们用液压推进器推进钨丝电极的方法做视觉皮层记录。

实验设备很简单，在开始时甚至没有幻灯放映机。动物面对绿色黑板，即它的视野。当记录到一个单位时，他们就把视野描到一块白纸上，实验结束把纸拿下来。这样，这个细胞的视野范围记录就进了他们的实验记录本，记录本中还有他们两人用打字机打下来的笔记，这是在计算机应用之前常做的事。能用计算机来处理信息是许多年以后的事情。

实验开始后几个星期，就迎来了第一个重大突破，当时胡贝尔和威塞尔正记录到视觉皮层细胞一个大的、清楚而稳定的放电，记录连续了好几个小时。他们所用的任何一种视网膜刺激都不能引起这个细胞的反应，但当他们在刺激视网膜某一部位时似乎感到有一些细微变化；突然他们看到一个非常强大的反应，这个反应仅当玻璃片插入槽时才发生。以后他们又证明，这个点的反应与给光或撤光无关，而仅当玻璃片插入槽时才发生。经再三琢磨，他们发现这是一个很明显、很截然的一条线的影子在起作用，这个影子投射到了视网膜上。以后他们又发现，线的边缘仅在比较小的视网膜范围里起作用，而且线需有一定的方向，最强的反应在两边 30°范围之内。他们用这个细胞收集了很多资料。最后做完实验回家时，这个细胞仍旧强力地在放电。从开始记录反应，一直到他们回家，这个细胞稳定放电达 9 个小时之久。

　　显然，这个早期发现是很幸运的。如果胡贝尔和威塞尔记录一个细胞仅做了 5 小时实验，而不是连续做 9 个小时，他们就不可能有此好运。但是他们更认为这个发现是瑞典人（威塞尔）和加拿大人（胡贝尔）执著追求精神的结果。往后他们还看到了更多这样的例子，他们确定这是一个方向选择性细胞，17 区内有这样的神经细胞，17 区即现在所说的 V1 区。

　　实验开始时胡贝尔和威塞尔是希望得到皮层细胞活动的特点，用一个小的圆光点，然后找出皮层哪一部分是兴奋的，哪一部分是抑制的，如以前库夫勒曾经做过的那样。在某些皮层细胞，他们确实得到了很明显的给光和撤光反应的细胞，但是这个反应区域并不像视网膜那样，中心是给光，周边是撤光，而是一条长的线，一边是给光，一边是撤光。这就解释了为什么最好的反应是由一条直线引起的，或者是直线的边缘，或者是一个长方形。他们当时就称这种细胞为简单（simple）细胞。另有一些细胞，包括前面讲过的做了 9 个小时实验的细胞，它非常习惯线条刺激，没有给光和撤光的这种对称反应的特点，他们当时不知道这些细胞是干什么用的，所以把它们摆在一边，给它取了一个名字叫做复杂（complex）细胞。大约实验开始后一个月左右，他们已经得到了相当多的资料，准备坐下来写第一篇论文，来描写简单细胞。

　　有一次，生理系的芒卡斯尔到库夫勒这里来看胡贝尔和威塞尔做实验，他们想芒卡斯尔一定会大吃一惊的。当时胡贝尔和威塞尔已经放弃了眼底镜，而改用投影到幕布的方法，但仍旧用眼底镜固定猫头，猫的眼睛朝着天花板。幕布是用一些床单凑起来的，然后沿着

水管、天花板挂在上面。所以芒卡斯尔看到的实验室就像一个马戏
团。芒卡斯尔来时他们正在同时记录三个细胞，这三个细胞的感受
野是重叠的，有严格相同的方向，当一条线运动通过它的视野时，这
些细胞就反应。三个细胞的感受野严格相同，位置又相互靠近，这当
然使他们会想到视觉皮层的柱状组构。他们想芒卡斯尔也应当不会
放过的。这些细胞的编号是 3007，3008，3009，实际上是第 7，第 8，
第 9，为什么在前面加上 300 呢，因为他们看到芒卡斯尔有一个超过
600 个细胞的实验报道。

　　第一篇论文显示，很多细胞接受双眼刺激，而且双眼的感受
野在位置上是相同的，它的方向也是一样的。实验证实了胡贝尔
几年前曾经得到的实验结果，就是说某些皮层细胞对于一个方向
的光点作很好的反应，但对于另一个方向、相反的方向则不反应。
胡贝尔和威塞尔发现，简单细胞的方向选择性往往可以从一定的
分布区域里面预测。

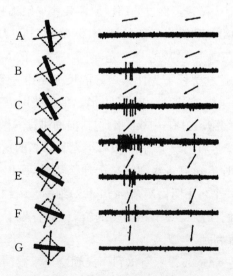

胡贝尔和威塞尔在猴的初级视觉
皮层(V1)区记录到的一个神经元的反应
当光线(光条)以一定方向照射在视网膜上时，
神经元的反应特别强烈，说明该神经元有方向选择性。

## 四、视觉大脑皮层的优势柱

胡贝尔和威塞尔进一步研究猫大脑皮层简单细胞和复杂细胞的关系，很可能复杂细胞是在简单细胞后面更高的一个层次。他们发现，从左眼或右眼传入到大脑皮层有优先激活哪一侧的特点，这就是视觉优势柱现象。他们描述了七种类别，按照细胞柱来看，有两个独立的细胞群，一个柱是为方向用的，另一个柱是为视觉优势用的。后来当他们把猫变成斜视后再来看优势柱时，知道这七种分类在以后的视觉剥夺实验中也是很重要的。以后他们又看了正常猴子的优势柱，因此完全有信心说这个事实是存在的。很多解剖学资料也证明了视觉优势柱的存在，它们的形状排列也弄清楚了。由此他们提出，方向柱是视皮层的一种功能，可以看出输入进去是什么东西，输出的又是什么东西。方向柱从皮层表面开始一直到大脑皮层白质，涵盖了整个皮层灰质范围，排列成一个高度有序的组构，而且是按顺时针或按逆时针方向逐步移转的。这些论文奠定了关于猫视觉皮层生理学的基础。

视觉优势柱的电生理学资料也得到了解剖学的证明。从20世纪60年代早期一直到70年代，这是神经解剖学束路追踪方法发生根本变化的时期。开始在50年代后期，用的是瑙塔发明的银纤维变性方法，更早期的一些方法有华氏变性、逆行变性、格莱(Glee)方法，都各有其局限性，而且相对比较粗糙。以后发现可以在脑的某个部位做一个损伤，探查它投射到什么地方，并且有较高的可靠性。当染色方法的能手——一位主管技师来到波士顿参加胡贝尔和威塞尔组工作的时候，他们设想，可以把微电极研究与解剖学束路追踪结合起来。为了鉴定一个记录位置，他们常常做一个直径为几百微米的电解损伤，针道下去的时候可以做好几个损伤。他们的设想是确定一个记录部位后做一个损伤，然后让动物从麻醉中醒来，过一个星期再把动物杀死，用瑙塔方法来追踪变性所到的部位。实验的主要目的是要做出视觉优势柱的分布，结果比他们原来设想的要好。到20世纪70年代，胡贝尔和威塞尔又用放射性同位素法继续做同样的制图,把放射性同位素注射到膝状体或眼的玻璃体,然后看同位素输送到哪里,能一直追踪到大脑皮层。这些解剖学技术增加了后来胡贝尔和威塞尔视剥夺研究的内容,从形态学上也可以证明,眼睛缝起来后对视觉优势柱是有影响的,并且直接检测到动物出生后功能柱的发育情况。

## 五、视剥夺与斜视实验

胡贝尔和威塞尔又开始了另一种实验——猫的视剥夺实验。在这个实验里他们提出了一个特别的问题,一个与临床相关的问题。视剥夺研究反映了他们两人的临床背景,他们都知道冯森登(Von Senden)描写的盲,先天性白内障如延迟到小孩成长的时候才切除,就很难恢复。他们又知道有斜视的儿童可伴有立体视觉缺少及弱视,他们也知道动物如果在黑暗中生长,它将来是要盲的。到1963年,他们认为对于正常视觉皮层细胞的反应已经有了充分了解,但对于视剥夺引起的细微的变化还不清楚。具有讽刺意味的是,如果他们在1958年去接触这样一个问题,很可能会找视网膜来进行研究,如果那样,就不会有今天这样的效果。

胡贝尔和威塞尔曾经讨论,怎样使小猫生下后在没有型式视觉经验的条件下养起来,最好的办法是什么?讨论后他们放弃了在黑暗中养猫的办法,认为太麻烦,于是决定用外科手术的方法把一只眼睛的两个眼睑在动物还没睁开眼睛之前缝合起来,大概是出生后第10天到12天。在一群同窝新生小猫中取一只做一侧眼的外科手术。他们并无明确的工作假设,仅感到很有趣而已。首批结果出来了:第一,一只眼睛被缝起来的小猫,缝起来的这只眼睛就瞎了;第二,如果对侧眼睛也缝起来,眼睛的不反应性反而要好一点;第三,视网膜和外膝体基本上是正常的,至少从生理学来看是正常的;第四,外膝体接受视网膜传入的相应层次的神经元稍微苍白、缩小,但它们仍然能对视觉刺激作出反应;第五,如果不是缝眼睑,而是用半透明的填充物塞在眼睛里挡住光线,可得到与缝眼睑同样的结果。如果新生小猫从来没有使用过视觉,这种小猫的大脑皮层仍然可以发现一些细胞对光线的方向有一定选择性,其反应的程度和成年猫的反应程度几乎接近。

往后胡贝尔和威塞尔又花了好几年时间来确定被他们以后称为关键期的时间。由于每只动物年龄不同,一个实验结果在曲线上仅是一个点,如果要做视剥夺的恢复,则要把它的眼睛重新张开才能做下去,所有工作都要重复一遍。他们还做了小猴子的实验,实验一直延续到20世纪70年代。

有些结果使胡贝尔和威塞尔大感意外,把眼睛缝起来,或缝两侧,或缝一侧,结果皮层神经元的功能减退,缝两侧的轻,缝一侧的反而重。这意味着神经连接之所以受影响,不仅是因为用与不用的关系,而一定牵涉到两只眼睛之间的竞争。从其他实验中也得到同样的结论,他们把新生小猫或小猴的一侧眼外肌切断,这样就产生人为的斜视,也会引起盲。如前所述,像缝眼睛一样,这些实验完全是受到人类斜视现象的启发,人如果有斜视,往往一个眼睛会产生盲,同时立体视觉受损。因此,当斜视眼的肌肉用手术方法纠正以后,如果视敏锐度不受影响,立体视觉的损失可被手术纠正。

由于视剥夺研究,胡贝尔和威塞尔改变了一些人脑中的印象,人们原来认为脑是"硬件布线"的,而他们主要证明的是,生命早期的神经连接非常容易受环境修饰。由于特定的干扰,例如视剥夺、斜视,所引起的改变是非常深刻的。他们认为,这一现象可能对精神病学也有参考意义,例如早期社会剥夺或干扰的影响。可能弗罗伊德(Freud)是正确的,因为他认为很多精神病的发生是由于病人早年的遭遇。他们当然注意到新生动物已有线路布局的程度,但如果认为出生后的线路布局一定是遗传指令的直接结局,那可能是不正确的,这样就低估了出生后神经活动对形成神经连接的重要性。

剥夺实验为胡贝尔和威塞尔后20年的工作奠定了基础,20世纪60年代他们主要是用猫做实验,70年代主要用猴做实验,结果基本一样,仅有一点差别,猴大脑皮层的视觉优势柱更明显。同时,他们也设法利用一系列解剖学新技术,用瑙塔方法,以后用放射性标记方法,HRP方法,最后还有脱氧葡萄糖摄取的方法,应用所有这些方法,他们首先证明了正常动物的功能柱,然后再做视剥夺动物功能柱的变化。

到20世纪70年代中期,视剥夺实验在全世界形成了一个小的工业。人们用不同方法做各种研究,有用特殊运动方向的,有用特殊朝向的,也有用TTX阻断一侧或双侧视神经的。虽然这些实验对猫和猴子是完全无痛,但实验消息传出去后,引起了动物保护主义者们的注意,他们看到了胡贝尔和威塞尔把小猫一只眼睛缝起来的图,就起来抗议。具有讽刺意义的是,所有研究工作实际上都是为人类造福的,是最有临床意义的。胡贝尔和威塞尔有一个明确的证据,在猫和猴有一段可塑性时间,只要抓紧这一段时间,就可以克服前面所产生的缺点。因此,这一段时间是眼科医生恢复小孩斜视的重要时间,一般在出生后头几个月,所以眼科医生知道对病儿做手术越早越好,这样才能避免弱视。把这些事实告诉那些动物保护者,他们大概会认为研究者们是做了好事,如果小儿的斜视不矫正,将是引起日后瞎眼的重要原因之一。

在往后的几十年中,视剥夺实验还引起了间接的结果,胡贝尔和威塞尔发现,单眼缝合对这只眼睛的眼球长度有显著解剖学影响,使它前后径变长,变成近视眼,可以达1 000度以上。这成了研究最常见眼病的重要模型。这件事情提醒做父母的人注意,小孩在弱光线下看书是不好的,而且提示,东方祖系的人之所以患近视,不仅是遗传原因,也可能是因为他们不得不看字号很小的字母。

## 六、库夫勒轶事

**培养年轻人** 胡贝尔和威塞尔写的稿子,库夫勒要做许多修改,密密麻麻,令人感动,这可以鼓励年轻的研究生,年轻的博士后。同时也提醒那些年长的人,要体会年轻人着手写第一篇论文时该有多困难,年长的人不要对学生要求太严,要体贴他们第一次写作的难处。

胡贝尔与威塞尔当时写作的整个过程很长,包括写作本身,送给别人看并征求意见,意见又反馈给作者,重写,再征求意见,然后是没完没了的修改。这些过程可能在现在的学校中已经不大有了,在这上面要花多少时间呀! 1959 年的第一篇论文写好后,他们研究室的每个人差不多都过不止一遍,彻底修改在 11 次以上。当时还没有计算机,每次修改都是自己动手用打字机打的,但这是值得的。胡贝尔和威塞尔把第一篇稿子投给英国生理学杂志,杂志接收了,给他们的回信中说,祝贺你们有一篇非常好的文章。没有任何人提出相关的意见,他们猜想审稿人可能是拉什顿(Rushton),但他们确实不知道,仅是猜测而已。

库夫勒是一位非常高明的导师,他非常幽默而且心地善良。库夫勒从不严厉地批评人,当学生向他报告实验结果或者已经写的东西时,库夫勒的意见表达得非常清楚,但非常客气。如果他备受鼓励,非常兴奋,表示他同意你;有时候他模模糊糊地觉得你的东西让他很困惑,这就表示他不同意。他对写作有很严格的要求,要求写得平实流畅,容易看得懂。库夫勒讲,与其用 utilize,不如用 use,与其用 visualize,不如用 see,与其用 individual,还不如用 person。他说写作是表达作者的思维,而不要使读者觉得为难;他坚持应该测量刺激强度,同时用对数单位把它表达出来。当初他们就想,为什么要这么做呢,细胞对于光强度的要求可能是不太严格的,为什么一定要把数字写出来。但库夫勒说,不把强度写进去,人家可能就不相信你的工作。在他看来,一张图就是为了表明一个思想,而不是证明你已经做了这个实验。实验结果的图都要求自己描绘,学生们在画图方面要花不少时间。

胡贝尔和威塞尔是博士后,有谁能够像库夫勒修改他们的摘要那样仔细,有谁能够想象一篇论文需要重写 11 次。对学生来说,写作是一个重要的、花时间的工作。这种育人的作风与严谨的科研态度对当今的研究生导师应该都有启迪。

创办第一所神经生物学系　1959 年春,哈佛大学邀请库夫勒去任教授,整个实验室成员,包括胡贝尔、威塞尔和他们的家属都跟着到哈佛(Harvard)去。原来霍普金斯学院已经答应给他们助理教授职位,但到哈佛后,他们只能得到助理的位置,这个职位比助理教授低,比讲师高。这件事情令他们有点不太高兴,但库夫勒向他们保证,无论在哈佛,还是在其他地方,你们一定会很快升为助理教授。胡贝尔和威塞尔离开了比较喧闹的医院环境,离开了每天与神经科学家、眼科学家接触的环境。到哈佛后,实验室比以前大了,有一间400平方英尺的实验室,还有两张桌子,很快又有了一个400平方英尺的组织学实验室,而且有一位技术员可以做染色、切片,但动物实验仍旧是他们自己亲自动手做的。从约翰·霍普金斯转移到哈佛并没有什么损失,他们很快习惯于波士顿(Boston)繁忙的交通条件,以及如何开车。很快他们就开始工作了。霍普金斯允许他们搬走自己所有的设备。当他们把东西装箱的时候,库夫勒从波士顿给他们打来电话,开玩笑地说:"你们不要把什么东西都搬走,至少要把窗子留下来吧!"

研究组来到哈佛,是药理系的一部分。本来,生理系接受他们可能更符合逻辑,可是药理系刚刚有新的地盘,而且,奥托·克赖尔(Otto Krayer)是库夫勒的老朋友,他作为系主任就宣布了库夫勒的正式教授,这在哈佛是首例。

"我们在药理系很愉快,库夫勒特别喜欢这里没有行政事务。我们从来没有一个正式的小组讨论会,研究工作多数是我们偶然碰在一起时定下来的。我们研究组在20世纪60年代的早期到中期都要负担医学院一年级学生六个星期的功课,这是我们和神经解剖学家以及生理系三家合起来讲的,我们非常喜欢这种教学,非常认真去做,每人都去听别人的讲课,开讨论会,参加实验室聚会。当时四位学生就可以做一只猫。在这六个星期里我们把所有的研究工作都停下来,这门课程可以说是医学院里最成功的一门课程,它开拓了人们的眼界,而且迫使老师们要教其他的内容。但这种方法无法继续下去,最后归于灭亡。因为医学院正规老师的成员每五年要换一次课程表,这一换我们又回到老路上来了,解剖的教解剖,生理的教生理,而且往往生理的教学在神经解剖之前。

大概到20世纪60年代后期,我们研究组越来越大,以至于药理系容纳不下我们,而且药理系的研究课题和兴趣也很广泛。最后奥托·克赖尔到了退休年龄,我们这个组又要变动了。虽然哈佛不会采取震动很大的步骤成立一个新的系,但似乎也只能这样去做。很幸运的是院长埃伯特(Ebert)能够接受新看法,而哈佛的院长是有这种决定权的,系内正式成员的阻力也得到克服,于是突然出现了这样一个问题:要成立一个新的系,新的系叫什么名称呢? 结果是神经生物学系。据我们所知,这是第一次官方使用这个名词。过渡到一个新的系也不是毫无问题,一段时间内由于胡贝尔被聘为生理系主任并很快就被接受,系似乎应当分裂。虽然生理学家们很友好也很合作,但整顿归于失败,大部分是因为设立一个系专门来研究神经生物学显得太强了。另外我们的研究做得很好,如果行政事务负担太重会削弱研究。对库夫勒来说,他不太擅长做主任,我们仍然没有系的会议,一些决定还是碰碰头就解决了。这种状况到70年代才发生改变,因为库夫勒及我们两个人不能与潮流合拍,需要花越来越多的时间进行很多社交活动,友谊和合作精神受到了抑制,我们都为这些年来流行的'病痛'付出了代价。"

这是胡贝尔和威塞尔获诺贝尔奖以后的深情回忆。

### 编者曰: 师生情谊,高风亮节

1958年,胡贝尔和威塞尔两人是库夫勒实验室的博士后,可以说,库夫勒是两人的导师,这两人后来是1981年诺贝尔奖得主。40年之后的1998年,两人作为得诺贝尔奖的成熟科学家已经17个年头了,他们还是非常鲜明、深情地回忆当年在库夫勒底下工作的情景。在那里,工作乐趣横生,有宽松工作的环境,融洽的师生关系,他们可以创造性地发挥自己的思维,他们以非常留恋的心情回忆实验室的这一段经历。我们可以看到,一个好的科学集体是怎样对年轻科学人员起好作用的,而一个好的科学家的人品对于年轻人的影响是长期的,终生难忘的。

## 七、反思

在胡贝尔和威塞尔的思想中有许多非常有趣的东西。他们来到一个新的领域，他们可以做想做的任何事情。他们的风格有两点：一是技术很简单，另一个是理论上没有很多约束。仅当十分必要时，他们才去搞一些设备。例如为了应用瑙塔方法，需要雇一名组织学的技术员。20世纪60年代末期他们对电子显微镜也不是太感兴趣，因为得不到很清晰的图片，最后仪器上落满灰尘。他们很晚才使用计算机。二是对于中枢神经系统到底怎么工作这个理论问题，考虑不是太多，仅有一点模糊信念：神经与神经之间的连接一定是起作用的，应该是有秩序的而且是很美丽的，这主要是受卡哈尔(Cajal)工作的影响。神经的连接不会有随意性的。几十年过去了，新的理论设想出来了，说脑是一个傅里叶分析仪，线性系统分析值得一做，加博尔(Gabor)函数或高斯函数值得了解……有些领域如进化、分子生物学也很重要，但他们认为每个领域有它的性格，因此，也许这些理论对于神经生物学的作用不会太大。当然，也可能是神经生物学还没有准备好来接受数学的方法。

胡贝尔和威塞尔的想法是：今天，脑研究的方向发生了改变，这不足为奇；有两个很强烈、相反方向的趋势。从资源方面看，最明显的是往分子生物学和细胞生物学方向发展，没有人会否定这种知识的重要性。但另一方面，同样重要的是，中枢神经系统的许多工作是在清醒的、有行为的动物身上得来的，特别是猴。其结果是，在视觉系统研究很快触及许多被以前叫做"19区"的脑区，与视觉有关的脑区可能比24个还多。每个区都可以在不麻醉的情况下进行研究，看它的神经元活动，看动物行为。现在大家都接受这样的观点，在初级视觉区，V1及V2之后，视觉传导路散开了，到几个亚区，视觉的不同特点在那里进行处理，譬如说物体的形状、运动、颜色、立体感觉，等等。这并不意味着没有层次性的组构了，有的是平行的层次。很多工作还在做下去，但是，对于20多个区中其他几个区知道得很少，清醒行为的技术固然是强有力的,但迄今还没有提供把生理学和解剖学很好地联系起来的解释,而这对于弄懂一个功能组构是必须的。功能组构令人烦心,人们多么希望将来技术的发展能使这两个方向的努力结合起来。

今后的发展会怎么样呢? 研究领域在走向时髦。今天,细致的一个脑区一个脑区的分析步履维艰,正在黯然失色。而分子水平的、清醒行为水平的研究令人激动。这理应如此。另一方面,研究必须有人去做,令他们喜欢的和有兴趣的,他们就会去做。因此,发展将取决于哪些人对问题感兴趣,所以研究组构问题有待于对此感兴趣的人做下去。

**参考文献:**

尼克尔斯等著,杨雄里等译。2003
Hubel DH. (Nobel Lecture) 1981
Hubel DH. (Autobiography) 1982
Hubel DH. 1996
Hubel DH, Wiesel TN. 1998
Marshall. LH, Magoun HW. 1998
Wiesel TN. (Nobel Lecture) 1981
Wiesel TN. (Autobiography) 1982

# 第 14 章　斯佩里:裂脑研究
# 和大脑半球功能不对称性

　　白洛嘉发现,大部分人的语言代表区都在左侧大脑半球,而右侧没有。斯佩里的研究是这一问题的延伸,他研究了切断胼胝体对大脑两半球功能的影响。斯佩里的研究,既有动物实验,也有临床病例,对病人做了非常细致深入的行为学检测。当初,白洛嘉把左侧大脑半球称之为优势半球,斯佩里得出的结论是,左、右侧半球不是简单的优势和从属的关系,而是互相分工,各有特点。他认为,这是进化的产物,不要让两侧脑都行使同一功能。由此,斯佩里提出了关于意识问题的新看法。

## 一、斯佩里生平

　　罗杰·W·斯佩里(Roger W. Sperry, 1913—1994)出生于美国康涅狄格(Connecticut)州,大学毕业后师从保罗·A·韦斯(Paul A. Weiss),获芝加哥大学动物学博士后,跟著名心理学家卡尔·S·拉什利(Karl S. Lashley)做博士后。后担任芝加哥大学解剖系助理教授、心理系副教授,美国国立卫生研究院神经病及盲研究所研究组长,1954 年起任加州理工学院心理生物学希克森(Hixon)教授。他毕生的重要贡献是提出了神经生长导向的化学亲和学说和从裂脑人的研究中提出了左、右两半球功能不对称性观点。斯佩里的神经生长导向的化学亲和学说主要是他博士生期间的工作。

　　在担任芝加哥大学解剖系助理教授这段时间里,斯佩里遇到许多烦人的消息,系主任决定终止对他的聘请,这个突然的决定完全与斯佩里的智力无关,与斯佩里的论文产出无关。在今天看来,这个问题是很难设想的。

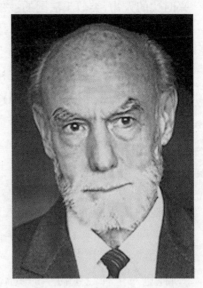

斯佩里

　　系主任获悉斯佩里患有结核病,这是理由之一。斯佩里得到这个消息时心情很不好,当他开始打点行李离开时,学校心理系来找他,告诉他,心理系愿意提供一个高位置的聘请,请他做副教授,而且是终生的。斯佩里十分在意这样一个条件,而且很感激,然而他并没有在芝加哥待很长时间,1954 年他接受加州理工学院教授的位置,从而离开芝加哥来到气候比较好的帕萨迪纳(Pasadena)。到南加州后,斯佩里的健康有所改进,很快他与他的学生展开裂脑猫的进一步研究,后来又转到更好的模型,用猴做实验。灵长类的实验结果是更加有兴趣的,猴会很快学会反应,给左侧大脑半球的问题提供一种反应,而对右侧大脑半球提出的另外问题作出别的反应。非常有趣的是,用一个特殊的训练盒子及眼睛的滤光片,两个相互分裂的皮层可以作出相反的两种反应。

　　1984 年 71 岁的斯佩里从加州理工学院退休。有一种看法,认为结核病已使他残废,从而中断了他的事业,其实这是错误的。离开实验室后,另一个疾病向他袭来,他患了侧束硬化症,影响了他清楚讲话与工作的能力。早在 1981 年他的精力就已减退,因此那一年当他参加诺贝尔奖金授奖仪式时,他发表演说的那篇文章是由瑞典卡罗琳斯卡(Karolinska)研究所一位成员代他宣读的。

斯佩里是迄今我们所碰到的科学家中,更多的像是一个文艺复兴时代的人物,类似于法国的沙尔科、英国的谢林顿。斯佩里进入科学舞台之前,在英国文化背景下接受传统训练,他专于实验心理学和动物学,他有非常广泛的业余爱好,并不断加以培育。他收集化石,喜欢划船、野营。他还是一名有相当技巧的艺术家,他的家里挂满了他自己画的水彩画,并用雕刻和瓷器装饰起来。

斯佩里 1994 年去世,他被赞美是一名有非凡个性的人,一名有非常清晰思想的人。他喜欢富有挑战性的研究,有强烈的愿望穿透到未知里面去。他会天才地问一个正确的问题,并设计关键的实验,而且不丢失大的前景。他在这些方面是非常有作为的,他创造性地用新的思维方法去思考我们现在知之尚少的脑力器官——脑。他和来自哈佛大学的研究视觉的两位科学家——胡贝尔和威塞尔,共获诺贝尔医学与生理学奖。胡贝尔以后曾说:"斯佩里对于神经生物学的贡献是巨大的。"几乎所有熟悉斯佩里工作的人都了解,这句话不仅仅是礼貌,而是他巨大贡献的真实写照。

白洛嘉发现语言区位于病人左侧额叶下部,触发了人们关于大脑两半球功能是否完全对称的思考。问题是从胼胝体矛盾开始的。早在 20 世纪 50 年代,斯佩里作为一名杰出的、享有盛誉的神经科学家,开始对胼胝体的作用感兴趣。他研究这个问题是通过评价切断胼胝体,也就是切断大脑联合的后果来实现的,实验先在猫脑上做,以后在猴脑上做。他和他的学生们发现,当胼胝体切断以后,一侧大脑半球可以不注意到另侧半球的信息。他的有关化学亲和性理论已在科学界卓有盛誉,而他的切断胼胝体后行为效应的实验,更使他有了广阔的知名度。我们知道,古人已知道胼胝体轴突联接了左、右两侧大脑半球,但其功能古人是不知道的。

## 二、胼胝体

胼胝体是联结左、右脑的一束粗壮神经纤维,在古代人们对它的功能已有所猜测,盖伦认为把两侧脑连起来的这一大束纤维,是为了支持脑;维萨里把这个坚硬物体称之为胼胝体,他曾写道:"它位于脑的中间,分开脑的时候就可看到它。它的作用不仅仅是把左右两侧脑联系起来,它也支撑左右脑室的隔,支撑穹窿体。"

再过一个世纪,胼胝体的功能被认为比单纯机械支撑的功能略多一些。维利斯猜想,感觉冲动像水一样传到胼胝体,从胼胝体再到大脑皮层,以后发生想象。

斯泰诺引入正中矢状切面以观察胼胝体及其他中枢神经结构,在巴黎作报告的时候,他承认对胼胝体知道得很少。在 1796 年德国解剖学家泽默林(Soemmerring)的精美图谱以及加尔和斯普尔茨海姆的神智学书插图中,都引入了有关胼胝体以及其他大脑结构的一系列描述。这是 18 世纪欧洲启蒙时期实验科学进步的产物,纵然充斥着对相关功能的种种猜测,但并无确凿可靠的事实作为依据。

18 至 19 世纪,汉密尔顿(Hamilton)仔细研究了成年以及胚胎人脑之后认为,大联络纤维主要是交叉的,从上往下直到基底神经节。这种交叉胼胝体束的概念与已有知识非常不同,因此他重新回顾前人的种种证据,查考了维利斯、福维尔(Foville)和格雷蒂奥勒特(Gratiolet)的著作,发现这些作者虽均有论述,但真理是被掩盖了。至于梅内尔特(Meynert)提到,他曾经追踪单根纤维越过胼胝体,从一侧皮层到对侧。汉密尔顿认为这是不可能的,因为在显微镜下一根纤维不可能维持在同一视觉平面上。汉密尔顿对传统的挑战引起了比弗(Beever)的反应,比弗在文章中提到:"汉密尔顿的结论与一般认识非常不同,而结果对于临床医学又有很大重要性,因此我认为,必须对这个现象进行系统研究,才能把问题搞清楚。"比弗花了整整一年时间追踪脑切片中的纤维,得出结论说,虽然很容易想象有交叉存在,但是必须坚持,没有发现交叉。两人所用的都是重铬酸钾固定的魏格特(Weigert)染色方法,但比弗用的是苏米精,而汉密尔顿用的是酸性洋红。他们的结果都很漂亮,汉密尔顿用明胶处理组织，使组织拉长三分之一到一半，因此改进了加工过程。后来的其他观察用全新的研究方法研究胼胝体功能，结果不支持汉密尔顿的观点。

至于通过胼胝体的点与点连接的证明最后是用直接电刺激的方法得到的。柯蒂斯和巴德在1939年显示，电刺激大脑半球一个点，在对侧大脑半球相应的一个点可以检测到最大反应，以后这个发现又被麦卡洛克用马钱子碱方法加以证实。耶鲁大学的张香桐（1907—2007）在1952年决定研究胼胝体纤维的电活动，希望得到有关脑活动的提示，他分析猫胼胝体纤维动作电位各组成部分起源的相关后发现，胼胝体含有自皮层深部发出的轴突，其终止点则在对侧大脑半球浅层，同侧嗅纤维除外。张香桐的结果还显示胼胝体纤维并不参与皮层丘脑回路的形成。

到1700年后，对于破坏大脑联合的效应究竟如何是有争论的。某些具哲学头脑的科学家声称，胼胝体可能是灵魂的宝座，因为损伤它很快加速死亡，而另一些人认为，损伤它毫无影响。

在18世纪，开始有胼胝体损伤或出生后缺乏胼胝体的报告出现。但又是两个学派的看法不一，一些人认为胼胝体与智力毫无关系，而另一些人声称它是正常智力所必须，因为这些对象常常还有其他的脑损伤或者不正常，还因为检测方法比较粗糙，因此这个问题在那时无法解决。胼胝体的实验研究是从齐恩（J. Zinn）1749年的研究开始的。齐恩发现，切断胼胝体的狗除容易打瞌睡外，无明显症状。这个实验曾被当时所有大研究家重复过，但由于宏观感染和损伤而未能得出肯定的结论，仅认为胼胝体切断可以用来解释某些"心理"行为。以后刺激暴露胼胝体的实验结果逐渐出来了，加尔和迈纳特的神经变性实验也出来了。这些资料导致一个重要的认识，即胼胝体携带对侧相同位置过来的神经纤维，胼胝体联合两侧脑的等同部位。

关于人类胼胝体功能，曾有一些孤立病理报告的暗示，如德热里纳（Dejerine）、梅内尔特和卡哈尔等根据组织学研究所归纳的，但这些报告大部分都被忽略了。一般的看法是,如果广泛损伤一侧大脑皮层,将要伴随胼胝体的萎缩,但损伤后究竟缺少哪一个功能,证据还嫌不足。根据胼胝体损伤的观察,荷兰人瓦尔肯堡(Valkenburg,1913)写道:"我不知道有哪些人脑的变性研究得出过阳性结果。"

到了 20 世纪,人们怀疑胼胝体损伤是否与双重人格有关。麦克杜格尔(McDougall)是剑桥大学的心理学家,他预计:损伤胼胝体的人,其意识应当是保持的。一个了解麦克杜格尔的人这样描写:"据我回忆,他不止一次说过,他试图和谢林顿商讨,如果他患了不能治疗的病,谢林顿可以切断他的胼胝体。如果生理学家是对的,那么其结果应该是个性的分裂;如果我是对的,我的意识仍旧会保留完整单一的意识。他似乎认为,这将是一个最有充分说服力的证据,表明存在着某些类似于灵魂的东西。"

20 世纪 30 年代新发现不断涌现,约翰·霍普金斯大学的神经外科学家丹迪(Dandy),碰到几个第三脑室肿瘤的病人,他破坏了几个病人的胼胝体,破坏后,神经外科医生并没有看到病人有多么重大的脑力变化,也没有看到手术引起多重人格。相反,如同麦克杜格尔所预计的那样,病人仍然有自己的正常感觉,而且脑力仍是统一的。

因此,丹迪认为胼胝体对于智力功能没有什么作用,他感到很有把握,在行为变化和早期研究中所发现的一些缺陷是由于相关的、附近脑损伤的结果,而不是胼胝体切断的后果。但他的行为评价方法不够仔细,他所关心的是病人离开医院时候的外表如何、感觉如何、和他人的关系如何等,测验方法比较粗糙。

在斯佩里之前,人类胼胝体切断的病例受人引用最多的是 20 世纪 40 年代罗切斯特(Rochester)大学医学院阿凯莱提斯(Akelaitis)医生的报告,为了控制严重癫痫,他找出有关病例作胼胝体切断,病人都由外科医生范瓦根宁(Van Wagenen)开刀,这种处理可以阻断癫痫发作的扩散,也能够减少发作的严重程度,但他的病人胼胝体没有完全切断,只有三分之一病人的胼胝体是完全切断的。阿凯莱提斯检查了许多功能,如通过触觉辨认物体、方块设计、深度知觉、完成图画、视觉认知、声音定位、身体影像、时间关系、按命令执行运动、讲话、听话、读和书写,等等,他都用了标准测试方法。此外,他还试图单独地评价两侧身体,他会要求一位病人用左手写一个句子,右手来确定物体,用左手来玩卡片,等等。

阿凯莱提斯的研究资料以一系列文章发表在引领美国神经病学和精神病学的杂志上。他的报道说,病人并没有显示任何手术后的个性变化,没有显示精神发作症状,或严重行为异常。由于丹迪已有观察在前,所以阿凯莱提斯的报道不足为奇。真正让人大开眼界的是,当他作系统考察后,所有认知试验都未显示严重或永远的缺损。阿凯莱提斯对他的阴性结果作了解释,认为某些高等功能在大脑两个半球都有代表,而双侧通路都可以进到各个半球。又因为他的许多病人都是部分切断胼胝体,后联合是完整的,这也可以解释他的阴性结果。

对有经验的脑研究者来说,如耶鲁(Yale)大学的麦卡洛(McCullough),阿凯莱提斯医生的报道完全是奇怪的,有超过 100 万根神经纤维被切断,而病人仍然能读书,能讲话,而且能实施反映正常高等脑力功能的测验,这些阴性结果,结合外科手术后对癫痫病又有好的效果,使得麦卡洛用开玩笑的口吻说:胼胝体之所以存在只有一个理由,胼胝体是帮助癫痫发作从一侧身体传到另一侧身体。因此觉得结果不可思议。

斯佩里的导师拉什利也发表过评论,他开玩笑地说:胼胝体的唯一作用就是机械的、使两个半球不要分开。拉什利也曾在动物身上做过某些胼胝体手术,也没能发现脑功能的异常。

拉什利实验的细节没有发表。当斯佩里和他待在一起的时候,拉什利的阴性发现是两人的谈话资料。所以正如拉什利的一个研究小组成员后来所指出的那样,当斯佩里离开该实验室到芝加哥去的时候,他存有这样的看法:胼胝体完全是一个阴性结果的东西,不论对人或动物均是如此。

### 三、俄罗斯人的首次裂脑试验

大脑两半球之间存在相应点是依赖于胼胝体的,这一观点已被早期的变性实验方法所证实,实验性条件反射方法提供并增强了大脑两半球之间存在相应点的看法。俄裔英国人安利普于 1923 年以一个很容易定量测定的狗唾液分泌作为经典条件反射指标,发现兴奋可以无衰减地从一侧大脑扩散到对侧。在条件反射的故乡——俄国,巴甫洛夫实验室的年轻助手贝科夫(K. M. Bykov)决定继续研究大脑半球的"成对工作"。贝科夫写道:"为了解决这些问题,必须首先切断胼胝体把两个半球分隔开,然后用条件反射方法来追踪大脑各个部分的功能。"狗事先已经训练,养成了以身体一侧的触觉和温度刺激作为条件刺激引起唾液分泌的条件反应,也有声音引起的唾液条件反射性分泌。正常狗对身体两侧镜影部位的触觉刺激的反应是相同的,但如果切断胼胝体,狗就不显示这样一种转移。例如,左侧皮肤与右侧皮肤的刺激可以分别引起不同的条件反射,而在没有切除胼胝体的狗要做到这一点几乎是不可能的。这个实验的重要性在于说明胼胝体在发展对称的大脑半球功能中所起的作用。可见贝科夫与迈尔斯(Myers)以及斯佩里得到了同样的结论。根据所有证据看,贝科夫是第一位用实验来显示切断胼胝体可以阻断一侧大脑向另一侧大脑信息传播的科学家。

贝科夫实验的完整报告出现在巴甫洛夫实验室论文集,但不幸的是,这项工作不为苏维埃以外的人所知。曾经有一个简短的摘要发表在有影响的德国神经病学杂志上。另外,巴甫洛夫在一个著名演讲集中也引用了这个结果,其英文版出现在 1928 年。迈尔斯看过贝科夫的工作,那是在他学位实验完成以后,以后在迈尔斯的少数几篇论文中也引用过贝科夫的著作,而且提到了他们漂亮的实验。但是斯佩里不这样做,不予引用,其理由我们现在还不知道。所以,虽然贝科夫的经典条件反射实验早在 20 世纪 20 年代已经发表,但该论文对西方脑科学的发展看不到有什么影响。至于斯佩里实验室的漂亮胼胝体研究则完全是另一回事了,这项工作,特别是当它扩展到人以后,戏剧性地影响了全世界脑科学家的思维。

## 四、迈尔斯和斯佩里的裂脑实验

1947年迈尔斯是芝加哥大学的学生,1950年他认识了斯佩里,那时斯佩里在解剖系。迈尔斯进斯佩里的实验室是作为需要挣钱读书的一位年轻人,是斯佩里雇了他。迈尔斯只做了几个月就去医学院读书了。迈尔斯接受了联合硕士和博士生计划之后,作为研究生又回到斯佩里实验室。

早在1952年,斯佩里就找过迈尔斯,询问他对于做大脑左、右两半球之间信息传输实验的想法。斯佩里感兴趣于大脑皮层的信息传输已有多年,他告诉迈尔斯,如果对比单独切断胼胝体和联合切断视神经交叉,可以得到更多信息。视神经交叉位于脑基底部,它的部分纤维传送对侧眼睛来的信息到大脑半球,而其余部分到同侧大脑半球。如果同时损伤视交叉,则每只眼睛的信息只能够送到同侧大脑皮层。如果切断猫的视交叉,再给它配上一个遮眼罩,使它只能用一只眼看东西。在这样的条件下,可以考察视觉信息能不能到达对侧大脑皮层;更有兴趣的是,如果这只猫同时被切断胼胝体,情况又会如何? 如果视交叉和胼胝体都切断,那么一侧大脑皮层中有没有来自对侧大脑皮层的哪怕是一点点信息呢? 弄明白这些问题应该不会太难,只要把眼罩从原来的一侧眼转到另一侧眼,再做一下试验就可以了。

迈尔斯弄清楚了如何做这项外科手术,很快就认真地参与到他的博士论文研究之中。单独切断视神经并不能够阻止对侧脑继续分辨圆圈和方块及其他视觉刺激,对侧脑和训练侧脑是一样的。显然,胼胝体允许两侧脑互相知道对侧得到了些什么刺激。

当胼胝体和视交叉同时切断,训练一侧眼睛使它完成一个视觉辨别作业,然后把这侧眼盖起来,再要求猫用另外一只眼睛完成辨别,结果另一侧完成辨别就像从来没有辨别过的一样。第二只眼睛学会分辨所需要的时间和第一只眼睛一样长。

这个实验提出了胼胝体两个突出功能:其一是,在大脑半球接受不同信息的条件下,胼胝体允许一侧大脑皮层了解另一侧在经历着什么,由结果看来,胼胝体可就是一个传导通路,它可被用来交换左、右两侧大脑半球世界之间的经验;其二是,每个大脑半球自己都可以把刺激痕迹存储下来,或者一侧大脑半球可以记录另一侧大脑半球所存储的记忆。

1953年,迈尔斯和斯佩里发表了他们的研究结果,他们用猫做的实验启动了胼胝体研究的新方向,这个实验使得脑半球间的功能区别研究出现了新的曙光,意识问题出现了一线曙光。

## 五、裂脑伞兵

1960年,洛杉矶的神经外科医生博根(Bogen)打电话给斯佩里,他接收了一位40岁的病人,该病人有严重的癫痫发作,用药物无法控制。病人在第二次世界大战伞兵服役时脑部受伤,那时他30岁,当时在被占领的荷兰因跳伞时伞打不开而落地发生了骨折,而且有一段时间丧失意识。被纳粹俘虏后,有人用重枪柄打击过他头的左侧。

这个人的发作非常严重,影响他的生命。博根想切断胼胝体可能对这个人有好处,因为根据过去的临床报道,手术可以减少癫痫大发作的次数和严重程度,博根希望知道斯佩里的看法,也希望斯佩里来研究这位病人,如果病人愿意接受外科手术的话。

等到所有其他选择都已用尽,1962年病人才答应做手术。手术是由高级神经外科医生沃格尔(Vogel)做的,博根做助手。所有关心这件事的人感到放心的是,切断胼胝体以及较小的前联合并未引起严重并发症。

还有好消息,原来受病魔折磨的病人立即完全摆脱了发作的痛苦,而且并没有显示他在知觉、气质或智力方面有任何明显变化。病人能够看电视、读书,社会生活中能互相协作,而且能清楚地同他人交往,再也不诉说他的知觉扭曲了。病人除了有某种型式的短时记忆问题以外,对于家庭成员和熟悉他的人来说,没有任何外表的异常。他大脑左、右两半球间联系的电缆线已经切断,但一切都属正常。病人的表现与早期阿凯莱提斯的临床报告相符合。斯佩里急于想知道,他从实验动物中看到的东西在人身上会是怎么样,他的计划是,在高度控制的条件下,尝试仅对一侧大脑半球提供信息,然后检测另一侧大脑半球的功能。为了帮助他做行为测试,他招收了一个新的研究生加扎尼加(Gazzaniga)。

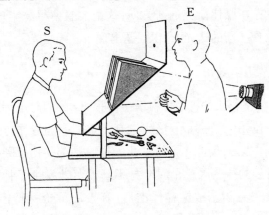

斯佩里和加扎尼加用来测试病人的设备
病人(S)眼向前看,可以看到左或右侧荧光屏显示的图像,前面台子
上面摆了一些东西,病人可以用手去接触,但看不到。

因为该伞兵的视交叉没有切断,实验者给他视觉刺激时,必须是仅刺激右边视网膜的右侧,或左边视网膜的左侧,因为这些部位的传入不经过视交叉。实验者懂得,如果给闪光刺激,而且在右鼻侧给光,视神经信息只传到左侧半球去,用闪光刺激可以减少受试者头或眼睛运动的影响。结果发现,与狗、猫早期试验一样,任何一侧的半球不晓得对侧在接受什么东西。

实验者于是更加仔细地寻找语言功能,这方面涌现了大量新发现。他们给伞兵一个讲话的语音符号,作用于他右视野或右手的时候,伞兵都做得很好,因为都投射到语言半球。右侧半球相反,当你用文字来刺激的时候,它不能够给出正确反应,当你强迫他去读或者做出语言反应的时候,出来的结果往往是没有什么意义的,从语言上讲,病人否认在荧光屏上发生的情况。与之平行的结果是,要求病人用左手或者右手写下来时,结果只有右手,也就是左侧半球才显示用写来回答问题的真正能力。然而,在其他方面,这个哑巴右侧半球并不迟钝,也不是没有意识,当要求对视觉信息用非语言方式作反应时(如手指,或者用左手选择一个物体的时候),那么这个非优势大脑半球的作为是相当好的,有相当高的概括和认识,甚至于了解相当细致的指令。

这些发现令人鼓舞,但是还有一些困扰的问题,因为这位伞兵在战争中曾经有过严重的脑损伤,实验者知道必须小心,不要马上跳进结论中去,认为两侧大脑半球有差别。必须要寻找另外、没有严重脑损伤的病人,来进一步澄清初步看到的问题。幸运的是,有几个干净的裂脑对象很快被物色到了,他们可以接受试验。

## 六、更多的受试者,更多的发现

1967年以后,斯佩里和他的研究组更多地转向所谓"静默半球"的功能,这时候他们已经有好几位男女裂脑病人可供研究,病人都进行了完全的胼胝体和前联合切断。第二位病人是30岁妇女,她有外伤性脑损伤病史,在12年癫痫发作后,接受了和前述伞兵同样的外科手术。第三位病人是温柔的12岁男孩,智商115,没有急性头部损伤的病史。很快,共有10个对象提供实验,多数没有复合病症,没有急性脑损伤的并发症。

现已清楚,由于附加的脑损伤,与其他裂脑病人相比,伞兵的某些脑功能受损得厉害了一点,然而在伞兵身上所得到的基本发现仍然是真的,可重复的。一个良好的例子是右侧半球不能够用语言来标记所看到的物体。可以举一位妇女的测试结果来验明她是如何回答测试问题的:她的左手被允许感觉和操作,然后,把一个牙刷放在桌子底下,或远处看不到的地方,一系列五到十张带有名字的卡片,卡片上写有钥匙圈、钥匙、叉、牙刷等词,当问到她的时候,受试者可能会说,她手底下感觉到的是一个钥匙圈。但是,当要求她用左手指出来的时候,这个没有讲话功能的大脑半球会无可奈何地忽视较好一侧的错误意见,而且径直地指出了正确的答案,"牙刷"。

利维阿格雷斯蒂(Levy-Agresti)是一位新研究生,她在斯佩里的指导下做博士论文,她的实验显示,右侧脑能准确地辨别空间关系,在想象如何把一个三维的对象折叠成二维形式方面,右侧半球比左侧半球要好一点。在鉴定面孔方面,右侧半球也比左侧的好,但要讲出来这个面孔是谁的,则左侧为强。

这类研究继续不断地对大脑两半球的功能区别提供新的资料。斯佩里想到,可以合理地对大脑半球功能特异化作出某些比较谨慎的一般性结论。他得出结论说:左侧比右侧半球更善于讲话,更好地编码思考用词,用讲话或者用姿势来编码。与右侧半球相比,左侧半球更加具分析性、理性和逻辑能力。此外,碰到数学问题时左侧半球更具优势。

右侧半球则相反,它的特点是更加整体性的、情绪的、冲动式的,在应付有关几何原理的问题,无形状的设计,无语言的声音,以及用触觉鉴别物体等方面,右脑优于左脑。然而,这种特异化是处在隐蔽状态的,除非当它有机会用非语言方式,例如手指指向来表达的时候。

斯佩里注意到,也有相反的结果,右侧大脑半球可以领悟讲出来的语言,可以作出认知的抉择,可以按意志动作,也可以显示自己的知晓,甚至于也晓得它的后果如何,斯佩里说:

> 不会讲话的那个半球的功能可能是,认知每天、每周计划,认知日历、季节以及一年中重要的日期;右侧大脑半球也会作出适当的分辨,这种分辨关心将来的可能遭遇,某一个人或者一个家庭的损失。生活保险、火灾保险以及偷盗保险等事物,似乎是被广泛地研究过的哑巴半球所充分注意的。

斯佩里认为,右侧半球并非字盲、字聋或哑巴,如某些神经学家所认识的那样,可能它在语言技巧方面不如左侧,但它并非完全缺少智慧能力。如果把右侧大脑半球看成为在维多利亚女王朝代改革者们试图加以教育的、兽性的半球,那么,怪诞小说中的海德先生也不再可能是杰基尔(Jekyll)博士有教养的左侧半球。

## 七、对大脑半球优势性的看法

经典的看法是大脑左侧半球是优势半球。稍回顾一下以往的看法,小范围脑损伤关键性地位于左边,或者是语言的半球,它就可以有选择性地破坏一个人的阅读能力,同时,保留讲话的能力,印刷的字仍旧能够看到,会看,但是字已经没有意义了,这种情况典型地发生于左侧半球的角回损伤,也发生于视觉皮层或距状皮层到角回之间的输入通路受阻断的情况,于是结论是左半球是会读的,而未受损伤的右半球是字盲的(world-blind),不能看懂印在纸上字的意义的。同样推理也适用于对于听到声音的理解能力,当位于左侧颞叶基底部的韦尼克区损伤,或者把听觉接收中枢输到韦尼克区的路中断以后,病人就丧失了听懂讲的语言的能力,讲的话仍然可以听到,意义却不了解。这些病例告诉我们,对字的理解也是限于左侧半球,完好的右侧半球是字聋的(word-deaf)。多年来经典的神经学看法是,主要的、左侧的、优势的语言半球,和从属的、非语言的右半球。这个从属半球除了不会讲话,不能够书写,字盲字聋以外,也缺少高级的、与语言符号加工有关的认知能力。

支持这种经典看法还有更多事例。失用症(apraxia),即学会的运动他不会用,也发生在左侧脑损伤之后。这样左侧半球就被认为是一个领导的运动执行部位,主要作用是导引和调控高级随意运动,是大脑对于运动学习编码的主要仓库所在地。左侧大脑半球优势的证据进一步扩展到数字计算以及数字的推理,所以直到20世纪50年代和60年代早期,除少数例外,已经收集到大量关于脑损伤病例的结果都汇聚到这样一种看法:比较高度发育的和智力上高的是左侧半球,而相对滞后的是右侧半球。用右手书写人的右脑不单是不会发音,且是字盲、字聋、失用。总的说来,右侧半球缺少各种高级的认知能力,以上就是大脑优势的经典看法。

裂脑研究引出了对大脑半球优势性的新看法。斯佩里在获诺贝尔奖所作的报告的题目是:两侧大脑半球失去连接以后的某些效应。根据联合切除术的效果,他认为:失去联络的右侧半球并不是字盲的,也不是字聋的,用侧向化试验语言能力的结果显示,右侧半球虽是哑巴的,但它能相当程度地觉察知觉,能觉察到讲话,这个失去连接的右侧半球能够读出通过闪光闪到左侧视野的字。应我们的要求,他可以用手选择一件物品,指一个对象或一个图。所以胼胝体切断后只有右侧大脑半球病人也能够选择正确的书写或者讲的字。

换句话说,每个脑的一半似乎有它自己的、分开的认知范围,有它自己独有的、自觉学习和记忆的经验,所有这些似乎是不需要考虑另一个大脑半球的相关的事件。可以推想,脑功能的侧向化不仅仅是由于它缺少一个功能。

右侧半球出现了一个未料到的语言能力。当胼胝体联合切除术以后,提出了许多疑问,问题是:为什么右侧半球在联合切断术以后可以做这些事情,而在左侧半球局限损伤情况下反而做不出来。斯佩里对这个问题的解释是,以前单侧损伤所提供的证据是误导的,左侧损伤是在联合存在的条件下,而联合的作用是阻止了右侧的潜在功能,但它是真正存在的,不过受到了压抑。这种解释就假定脑的两个半边,当互相连接存在时,是作为一个功能单位紧密地进行工作的,起主导作用的,可以在左边,也可以在右边。当这个统一功能有一侧损伤,缺陷就暴露出来了。如果胼胝体切断,右侧半球从对侧的压抑性影响下释放出来,它自己的潜在功能可以表达出来。

到1967年,根据新收集到的联合切除病人的实验,新的结论是:每个失去联系的半球(不单左侧,也有右侧)有各自的高级认知功能,每个半球似乎都有它自己的知觉本,自己的神智印象,自己的联络,自己的概念。在裂脑动物实验中看到过学习、记忆过程。以后的临床研究又提供了新的证据,出现了一位先天性胼胝体缺失病人,他是一位大学生,其语言智商在平均以上,而且左半球和右半球都有语言功能,他在学校的学习成绩良好,只是那些与右半球有关的几何、地理等非语言的能力差一点。右半球的额外语言功能,显然是由于牺牲了通常属于右半球非语言认知能力。

莱维(Levy)对这位病人的看法是,左侧和右侧半球的特点具有性质不同的相互对抗的认知过程,左侧基本上属于分析的,有次序性的,右侧是空间性的和合成性的。认知过程的这种相互分化显然对机体是有利的。

现在,看法的重点转移了,原来认为是内部的相互对抗,以及内部的相互不匹配,现在转变成互相支持、互为补充,左侧和右侧不是主导和辅助的关系。

早期的看法认为右侧半球甚至是没有意识的,这很快被否定了。以后,改变成一个中间的看法,认为右侧半球具有低等水平的意识,但它缺少高等的、自己能意识到的那一类觉知,而这些是人的神智所特有的。根据这种中间的观点,把右侧的意识系统定义为自我的或者个人的,主要是人类的一个属性,而且是发育的及进化上比较高的意识觉知。斯佩里等做了一些特殊实验来检测,右侧半球是不是与特定的自我认识以及相关社会的觉知有关。实验的结果发现,在使用一系列人像照片的测试中,割裂的右侧大脑半球容易认识、鉴定自己,而且在做这些作业时他也产生了相应的情绪反应,而这些都是为精细的社会评价所必需的。所以,右侧半球也有社会的觉知和自己的意识。在这些测试中,右侧半球实施的一般水平与左半球的测试是相当的。

同样的测试程序也用来测试右侧半球对时间的感觉,将来的关心,没有测试到有异常的缺损。非讲话半球似乎是相当了解个人一天的、每周的日程计划表,季节以及一年中的重要日期,对这些,右侧半球作出了合适的辨别,显示关心。另外,关于可能的将来意外事故,关于家庭成员,对于需要对火灾及偷窃的保险等的关心,不讲话的大脑皮层都是非常好的。跟认知功能的其他方面不一样,情绪从来不局限于一侧皮层,虽然输入时是一侧输入,但情绪效应似乎扩散到两侧半球,显然它是通过没有分隔开来的脑干的纤维系统传递过去的。信息的特异部分仍旧局限于产生它的皮层,而情绪色调的高低则可以影响另一侧大脑半球。

## 八、意识的本质

裂脑研究引出这样一个问题,那就是对于意识本质要有一个新的认识,以及对于意识与脑过程关系要有一个新的看法。斯佩里的发现迫使他长期艰苦地思考有关意识知晓的本质,如哲学家们和心理学家们所定义的那样。他考虑意识问题越多,他承认像他的前辈谢林顿一样,必须在发育的前景上看问题,种系发生阶梯上越高,有机体就更多地知晓自己的动作以及控制这些动作的需要。

斯佩里最终得到这样一个结论:意识一定是脑的一个高级特征,它是一个有能力来修饰其他脑活动的过程。他推理说,意识不应该再看作为脑生理学的一个被动特性。由于意识,我们可以控制基本需要,可以控制基本欲望,而那些是脑干的基本功能,我们可以作出抉择,做那些在道德上是正确的事情。

那么,我们为什么需要有两种不同的意识,而不是一种意识呢?单独的一套控制是否就足够管理情绪、语言、智慧、知觉、记忆呢?

斯佩里认为,脑的许多部分,特别是脑干,不需要重复配置。在他看来,这种重复性是进化的一个错误。他评价说,这一点是可以怀疑的,这些重复性到底有没有存在的价值。他认为,大脑优势性可能代表一种企图,我们的自然母亲企图取消这种不需要的重复性,对语言来讲,没有理由需要两侧大脑有重复的两套控制中枢。

从这种前提出发,他争辩道:一个物种要最好地保存下来,最好应有两个不同的认知过程模式,每种认知过程模式由不同半球控制。这样的好处是,机体不仅能够加工一系列广泛的信息,而且两个半球互相打架的可能性也比较少。

为了发挥最大效率，两个大脑半球一定要作为一个单位联合起来工作，这就是为什么胼胝体起了重要作用。有两个互相交流的脑力共同工作，一个是语言的，另一个是空间的，这样将会比只有一种脑力要好一些。

由于斯佩里的发现，对意识问题的认识产生了新的前景。斯佩里显示，意识问题可以在实验室里面在受控的条件下进行研究，而这些都是一度被多数实验心理学家和神经科学家所绕开和规避的问题。斯佩里的工作将有助于刺激"认知革命"，也就是说，发起一个运动来研究思想，充分应用近代科学的各种工具来研究其他高级脑力过程。

**参考文献：**

张香桐。1997
Finger S. 2000
Marshall. LH, Magoun HW. 1998
Sperry RW. (Nobel Lecture) 1981
Sperry RW. (Autobiography) 1982

# 第15章 弗户朗、杰克逊、卢里亚、拉什利:对脑定位功能学说的非难

脑或中枢神经系统是一个非常复杂的功能结构,结合着感觉和运动,有着上上下下的连接。凡提出脑功能定位,就会有不同的看法。加尔提出神智学时,弗户朗就反对他的意见,但弗户朗用的实验动物是鸟类,方法不够严谨。白洛嘉提出运动语言区后,玛丽就认为语言的缺损不一定是哪个部位脑损伤的结果。英国的杰克逊曾经与白洛嘉在同台讨论过脑功能定位问题,杰克逊赞成定位,但不赞成严格的定位。脑的功能定位,特别是一些复杂功能,与高级的、心理的功能(如语言、知觉)有关的定位,心理学家难以接受。美国的拉什利提出了脑等能学说,苏联的卢里亚提出脑应分成三个功能系统,这些都是为了说明,脑的功能不是局限在一个脑区的。胡贝尔和威塞尔研究的主要是大脑枕叶17区,很快人们发现,人的视觉不单是一个17区所能完成的,物体的视知觉属性包括运动、颜色、距离、位置等的感知,是由大脑皮层枕叶,再加上顶叶、颞叶,甚至额叶等多个视觉的系统完成的。

## 一、弗户朗对加尔的异议

弗户朗不同意加尔关于脑功能有定位的观点(详见第7章),但弗户朗关于大脑半球损伤后动物(鸟类)功能损失的发现,实际上证

实了加尔的一个论点:大脑皮层是有认知功能的,而这种看法在以前基本上是没有的。

## 二、玛丽对白洛嘉的异议

1906 年皮埃尔·玛丽(Pierre Marie,1853—1940)检查了保存的病人莱沃尔涅的脑,也即布洛卡用来支持他脑定位学说的那个脑。玛丽发现病人的脑损伤比较广泛,而不是如布洛卡所讲的那种特定部位的损伤。因此,玛丽认为这个病人之所以不能够讲话是由于有广泛的脑损伤,因而引起智力的一般性丢失,而不是特定的不会讲话。玛丽的报告出来后,有的研究者也表达了类似想法,支持等能理论。总的说来,这些研究者认为,即使基本的感觉及运动功能是可以在脑内定位的,但是高级功能的皮层过程太复杂,不可能局限于某一脑区。

## 三、杰克逊的替换模型

不接受严格的定位学说,也不接受弗罗伊德的本能学说,精神病学家和神经病学家寻找脑功能的其他模型,其中之一是由英国的神经病学家杰克逊提出来的替换(alternative)模型。杰克逊在 19 世纪后期致力于研究癫痫发作,研究肢体运动和脑特定区域的关系。他注意到,高级神智功能不是一种单一能力,而是包括了简单的及更基本的能力,他认为没有"语言中枢"。相反,他认为人有这样的能力,可以把一些基本能力结合起来,如听和辨别讲话声音的能力,发音器官调控细致运动和运动感觉的能力,这些结合在一起才能产生高级复杂的能力。语言丧失可以追踪到任何一个基本功能系统的丧失,失语症可以由于运动调控的丧失,由于口部来的反馈的丧失,由于理解的缺陷,以及应用语言的基本能力的缺陷,因而才不能够讲话。

因此,当脑的某一个特定区域损伤,有可能引起高等能力的损害。即使有一个部位损伤引起了语言丧失,并不一定表明这个脑区是负责语言的。杰克逊提议,局限的定位损伤破坏了语言,和定位语言是两件不同的事情。他相信,行为可以在神经系统的不同水平存在,例如,当你要求病人复述,他可能不能重复这个词,但即使这样,病人还会从另外一句话中讲出这个词。例如,病人不会讲"no",但当这个"no"字是作为一个自动反应的一部分时,病人却能够说出来。所以能够讲"no"的能力是分属于两个分开的能力,一个是随意的,一个是自主的,每个能力可以独立地受损,而另一个可不受损。杰克逊注意到,行为很少是完全损失的,除非对脑区的损伤特别大。

　　杰克逊认为,行为是由所有脑区之间的相互作用产生的,即使一个最简单的运动动作,也需要全脑、神经系统各个水平的协作,从外周神经到脊髓,一直到大脑皮层。因而,他更倾向一个更加整体论的观点,接近于脑功能本能的观点。但他又认为,每个脑区有其特定功能,该区通过这一功能贡献给整体神经系统,所以他的观点也具有定位学派的味道。他的观点反映了一个对已有的实验材料的综合。他的影响在20世纪早期英国的神经病学界可以看出来,虽然许多人过高地看重了他提示的这些性质,把他的工作解释为更加支持脑高级功能的等能学说,但实际上支持得并不那么强。第二次世界大战后,许多理论学者提出了与杰克逊类似的看法。哈洛(Harlow)说,给猴脑以一个有限的损伤,不会出现认知能力的完全损坏;克雷希(Krech)认为,没有一个学习过程会完全依赖于大脑皮层的任何一个区,每个脑区在不同功能中起不同作用。以上这些结论虽然不同于定位学说,也不同于等能的学说,却符合杰克逊的替换看法。

## 四、拉什利的脑等能学说

　　卡尔·拉什利(Karl Lashley, 1890—1958)是著名行为学家沃森(Watson)的学生,沃森是伟大的实验神经心理学家和奠基人,是把行为与神经学结合起来的第一人。人们高度尊重他,因为他设计了许多用法来揭示脑损伤手术后各种效果的研究方法。虽然拉什利接受这样的观点,即基本感觉和运动能力是定位的,但他支持等能(equipotentiality)观点。他用老鼠做实验,有点类似于弗户朗在鸟类所做的实验。拉什利发现,在迷宫实验中老鼠所出现的紊乱,直接与手术切除脑量的多少相关,但与切除哪个特定区没有太大关系。根据自己的实验,拉什利形成了他著名的质量作用(mass action)原则,该原则认为,行为损害程度直接与切除的脑质量的多寡相关。他认为,他的结果非常符合脑组织是等能的观点,脑的一部分不止参加一种功能,它可以参与各种作业,并不像脑定位学家所指认的那样。

在不同情况下"定位说"与"等能说"各占优势,在美国心理学界,这两种观点中没有哪一种被大家完全接受,因为两者都不足以解释现有的科学资料及临床观察。在临床,有时病人仅有非常小的脑损伤,甚至是显微镜水平的,但却有明显的行为缺损,这种结果有利于定位学说,而等能学说难以解释这种特定的缺损,因为病人也没有普遍性的智力、抽象知觉的以及其他宏观认知能力的缺损。

## 五、卢里亚的功能系统

亚历山大·卢里亚(Alexander Luria, 1902—1977)是第一个对杰克逊原理作详细补充的俄罗斯神经心理学家。卢里亚获得了心理学、医学和教育学博士学位。他是这个时代最著名的多产的神经心理学家,他把神经心理学的学科水平提得如此高,而这在 50 年前是难以想象的。他认为,一个有活力的脑-行为学说一定要不仅能解释既符合定位学说,又符合等能学说的材料,也必须要能解释与这两个学说都不符合的现象。卢里亚的学说建筑在他的导师、(可能是)认知心理学的创立者维戈茨基(Vygotzky,1965)以及杰克逊学说的基础之上。他认为,中枢神经系统的每个区域参与三种功能之一,这种基本功能他称之为"单元"。按照卢里亚的看法:第一单元大致包括脑干和联络区,其作用是调节脑的激醒水平,保持肌肉的正常张力;第二单元包括大脑皮层靠后面的区域,这些区域的作用是感受、整合分析来自内、外环境的感觉信息,且起关键作用;第三单元包括额叶和前额叶,其作用是参与设计、计划和执行,并且证实行为。

所有行为均需要这三个基本单元的相互作用,因此,所有行为均反映了脑作为整体活动的结果。同时，每个脑区又在某一特定行为中起特定作用。每个脑区的重要性如何，依赖于所实施的行为，例如，电话铃响，你把话筒拿起来，这是一个简单的动作，这不需要很多的设计和判断。更加复杂的行为，例如告诉一个来访者，下礼拜二傍晚你将要做什么事情，这样的事情就需要注意和计划，还有评价。某一脑区的损伤可以对第一种行为很少有影响，而对第二种更加复杂的行为则可能是灾难性的。

卢里亚提出了"功能系统"的观点。所谓系统，是指用以产生完整行为所必需的脑不同部位相互作用的一种型式与集合。每个脑区只有与另外一个脑区在一起才能工作。还有，没有一个脑区可以单独地负责任何一种人类行为。因此，每个脑区可以在许多行为中起作用，如等能学派的理论所要求的那样。另一方面，卢里亚把行为看作为许多脑区之间相互作用的结果，如同定位学派所要求的那样。这种多功能作用就被称为多能性（pluripotentiality）。任何一个脑区都可以参与或多或少的几种相关行为。

卢里亚提示，行为是由几个功能或者几个系统所产生的，而不是由单个或者分别的脑区产生的，任何一个阶段的中断都可以使某个功能系统转入不工作状态，例如一个被定位学派称之为"阅读中枢"的部位虽未受损伤，但如果损伤到另一些与阅读有关功能系统的部位，那么这位病人也不会阅读。每个功能系统又有某种程度的可塑性，可塑性可以自发地产生，也可以通过重新训练而获得。例如，感觉反馈对于不断了解个体自身手指、手臂的运动，并用这些反馈信息指导运动是必需的。如果一个人丧失了感觉反馈，他就丧失了完成精细运动作业的重要一环，这时功能系统可以用视觉反馈定位手指，而用视觉定位并非原来就是需要的。病人可以重新建立精细的运动能力，虽然他那原来的功能系统已经中断了。这是一个替代功能系统的观点，卢里亚的观点可以解释脑损伤时高级脑能力为什么能代偿低级脑能力。为一个三个月大的病孩做了完全左侧大脑切除术，病人七岁时，不但能走，还能够流畅地说话，这无疑关系到脑的可塑

性,右侧脑可以发展它对于执行这些行为所必需的组构,这就是
代偿。

卢里亚假说对于临床神经心理学家特别有吸引力,因为它可以
从理论上解释多数脑损伤病人的表现,这个理论也解释了一些现象,
例如某些脑损伤会发生持续的功能缺陷。还有,通过重组构的观点,
他的学说也可以解释脑损伤后为什么有恢复。这个理论为脑损伤后
如何处理、如何恢复功能和为临床神经心理学家理解这些病人的表
现提供了强有力的理论基础。

## 六、多个视觉系统

胡贝尔和威塞尔关于视知觉的开创性研究主要涉及视觉的基本
要素,如物体的轮廓、朝向等,涉及的脑区主要是纹状皮层(参见第13
章)。但视知觉不仅是这些,物体的颜色、运动、在空间的位置,等等
都是,从这个观点出发,现已知道的与视觉有关的脑区远远超出了经
典的纹状皮层。

关于皮层细胞对复杂视觉刺激的分析,要从超复杂细胞说起。
1965年,胡贝尔和威塞尔至少已经知道猫的17、18区的界限在哪
里;视觉2区(18区)与当时称为19区的外侧界限仅是一种猜测。胡
贝尔和威塞尔做的实验记录很快就证明,早年塔尔博特和马歇尔的
制图是正确的,17区和18区互为镜影。18区的感受野比较大,而且
当你在较外侧皮层做记录时,感受野也向外扩展。除此之外,粗看起
来没有什么新的发现。那时,胡贝尔和威塞尔当然不知道18区跟视
网膜的X细胞和Y细胞有什么关系,这是到20世纪70年代才知道
的。当胡贝尔和威塞尔继续向外侧做记录,一直进到V3区(19区)
的时候,视野突然变得很小,重新回到视网膜中线,而且一般来说,视
野更为复杂。开始胡贝尔和威塞尔把这些细胞称为超复杂细胞,现
在叫做末端终止细胞。这种细胞的主要特征是对一个短线条有很好
的反应,但对长线条没有反应,或反应很小。在那个年代经常是这样
的,细胞的发现是随意的、偶然的,他们认为又找到了一个新的细胞

品种。开始，找到的超复杂细胞在猫的 19 区，为了确定是不是只有 19 区才有，他们回过头来又到 18 区来找，结果在 18 区也能找到。胡贝尔和威塞尔写文章总结的时候，认为这个超复杂细胞似乎在形状辨认层次方面又高一个层次，所以是更高层次的复杂细胞。这种细胞在 18 区出现，反映了一个组构原理，就是离开 17 区越远，它所分析的形状就越复杂。胡贝尔和威塞尔本应当也到 17 区找这种细胞，但这要等到 1968 年，最后胡贝尔和威塞尔在猴子 17 区里面也找到超复杂细胞，才促使胡贝尔和威塞尔重新研究一下猫的皮层，结果在猫的脑子里也发现了，当然比在猴子里面得到的少。

从命名学来看，超复杂细胞有其趣史。1968 年在澳大利亚的一个集会上，亨利(Henry)告诉胡贝尔和威塞尔：德雷埃尔(Dreher)在他的实验室里看到猫 17 区里有一些细胞，这些细胞对短线条反应，其余特征则跟简单细胞一样(德雷埃尔，1972)。这对胡贝尔和威塞尔是一个打击，这件事情提示，此种细胞可能直接接受膝状体传入的神经投射，因而它就只不过是简单细胞的一个变种。这样一来，胡贝尔和威塞尔的超复杂细胞可能也是从这个简单细胞来的。实际上，层次关系比胡贝尔和威塞尔原来认识的复杂得多。过不了多久，胡贝尔和威塞尔实验室的一个研究生证实了在猫纹状皮层有末端终止的简单细胞。于是胡贝尔和威塞尔开始抛弃"超复杂"，而情愿用"末端终止"。具讽刺意义的是，胡贝尔和威塞尔从来没有在猴脑中看到这种简单-超复杂细胞。从另一方面看，"超复杂"在美学上并不具吸引力，而"末端终止"也无非是一种描写而已。

20 世纪 60 年代末胡贝尔和威塞尔发起了对纹状皮层外研究的冲刺，在猫 19 区的外侧作了记录。19 区外侧，这最早是克拉尔(Clare)和毕晓普 1954 年发现的。胡贝尔和威塞尔找到了这里细胞的粗定位，对运动的线条有很强烈的反应，感受野非常大。使胡贝尔和威塞尔惊奇的是，从形状分析方面看，这种细胞比胡贝尔和威塞尔在 19 区看到的更不精巧，此区以后就被叫做 PMLS。很显然，它就是相当于灵长类里被称为 MT 区的猫的同源区，或者叫做视觉第 5

区。60年代后期胡贝尔和威塞尔从猴子的MT区记录了几百个细胞,发现这些细胞很讨厌,就跟胡贝尔和威塞尔以前在猫的克拉尔-毕晓普区发现的一样。因此,胡贝尔和威塞尔决定不把这些工作写成论文。所以胡贝尔和威塞尔丢失了当今认为猴枕叶中最有兴趣的一个区,这个区的主要责任是分析运动。当时,新的认识刚现曙光,认为以前在灵长类曾经称之为19区的,实际上是由许多不同视野的定位代表区。更有趣的是以后人们认识到,过了17区、18区以后,视传导就分裂成为多个成分,不同脑区负责视觉的某一种特征,如颜色、形状、运动、立体感觉,等等。由此看来,视觉系统是按照许多平行的亚通路组织的,平行通路最早开始于视网膜的X型、Y型神经节细胞,直到大脑皮层的两条视觉通路。

　　往后的许多实验证明,纹状外视觉区可以分为两大主流:第一条是背侧通路,此通路从纹状皮层开始,经过一系列背侧纹状外脑区到达后顶叶皮层,这个系统的作用是为空间视觉所需;第二条是腹侧通路,此通路从视觉皮层开始经过一系列腹侧的纹状前区一直到下颞叶皮层,这个通路的功能是为了视觉目的物的定向所需。多个视觉系统的揭露,从一个侧面说明脑功能定位的相对性,随着检测指标的不断细化,会出现不同脑区负责不同功能的种种复杂局面。

**参考文献:**

陈宜张。2008
Finger S. 2000
Fulton JF. 1951
Gross CG. 1997
Gross CG. 1999

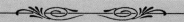

# 第三篇 神经基本活动

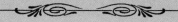

　　脑功能的基本活动过程是什么？古代人认为是元气、精灵、小颗粒，等等。伽伐尼的动物电学说之所以具有划时代的意义，是因为它把过去的种种说法一扫而光。当问题导向深入的时候，一开始就发生了卡哈尔神经元学说和神经网学说的争论，最后以前者占优势而告终。但脑的活动方向有序，感觉、运动井井有条，难道仅仅神经的传导就可以说明脑活动吗？谢林顿提出两个神经元之间的接触点是突触。突触部位的传输应称为传递。从此，神经基本活动的研究就落实到（神经元之内的）传导与（神经元—神经元之间的）传递两个基本过程。

　　神经传导是电的传导，它与导线上电的传导有何不同，德国人杜波依斯-雷蒙、黑尔姆霍尔茨、赫尔曼、伯恩斯坦的工作回答了这个问题，并进一步支持伽伐尼。这种生物电是如何产生的？虽然伯恩斯坦提出了膜学说，但不够完善，于是英国人霍奇金、赫胥黎和卡茨的深入、定量研究建立了离子学说。离子又是如何以特异性方式流经细胞膜呢？在20世纪七、八十年代细胞生物学及分子生物学的背景下，逐步澄清了离子通道是一个蛋白质这个基本事实，以至最近麦金农阐明了K通道的三维结构。

　　阿德里安的单个神经元、单根神经纤维电活动记录的成功，使他提出了神经信息传输的规律，即神经是以脉冲的频率来编码各种信息的。这一理论,无论就神经生理本身,还是就仿生学、生物信息论来说,都意义重大。

神经传递又如何进行呢?最早是药理学家戴尔、勒韦等人在自主神经系统范围内,证明了神经的化学传递,递质有乙酰胆碱、肾上腺素类物质,但遭到以神经生理学家埃克尔斯为代表的强力反对,他们坚持电传递。当神经肌肉,中枢神经内传递特性被一一阐明之后,埃克尔斯"倒戈"向化学传递一方。最后证明多巴胺是中枢神经递质的则主要是瑞典人卡尔森的功绩。具有讽刺意味的是,卡尔森刚提出多巴胺为中枢递质时,却遭到化学传递的学术领袖戴尔的反对,这可谓历史之嘲弄。化学传递学说一经提出,许多传递细节也愈益明朗,奥伊勒证明,交感神经末梢分泌的是去甲肾上腺素而不是肾上腺素,而阿克塞尔罗德又证明去甲肾上腺素类的失活,主要不是依赖于酶解,而是重摄取。中枢神经递质活动细节的阐明,对于神经及精神疾病的药理学,治疗学开辟了广阔前景。

具有警示意义的是,神经传递不止化学传递一种形式,电传递也是确实存在的,据估计,电传递大约占哺乳类动物传递的1%。即便是1%,也有它的意义。自然界的多样性,真不容忽视!

# 第16章 伽伐尼:动物电和神经活动

伽伐尼发现了动物电,用不同的方法证实了动物电的存在,当然开始时的证据不是完美的。在遭到了伏打等人的批评之后,他进一步用实验事实捍卫自己的发现。他的发现把历史上曾经认为的脑活动的基础是灵魂、精灵、小颗粒等的看法,一扫而光。他的发现是神经科学历史上一个重大的里程碑。

## 一、神经怎么工作,是依靠精灵或汁吗?

17世纪的脑科学出现了许多重大成就,部分地是由于威利斯和他同事在英国的进展,包括很多改进和改良的神经解剖方法,使用一系列新名词来描述脑的各个部分,也有一些新的看法,想把脑的结构和行为、功能联系起来。另一方面,对神经疾病有了更好的临床描写,以及愿意用手术方法来解决神经疾病。然而同文艺复兴时期一样,科学进展在各个前沿的速度是不一样的。

一个非常关键的问题是,

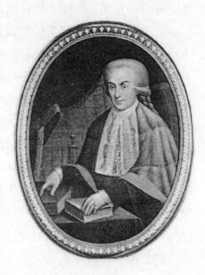

伽伐尼

17世纪与18世纪之交,研究者们仍然不清楚神经是怎么工作的,对神经功能的看法有三个理论:第一,许多科学家仍然认为是精灵在起作用,精灵在中空的神经内流动,使肌肉收缩,或者向脑输送感觉印象,等等。笛卡儿拥护这个古老的观点。第二,认为神经分泌液体到肌肉,激动它。例如,威利斯设想,神经的液体和血液混在一起发酵,它们可能引起爆炸,从而导致肌肉收缩。第三,机械振动的观点,神经依靠振动来传递信息,牛顿根据不同波长的光波引起颜色知觉这一事实,认为在神经里面,从眼到脑,有相应的振动。

对于神经作用的种种看法,液体说与振动说,有各自的严重缺陷。例如,1677年剑桥大学有一位物理学教授格里森(Glisson),他拿了一个玻璃管,一端封闭,把自己的手臂摆在里面,玻璃管内充满了水,他推论,如果有精灵从他的神经流进肌肉的话,那么应有更多的水被取代出来,然而,他没有看到水被取代的情况。

大约同时,意大利科学家博雷利(Borelli)决定用不同方法来检验这个理论,1680年他把动物的肢体浸泡到水里,同时切断某些肌肉,令他惊异的是,没有看到冒气泡的现象,由于看不到这个结果,他怀疑神经的精灵到底能不能使肌肉膨胀。

把一束神经结扎起来的实验结果也使很多科学家皱起眉头感到为难。从理论上讲,如果有精灵或者"汁"在神经内流动,它应在结扎上方堆积起来,但实验结果发现结扎上方并无堆积;神经切断后也没有看到有液体流出来。基于这些事实,18世纪中期生理学领军人物哈勒不得不申明,如果神经分泌某种活性汁液,它不可能是水样的东西,他同时还怀疑液体的流动是否会那么快,从而足以解释神经的作用。

那么振动说呢?这种看法从一开始就被许多科学家认为是错误的。因为神经质地柔软,是浆状的东西,它并不像弓弦一样绷得很紧;还有,切断神经时,它也并不缩回。由于这些原因,神经传导是一种振动的看法受到学者们的质疑。

新发明的显微镜是否对这个问题有所帮助呢?显微镜学先驱、荷兰人莱文胡克(Anton Van Leeuwenhoek, 1632—1723)于1674年的观察结果表明,切断牛视神经没有看到开口。而当初盖伦曾说,神经切断有开口存在,把神经解剖后在阳光底下看,就可以看到。另一些显微镜学家也在神经切口处寻找空洞。因为就各种理论而言,不论是精灵还是汁,神经必须是管道,管道必须是空的。令他们失望的是,神经切口处找不到任何开口。

丹麦人斯泰诺曾经批评笛卡儿和威利斯,说他们的理论仅具想象性质。当斯泰诺对当时的神经作用理论表示怀疑时,他没有任何矫饰,特别是牵涉到神秘的动物精灵。1667 年他自己做了一些实验后痛苦地说:"我们现在是相当地不肯定,什么东西是与动物精灵相关的,是血液吗? 是胆汁吗? 或者是一种特别的物质,是肠系膜分泌的东西吗? 一般的解剖方法不能够澄清这方面的任何问题。"

18 世纪初的生理学家有充分理由对当时理论不满意,不管是动物精灵也好,汁也好。客观上有这样的需要,应当提出更好的机制来解释神经的作用,这个理论应该满足这样的要求:神经能很快捷地工作,可以被操作,可以被测量。总而言之,对神经作用的看法要有一个新的开始。

## 二、电、电疗与电鱼

对神经作用感到困惑的时期,一些科学家开始猜测,神经系统是否可以以电的方式来进行活动? "电力"这个名词是英国物理学家吉尔伯特(Gilbert, 1544—1603)在公元 1600 年前后就提出来了,但很难说有某一个人统治了电的研究,因为很多人都参与了。电的知识引导了许多科学领域的发展,当讨论到神经生理学历史时,有一个名字出来了,他就是伽伐尼。按照历史学家的看法,毫无疑问在神经系统电活动的历史上这是一位出类拔萃的人物。

伽伐尼工作在 18 世纪最后 25 年,根据时代精神来看,伽伐尼的实验和理论并不那么革命,实际上是一种进化。伽伐尼研究的动物电是一件最激动人心的事情,是一件有上进心的科学家应该做的事情。他也是一系列实验新发现和新观点的接受者。我们可以先看一看这个领域的某些相关现象。

　　先看看用于治疗的电方法。如前所述,古人已经知道鱼的电器官,曾用电鱼发出的电震治疗头痛,治疗甲状腺肿、麻痹以及其他疾病。他们有时让病人站在一条活电鱼上面,或者为了增加效果而用多条电鱼,这类治疗作用一直扩展到中东,欧洲人也知道。

　　然而,找到为治疗用的或实验用的电鱼不很容易。于是,用特殊的仪器产生电便提到了议事日程。最后生产出来的是摩擦生电的机器,如用手摩擦硫磺、陶瓷或者玻璃制成的圆球,圆球带电后就可以让它与对象接触而产生电火花,也可以令它与人接触。发明者很快又发明了产生电火花的方法,只要简单地接触转动着的玻璃球就可以了。

　　摩擦机器使某一物体带了电,人的舌头碰一下白兰地酒可以使它冒火花,莱比锡的某教授常常在社交场合演示这种偶然现象以取悦来宾。对于一些寻找玩乐的贵族来讲,他们在寻找新的娱乐方法,这类放电事件变成城市中传说的趣事。

　　克留格尔(Kruger)是一位有严格头脑的人,当他了解到摩擦机器时,他认为这个东西在主流医学中应该会有作用,1744 年他写道:

　　　　任何东西一定有用处,但电的用处是不肯定的。我们不能从神学方面去寻找答案,这样会给医学留下没有任何有意义的东西,最好是去看看它能否恢复麻痹四肢的功能,有没有重新建立运动的能力。

　　1745 年莱顿瓶发明了,把电储存起来变得容易了。这个实验器具以莱顿城市命名。典型的莱顿瓶颈部狭窄,瓶口用橡皮塞塞住,罩在玻璃上的金属叶片是外导体(但顶端不罩);瓶内的金属或液体是内导体。当摩擦机器与瓶相连接时,内、外导体相互分开,电荷被存储;当连接内、外导体的两根导线接通时,电就可以释放。早期研究人员很快发现,这种放电可以把一个人击倒在地,甚至击死一个小动物。

诺莱(Nollet)会造莱顿瓶,他曾经让一群天主教僧侣手拉手形成长达 900 英尺的队伍,当队伍的两端与莱顿瓶放电连接时,僧侣们全都跳了起来。莱顿瓶肯定还有娱乐以外的用途。诺莱强调,它可用于治疗,他报告了一些成功的例子,其中一例是巴黎军医院的病人。他曾写过一本书,谈到如何用电来治疗麻痹。

虽然某些小心的医生感到对电的作用有点夸张,但电毕竟也进入了欧洲更加现代化的医院和诊疗所。1750 年至 1780 年间,在法国医学杂志上有 25 篇以上的文章是用电治疗麻痹的,但许多科学家仍然不把电看成为神秘的汁或者神经的液体,他们仍然抱住老观点,认为电的作用就是增加神经管道里面液体的流动。

电疗在欧洲和北美变得如此普遍,许多没有受过训练的医生们开始实践电疗,某些人希望自己得到成功,用电击的方法治疗受伤的病人。一些医学旁观者也被拉到这个圈子里面来,有些人则是为了出名。

在其他领域有点名气的三个人的经历,可以说明电疗是如何诱人。

一位是韦斯利(Wesley),他是英国宗教改革者,卫理公会(Methodist)教堂的奠基人。韦斯利没有经过学校训练,也没有考过有证书的考试,但这并不能阻挡他的热情,他应用电疗新技术。韦斯利的"原始治疗方法"出现在 1747 年。流传下来的书中罗列了可以使用电疗的 288 种医学情况,或治疗,或预防。他认为,用来解决神经系统疾病时,自然界没有一种治疗方法比电机器好。他提出了可用于许多医学情况的 50 至 100 种弱电刺激。他介绍,电击麻痹病人失去功能的肢体,以每天一次,三个月为好。做了好几年电治疗后,1759 年他写了一本有关电治疗的小册子,很快销售了好几版。

另一位不是医生,但他可以对于医学上用电说些道理,这人是富兰克林(Benjamin Franklin, 1706—1790)。1747 年到 1755 年他在美国费城研究电科学,他的风筝和电棒实验是大家熟悉的。1751 年他发表了一系列信件,信是写给他伦敦朋友的,介绍他在美国费城所做的电实验和观察。但是到 1759 年,当电医学应用已经广泛传播时,他写一封信给伦敦皇家学会的普林格尔(Pringle),信中表达了他对电是否可以治疗麻痹的怀疑。他写道:

> 我从来不知道电对永久性麻痹有何好处,病人那种表面和暂时的改善来自什么,是他在旅途中的活动,或是每天到我家里来的活动,或者希望成功的信念使他们用很大的劲来运动肢体,我不敢乱说。

第三位是马拉(Marat),他在英国和法国用电治疗病人。据报道,他用电治疗曾经得到成功,用来对付一系列疾病,包括麻痹、疼痛等。他甚至给儿童应用电疗。但是,和富兰克林一样,他看到了电疗的局限性:不能够治疗癫痫,不能够使恶性肿瘤缩小。他在 1782 年发表重要的工作,在法国得了奖。今天,马拉更多地是由于政治原因被人所熟悉,由于他在法国革命时期的表现,以及在恐怖时期的幻想主义。一个自称是"人民之友"的马拉把一些无辜的男人和女人送上断头台。科黛(Corday),一个反对吉伦党人的革命派成员,最后拿出他藏在衣服底下的刀杀死了马拉。1793 年马拉的戏剧性死亡被朋友画成了著名的油画。

与马拉(Marat)的幻想主义不同,富兰克林的外交是为人称颂的。在缺少文化的殖民地美国,欧洲人甚至把富兰克林看成是天才的活动家、记者和科学家。至于韦斯利,他被人铭记是由于他是卫理公会教堂的奠基人,他用电机器治疗病人。

18 世纪 70 年代少数科学家对曾使古代人着迷的电鱼有了新看法。新一代科学家手上有了更好的仪器,可用来研究这些鱼。也有很好的经过思考的问题,需要他们解决的最关键问题:研究者怎么能够确信电鱼释放的电是真正的电?

了解这种特殊电鱼的情况,在 17 世纪后半叶已经开始。意大利科学家雷迪(Redi)描写了电鱼电击引起疼痛,1666 年他的学生洛伦齐尼(Stefano Lorenzini)考察了电器官,1678 年洛伦齐尼写道:"电鱼身体的所有部分没有特殊,只有一个地方特殊,这就是两块钩状的肌肉,除非直接接触到裸露的肉,它不会有什么作用……"

大约 100 年之后,约翰·华尔许(John Walsh)达到了类似结论,他做了一系列关于电鱼的研究。1772 年,他提供了一些研究结果,在法国科学院做了报告并写了几封信给富兰克林。他写的关于英国大电鱼的论文在 1774 年发表。华尔许写道,电鱼每分钟可以发放 50 个或更多电击。电鱼的电可以通过导线传递,他还注意到电线一定要连接到鱼的两面,这样效果最大;他发现,电鱼的电与莱顿瓶放电是相同的。他还假定,电鱼发出的电击是源于累积电的释放,而电则产生于压缩电液体的累积。电器官把电荷从神经里面接过来,像莱顿瓶一样储存起来,需用时释放。电鱼和莱顿瓶的唯一的区别是,电鱼可以决定释放或者不释放它的电击。从事实观察发现,电鱼闭起眼睛时,表示它要释放电了。

华尔许得到英国外科学家亨特(John Hunter)的帮助。亨特会做解剖,他研究了电鱼电器官的细微结构,发现这些特殊器官占据了电鱼躯体的一半,而且有强大的神经支配。电器官由大量垂直的柱状物排列组成,每个柱子由许多六边形小盘子互相隔离开来,中间有液体。小电鱼大约有 500 个柱子,大电鱼可以有 1 200 个柱子。

知道电鱼电击是从高度特异化的器官产生,这是华尔许的重要发现,这意味着电荷并不会丢失到周围的组织中去,鱼不会电击它自己,也意味着在小柱与小柱之间,以及小柱和支配它的神经之间有隔离、绝缘的东西。

由于他的贡献,皇家学会给他发了奖,但科学界的保守人物,仍然怀疑这种鱼所发出的电击,尽管作用像电,人的感觉也像电,但它真的是电吗? 困难就在于从这些小电鱼身上发出的电击并不伴有闪电或者雷声,许多科学家仍然不相信这些鱼真正产生了电,带电的电鱼不能够把悬挂着的球或者薄的金属叶片撑开,这些都增加了人们的疑虑。

为了平息这些批评,华尔许继续做实验,他的设想是用电线或金属叶片形成一个电流回路,然后在叶片上做一个切口,看看电鱼的电击能否跳过切口。如果他用一个完全充电的莱顿瓶,那么这个缺口是可以看到放电的。他把电鱼线路中的金属叶片切口变小,而且在暗室中观察,最后他终于显示,电鱼放电时可以产生电火花跳过小的间隙。

不幸的是,在发表他的关键实验之前华尔许去世了。但是,1795年曾经亲眼目睹华尔许做实验的卡瓦略(Cavallo)描写了这个重要实验,他这样写道:"电鱼最强的电击将通过一个很短的线路间连接处,这个连接处的中断是由刀片在一个薄片里面划一下然后粘在玻璃上面做成的,这条狭缝被放到电鱼的线路之中,当电击通过中断间隙时,小而鲜明的火花在暗室里面完全可以看到。"

这样,对于电鱼电性质的怀疑去除了。这个实验问世后,对于特殊的电鱼有电,它能产生电击等,就被人接受了。但是青蛙或其他动物,甚至人,是否也能产生电,这完全是另一回事。把某些特殊的鱼加以一般化,通用到其他生命,这是人类脑力方面最前沿的问题。当伽伐尼进到这个比较模糊的领域时,鱼有电鱼,电鱼有电,人和其他动物是不是也有电呢? 正是类似的疑问回荡在科学家的脑中的时期。

## 三、"动物电"

路易吉·伽伐尼(Luigi Galvani, 1737—1798)是一位医生,他诚实,性情温和。伽伐尼获得医学和哲学学位后,取代卡尔达尼(Caldani)成为波伦亚大学的解剖教授。他研究过神学,后来更喜欢解剖学、生理学和医学。在转向电的研究之前,他还研究过肌肉发育,妇产科学等。伽伐尼一生最大的成就就是发现了神经活动的秘密——动物电。

那些认为电就是神经系统液体的人细心地倾听着电疗学家们在

说些什么,即使排除了那种电疗很有用的谎言,电是否有可能是了解神经作用的一个关键,这种想法仍然存在。总之,是什么力量来完成体内神经的活力过程呢? 有没有其他的东西可以更有效地引起肌肉收缩呢? 有没有其他事物可以运动得像电一样快呢?

18 世纪早期的三位英国科学家:达里(Dary)、黑尔斯(Hales)和门罗(Monro)是第一批人,他们提出,电可能是神经的奇怪液体。另一些人跟随他们,有更强有力的表述,但是真要从实验观察中弄清楚电就是正常神经的作用,需要一个大的飞跃。

最大的问题是:有可能把电局限于神经系统吗? 有什么能够阻碍电从神经中漏出来? 这种担心并非不合理。而正是这一担心,使许多研究者离开了神经有电的观念,他们不敢这样想,不敢这样做。

伽伐尼认为电是动物组织的最强刺激物。他的许多研究都是在家中进行的,妻子是解剖老师的女儿,成了他理想的助手。他家有很多电设备,包括摩擦生电的机器、原始电容器、莱顿瓶等。他的主要研究对象是青蛙,也曾做过羊的实验。

从伽伐尼的笔记我们知道,18 世纪 70 年代他开始研究电液,80 年代虽然他写了关于电生理研究的备忘录,由于不知道的原因,他没有即时发表。使他出名的著作发表于 1791 年,题目是《电对肌肉运动效果的纪事》(以下简称《纪事》)。

在《纪事》里面,伽伐尼按照时间先后记录了他的实验,解释了为什么要做这些研究,对结果进行了加工。从这里我们可以发现,当一个预计不到的发现出现在伽伐尼面前的时候,这位年轻科学家所表达的那种惊喜,同时也表明了他的热情,他要用新的证据揭示动物电液是真正存在的。他的工作总是力图用整合的观点,他从不忽视整体。

伽伐尼的实验结果可归纳为如下四点。

第一点,当肌肉接触一个金属刀片,而正好有人拿着它靠近发放火花的电机器,青蛙肌肉收缩了。这个奇怪事件第一次发生在房间内,他的助手在那里摆弄电设备,设备发出了火花,而此时他手中的刀片正巧碰到制备中的青蛙肌肉神经。就这样，引起了青蛙腿肌的快速收缩，以至于人都抓不住它。

伽伐尼重复这个有一定距离的实验，发现用刀片碰神经而如果没有同时的火花引发，便不引起肌肉收缩。实验表明，电可以通过人体（这不是一个新的发现）使已经分离的蛙神经受到电的激活，产生一个自然的肌肉的收缩（这也不是新的发现）。伽伐尼又往前走一步，他强调肌肉收缩不需要一个通常的线路，直接让仪器导线碰到肌肉就够了。他争辩说，火花一定触发了自然的电，神经里面自己有电。

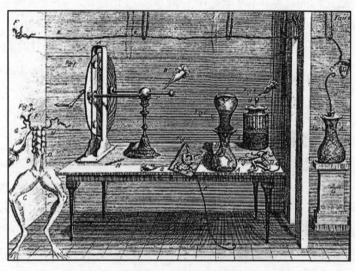

伽伐尼发现动物电的情况
当一个静电的电火花发生时，靠近电火花的神经肌肉收缩，由此发现了动物电。

伽伐尼被这一偶然的发现深深打动，决定改变他的基本实验，这就是他的第二种实验。在这个实验里，不是人拿着青蛙，而代之以长的导线。切断导线，实验会失败，或者实验者不用导线而用非导体，如玻璃或者丝线，实验也不能成功。

在《纪事》中伽伐尼描写了 1780 年用大气电所做的实验。受了富兰克林著名风筝实验的鼓励，伽伐尼似乎对于雷电可以击死实验者存有戒心，但对此伽伐尼并不害怕。用发电棒接触蛙的肢体也可引起肌肉收缩,而不需要电发生器,这是他发现的第三个要点。从功能上看,自然电、自然电击和电机器发出来的电是没有区别的,都能够刺激青蛙腿。

伽伐尼第四个发现是,当两种不同的金属接触支配肌肉的神经时,引起了肌肉收缩。他观察到的现象是,他用铜钩挂青蛙腿,他的本意是研究大气条件是否影响标本,但他注意到不仅是在打雷时,当天空没有云时,青蛙腿也动了。这个收缩很可靠,可以重复,只要实验者有意识地把铜钩碰上铁栏杆,肌肉就收缩了,相应的在室内进行的实验,得到同样的效果。这就显示,此种肌肉收缩与大气电没有关系,而是由于两种不同金属的接触,如果用单纯的同一种金属则无效。伽伐尼试验了不同的金属,发现某些组合比另一些组合效果更明显一点。

并不是他所描写的实验都能够成功,与他在外周神经和肌肉工作相比,刺激脑本身不能够使肌肉收缩。但他并非孤立,因为到1803年,一个不知疲倦的合作者,他的侄子、意大利人奥尔迪尼曾经完成了一系列成功的实验。奥尔迪尼用暴露的牛脑显示,刺激牛脑能够引起牛眼睛、眼睑、嘴唇的运动,在一个更加超现实主义的笔记中看到,他曾从绞刑架下收集新鲜人头,把电流通过头颅时能够引起人头的运动、眼睛的张开,等等。

伽伐尼开始工作时可能有几个原始设想,随着工作的进展,他清楚地写出了论文。他的看法是,动物电是由于脑分泌的电液分布到神经的中轴,然后到肌肉里面去。他解释说,神经一定有脂肪或者油脂样的东西覆盖在上面,这可以防止电外漏到周围的组织。绝缘物的证明是:他用少量神经进行蒸馏,得到了几点油滴。他的假设是:神经接触到肌肉,它将要失去绝缘,肌肉像莱顿瓶一样接受或储存了送来的电,只要适当的触发,肌肉就可以放电。

伽伐尼的标志性著作《纪要》出版于1791年,这对其他科学家有很大的冲击,引起科学社会的广泛注意。虽然他的某些实验以及关于动物电的概念并不完全是原始性的,但回顾动物电探索历程,正是他自己设计、实行和解释了大量的实验。在他之前没有任何一个人,曾经把系列实验材料提到科学界面前,没有一个人的研究足够成为一种刺激,刺激其他生理学家、医生们来做自己的实验。从来没有一个有关内源性动物电的有力理论,不论是鸟、乌龟,甚至人。没有一个人提出过伽伐尼在 1791 年那本书中所提出的那种概念。

理论性跳跃从电鱼的古老发现开始,经过 17 世纪摩擦机器生电,然后延伸到大气的电,再回到电鱼。由于伽伐尼的工作,很多科学家看到,没有电器官的动物也有一种精妙的电力量,这个电力量在神经中以不可思议的快速行走,可以从脑子通过绝缘的神经传送。

现在,基于动物精灵、神经液体或者是神经振荡的种种理论都统统被抛掉了。伽伐尼声称:电是一种真正的神经作用的物质,它是更为完善、更可能的一种力量。电沿着神经流动,科学家们最后得到了一个动物化的力量,来自自然的力量,而这是他们看得到的、可操作的、可测量的。

德国的领军科学家和古人类学家布卢门巴赫,很快认识到伽伐尼的实验及他的概念的重要性。他把这些概念与高度猜测性的神经作用的概念,与 17 世纪笛卡儿和威利斯的理论作了比较。1795 年他写了一段对伽伐尼发现的看法:

由于世界各方面实验生理学家的联合努力,科学成长了,有新的发现。其中这个发现很可能被认为有同样的重要性,可以用来解释一些现象,用来治疗动物系统的疾患,它的重要性可能可以与光辉的哈佛的名字一样,传之不朽。我现在愿提请注意的这个发现,是要引导读者注意我们通常称之为动物电的发现,或者可以说是存在一种液体的操作系统,它非常类似于活动物系统的电。幸运的是,伽伐尼这位波伦亚大学的解剖学教授,他有这样的荣誉,他偶然地发现了这个美妙的和神圣的故事,这个发现使得他可以与伟大的科学促进者和人类的主要恩人并驾齐驱。

　　杜波依斯-雷蒙德(Du Bois-Reymond)是 19 世纪中叶领军的神经生理学家,他认为伽伐尼创造了科学风暴,只有 18 世纪末欧洲的政治革命可以与它相提并论。但杜波依斯-雷蒙德表达了他对欧洲青蛙的忧虑,数千名热心的科学家会外出抓青蛙,解剖它,使它们生电,这些平常的、真正可爱的小生命,恐怕很快将走上灭亡之路。

　　对实践医生来讲,他们更加相信电是真正长期寻找的药丸(新的药剂),可以用于治疗百病。伽伐尼本人强烈地推荐电疗,找到了抽搐以及神经系统的其他疾病的解释。

　　不幸的是,《纪事》发表后伽伐尼很少享受到荣誉。他从来没有从他妻子 1791 年死亡的悲伤中恢复过来,《纪事》就发表在那一年。另外,拿破仑创造了意大利共和国,伽伐尼拒绝效忠于新的国家,其结果是他在 1798 年失去了教职。更糟糕的是,有一位意大利物理学权威挑战了他。

## 四、和伏打的论争

　　亚里山德罗·伏打(Alessandro Volta, 1745—1826)出生于意大利,18 岁之前他就对电有兴趣,他是一位很有技巧和想象力的物理学家,注重细节,在帕维亚(Pavia)大学有主任教席。在 18 世纪末的几十年中,他一直是电学方面的权威。

　　伏打重复了伽伐尼的很多实验。起先他说,伽伐尼是一位英雄,他的科学结论值得崇拜,直至 1792 年他还称伽伐尼的实验是伟大的,但以后他很快开始怀疑,认为伽伐尼对问题的解释是不正确的。他越深入考虑,就越多地认为金属产生电可以基本解释所有伽伐尼的发现。

　　到了 1793 年,伏打赞扬他意大利同胞的话就停止了。他说,伽伐尼的实验并不能证明动物电或内源性动物电的真正存在,电鱼以及特殊的鱼有电是一回事,但青蛙和哺乳类动物产生的电又能算什么?这可能是未被证明的,因而是毫无意义的。在他看来,伽伐尼的实验只能证明,电可能是一个对神经和肌肉非常强有力的刺激物,实验并不能证明肌肉收缩是身体内源性电所造成的、在自然情况下引起的收缩。

　　伏打的确正确地指出了伽伐尼实验中许多可疑的地方。伽伐尼讨厌含糊不清,他理解伏打所讲的是属于实验伪迹的问题,他并不否认他的某些发现可能是由于用了不同金属的缘故,因此他决定来证明动物电的存在,又不用不同的金属。在奥尔迪尼的帮助下,他设计了几个实验,证明肌肉收缩可以在应用单一种金属的条件下得到成功,或者更明确一点,什么金属也不用。

　　在一个实验中,伽伐尼把神经的一端和已经剥离的蛙腿肌肉浸到水银里面,发现神经能够刺激这个游离肌肉使之收缩,即使这里只有一种金属——水银。在这种情况下,水银可能是电从一种组织传到另一种组织的导体。1794 年又有另一个作为补充的实验,尽管没有列出实验者名字,但权威人士都相信,著作本身以及补充都是伽伐尼写的,可能得到奥尔迪尼的帮助。实验者暴露了青蛙的肌肉,切断了它的脊髓,当神经断端碰到肌肉时可引起一个可靠的肌肉收缩。在这里,既没有发电机器,没有刀,没有导线,没有水银池,也没有铜钩。1797 年伽伐尼又做了另一个实验,实验显示:一只青蛙腿的神经可以用来刺激另外一只青蛙腿,使肌肉发生收缩。他认为,这个实

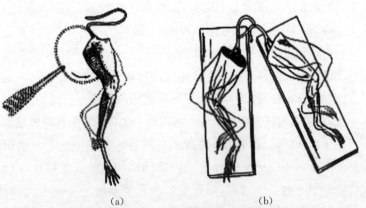

(a)                  (b)

为了回答伏打的批评,伽伐尼使用了不带金属的蛙腿标本

(a)让神经的损伤端接触正常的肌肉表面,蛙腿收缩;(b)用两个神经肌肉标本,只要把神经的损伤端与另一根正常神经表面接触,两条腿都收缩。以上两种情况都不存在金属的因素,这个实验叫做"没有金属的蛙腿收缩"。

验是最好的证据,说明动物电确实存在,不单电鱼的电是一种特殊的电。伽伐尼这个著名的实验,被称为"没有金属的肌肉收缩"。

伽伐尼1798年去世。他的侄子奥尔迪尼(Aldini)是波伦亚的物理教授,为捍卫他叔叔的动物电理论,与伏打的攻击进行辩论,他现在已经有了有利于动物电存在的证据。按说伏打应该认输,不要再挑起另一轮论战了,但伏打仍然用尖锐刻薄的词句提出责难,说水银池有觉察不到的差别,空气湿度有影响,等等。伏打继续批评伽伐尼实验的所有方面。从1793年到1800年间,伏打写了二十篇纪事以及许多科学信件,说明蛙和人不能够产生电。他仍然绝对地固定在这样的概念上,金属和外源性因素可以解释伽伐尼所有提出的内源性动物电的现象。

健康的、科学的辩论,现在变成为热烈的争吵。德国科学界的领导人洪堡,作为独立裁判者参加了辩论,他是galvanism(陈注:指直流电刺激)这个词的创造者。他重复了伽伐尼的实验,包括让神经碰肌肉的实验,他又设计了几个新实验。洪堡的结果发表于1797年,说明动物电确实存在,两个金属间的电也是有的,根据他宣布的结果,以及伏打现在显示的更加和解的态度,这场争吵就过去了。1838年物理学家马泰乌奇(Matteucci)用仪器测出了完整与损伤肌肉之间的电流,如把多个完整与损伤肌肉串联成堆,随着堆中肌肉数的增加,电流也相应增加,进一步支持伽伐尼的动物电理论。

伏打发明了湿的电池堆,他有效地对应了伽伐尼的说法。伽伐尼说脑子里面可以有电,通过神经传下来,然后储存于肌肉。毫无疑问,伏打关于不同导体接触可以产生电的理论也是重要的。但更重要的是,经过科学伟人间的论争,在伽伐尼和伏打争辩之后,生命科学脱离了过去动物精灵的范畴。

## 五、电疗、幻想和科学发展

伽伐尼理论的影响,既有即刻的,更有深远的。

电疗现在又很快发展起来,这是由于欧洲许多新实验的促进,提出了成功的临床病例,新仪器设备也出现了。逻辑很简单,神经是电可以兴奋的,而神经的能量是电的,神经疾病可以用电来解释,可以用电来治疗。

可以预计的是,很多临床学家对治疗效果作了夸张的报道,科学家们把实验室里用动物做到的事告诉临床学家,但某些事情仍然不可理解。那时候的科学文献似乎是一个幻想的园地。

可能最古怪的例子是伽伐尼以后的一位德国医生兼科学家温霍尔特(Weinhold)的古怪想法,他把脑看作为一个带有导线的电池。他和其他有知识的同时代人不一样,力图证明自己的假说。

1817年温霍尔特描写了他的实验,他把小鸡的小脑、大脑拿掉,并声称,只要把不同金属摆到鸡的颅骨腔里面,就能够使死的动物活过来。为此,他写道:"我用一个小小的勺子把鸡的脑子拿掉,在头的后面开个洞,脊髓也拿掉,动物就失去了生命,失去所有感觉功能和肌肉随意运动,最后连脉搏也没有了。我向两个空腔——脑和脊髓置入前面描写过的金属:锌和银,大约过20分钟之后,动物就呈现一种有生命的状态,头抬起来,张开了眼睛,注视外部,但最后仍是没有力气地转动了几下而衰竭了。实验观察到心跳、脉搏以及循环很有力,体温最后也恢复了。"

温霍尔特这样夸大地描写他的小鸡,以及用相关金属来代替脑的实验,是基于他的设想。事实上他的很多描写很像歌德式的恐怖故事,那时候的小说家们曾立意要写一个鬼的故事,他们的交谈充满着恐惧、生命起源理论以及电流刺激(galvanism)。

神话巨人普罗米修斯的传说特别使这帮小说家感兴趣。小说家们对电的看法、对上帝造人的看法,跟前面讲过的科学家温霍尔特的区别在哪里呢? 温霍尔特做实验,而小说家好像是讲一些幻想而已,从此可以看出伽伐尼《纪事》的深远影响。

动物电理论有效地促生了神经生理学新学科。有了伽伐尼所提供的理论,还有伏打在测量仪器方面的成就,这就是为什么科学社会在19世纪40年代到50年代是如此激动,其中杜波依斯-雷蒙德制造了记录仪器(即电流计),用来检测神经的电变化;而他的好朋友黑尔姆霍尔茨(Helmholtz)正确地测定了神经传导的速度。

　　动物电对 19 至 21 世纪神经科学的深远影响,可能没有哪一个理论可以与之相比。

**参考文献:**

卡约里,弗著,戴念祖译。1928
Finger S. 2000
Piccolino M. 1998

# 第17章  卡哈尔、高尔基:神经元学说

1906 年的诺贝尔生理学医学奖授予高尔基和卡哈尔两人,是为了"认可他们对于神经系统结构的研究"。卡哈尔是神经元学说的创立人,而高尔基则坚持神经网学说。卡哈尔的动态极化原则和对神经可塑性的看法,对于以后神经生物学的发展有重要的影响。

## 一、显微镜技术

19 世纪 70 年代的科学家对神经细胞了解得很少,人们不能肯定,那些紧密相联的神经纤维是否从一个细胞出来,它们的各自功能是什么;科学家们也不了解,神经传导是否只按一个方向传送,神经冲动怎么从一个单元走到另一个单元。那时,关于神经系统成分的知识非常贫乏,我们只要看几个名词就知道了。树突和轴突是从细胞体发出的两类突起,但在当时的词典查不到这两个词,这两个词是 1890 年伊斯和 1896 年克利克(Kolliker)分别提出来的,而瓦尔代尔(Waldeyer)1891 年才提出神经元这个词,至于谢林顿引入突触这个新词是在 1897 年,它描写一个假设性的接头部位。

研究者们为了对神经系统结构有一个好的了解,必须有三个条件:一,好的显微镜,使科学家可以在高放大倍数下观察标本;二,组织处理技术必须改进,细胞体和突起应可以从背景中凸现出来;三,有一个开放的脑来观察脑的切片。到 19 世纪末,这三个条件慢慢成熟。

　　17 世纪两位科学家制造了早期显微镜，用来观察微观世界。一位是英国物理学家、天文学家、古生物学家罗伯特·胡克（Robert Hooke），另一位是荷兰的莱文胡克，他是一个爱好提问题的商人。

　　胡克把透镜和目镜结合在一起制造了第一架复合显微镜，可以用它观察一束丝或薄的软膜。1667 年发表了漂亮的显微图。当他第一次在显微镜下看到软木片中蜂窝样结构的时候，他把它们想象成一座监狱，并称之为细胞。从此，细胞就成为生命科学中的一个重要名词。

　　莱文胡克也被吸引住了，他用显微镜看东西。为了满足好奇心，他制造了上百个简单的仪器，而且研究了许多动、植物标本。这位荷兰人研究的第一批结构是视神经，他希望知道从眼后部出来的神经是不是中空的，如果属实，它对传输细微的精灵、元气将非常理想。1674 年至 1675 年间他给伦敦皇家学会送去一个简短报道，他考察了牛视神经，但未能发现任何管道，他为此感到困惑。他提示，可能视觉和牛顿提出的神经振动有关。1675 年至 1677 年，他在显微镜下考察了动物脑和脊髓中的神经细胞。40 年后他甚至提到，神经可能和某些脂肪物质有关，这可能是第一个注意到白色髓鞘覆盖着轴突，因此在光线下有光的闪烁。他做过一些新鲜剥离的神经标本。

　　虽然莱文胡克的观察能力极强，但他并未经常认识到自己所看到东西的重要意义，他主要是描述新鲜标本的图像，并未深思熟虑。此外，他还必须面对两个困难的技术问题：第一，他那原始的显微镜会产生图像扭曲。第二，他所研究的细胞通常并不能够与周围液体相区别，因此细胞的细微构造难以辨认。80 岁的他希望研究一下染色的肌肉切片，用番红花里提取的桔黄色染料加以染色，这个染料已经使用了二千年之久，也曾被用来染血管。莱文胡克把染料同白兰地酒放在一起，再用它搞湿标本，使他非常高兴的是，在此条件下，肌肉纤维可以看清楚。但他似乎没有用这个染料染神经、脑或其他物质，以便得到更好的显微镜图像。

　　在莱文胡克后的一个多世纪时间里，显微镜仍然是业余爱好者闹着玩的东西,许多高度受尊敬的科学家仍旧没有使用显微镜,反而把它看成不值得一用的仪器。

19 世纪 20 年代铺平了走向正确了解神经系统细微结构的道路,新一代、克服了以前胡克和莱文胡克所碰到的图像畸变的显微镜出现了,科学家们可以聚焦到同时看不同的颜色。应用铅及硬玻璃的双透镜开启了新发现的大门。在德国,许多著名的仪器制造商和科学家对显微镜感兴趣,利用它来达到技术突破。

德国人发明了许多好办法制备标本,这很重要,因为 17 和 18 世纪的研究者们并不固定标本,也不做薄切片以求更好的固定,他们有时只是把标本煮一下,或者在酒里面泡一下,步骤不标准,结果也不太理想。

19 世纪早期赖尔发现,处理过的脑,例如先在酒精里泡一泡,更适宜于作细的切割。几十年后,汉诺威(Hannover)引入了铬酸方法以更好地固定神经组织,甲醛是科学家们用来硬化和保存组织的东西,到 19 世纪才得到应用。

## 二、细胞理论

有了新型显微镜的武装以及经过固定的标本,19 世纪的一些显微镜学家把注意力集中到神经系统上面。普尔基涅(Jan Evangelista Purkyně, 1787—1869)是探索脑的新人物中的第一位,他是在捷克出生和受教育的,1822 年在布雷斯劳(现在的 Wroclaw)大学工作,他希望有一台新的、没有像差的显微镜,等待 7 年之后他终于得到了,由于在大学里没有空间位置,他把显微镜拿到家里建立了实验室,邀请学生和他一起工作。

1837 年在布拉格一次科学会议上普尔基涅描写了小脑的一种细胞,这种细胞有细胞体,有细胞核,有某些延长的像丝一样的突起。一年后,他作演讲时显示几张小脑细胞的图,他的描写被认为是当时最好的。为了纪念他,这个细胞被命名为普尔基涅细胞。

在普尔基涅描写小脑细胞后不久,马蒂亚斯·J·施莱登(Matthias

J. Schleiden，1804—1881)和西奥多·施万(Theodor Schwann，1810—1882)建立了细胞学说,认为所有活东西都是由细胞组成的。1838 年德国植物学家施莱登说,所有植物由细胞构成。一年后,比利时人施万让施莱登相信,细胞理论也适用于动物组织。他描写了覆盖轴突的有光泽的脂肪髓鞘,他明智地认识到,髓鞘是一个附属的东西而并非神经细胞本身的一部分,在外周神经系统,有些细胞包绕于轴突外,因而使它们呈现白色,现在这个细胞被称为施万细胞。

细胞学说很快在身体各部分得到认可,但对于神经系统,一些谨慎科学家希望有进一步资料,因为他们不晓得围绕细胞体附近的纤维样结构到底是什么情况。另一方面,这个单元是否能像别的细胞那样维持其独立性,这些细胞间是否有可能以某种奇怪的方式融合在一起。这需要有更多的组织学证据才能解决这些争论。

### 三、神经网学说

19 世纪 60 年代,由于新染料的发明与应用,神经细胞的秘密得到揭露。第一个被脑科学家广泛接受和运用的染料是卡门,即洋红。这是某些昆虫刚刚产卵后,从它身体里面提取出来的红色物质。意大利解剖学家科尔蒂(Corti)是试图用这种染料染各种动物组织的第一批科学家之一。1851 年他用此法研究内耳结构,首次描写了耳蜗结构,今天我们称它为"科尔蒂氏器"。

另一些人用洋红研究动物组织比科尔蒂得到更多认可。19 世纪 50 年代格拉赫(Gerlach)把洋红注射入血液,发现染料很容易被近边的细胞摄取,像活着的植物可以在水里面吸取溶解的染料一样。他把某些小脑标本搞湿,但是结果并不明显,他放弃了这个方法而回家了,但他忘掉还有几片小脑摆在溶液里面,第二天早晨回到实验室,使他非常高兴的是,有些小脑的神经细胞及纤维很漂亮地染了出来。格拉赫是解剖学教授,他认识到他这一偶然发现的重要性,于是他用勤奋的工作来完善染色方法,他在介绍自己工作时没有提科尔蒂在他之前已经用了这种染料,但他读过科尔蒂的文章,这样对待科尔蒂不够公平。

　　格拉赫的洋红方法可以染无髓鞘的神经,在用铬酸固定条件下,另一位德国天才显微镜学家戴特斯(Deiters)观察到,每个神经细胞体可以有多个原生质的伸展,却只有一个轴索。在他发表这个发现之前他去世了,幸运的是,他的主任——波恩的绍尔茨(Schaltze)把他的材料编辑处理,并于1865年发表了。

　　神经细胞怎么互相交往呢? 这是戴特斯希望讨论的一个问题。经过深思熟虑之后,他认为情况可能是这样,一个细胞的轴索末梢和下一个细胞的树突是融合在一起的。但他对这个问题非常谨慎小心,仅仅提出了一种设想,或是说一种朦胧的概念。

　　许多科学家开始相信,神经细胞的突起可能互相融合在一起,正像两个玻璃管可以焊接在一起一样。在他们看来,这种联合可以解释快速而忠实的神经系统内信息的传导。克利克是组织学领域的权威,他提议,树突是互相联接在一起的。另一些人认为轴突和树突,轴突和轴突可以融合。格拉赫是以卡门染色出名的,他非常热衷于

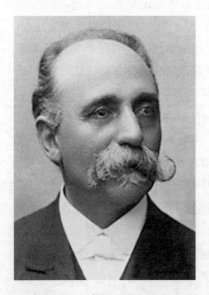

融合的观点。他认为,神经冲动从一个细胞到另一个细胞的传送是经过细微纤维网的。很大程度上是由于格拉赫的权威,神经系统开始被看作为一张网,人们认为它是由无数物理上互相联系的结构连接在一起而组成的。

## 四、高尔基

　　回头来看,很容易理解格拉赫及网络学说所犯的错误,这些先驱的显微镜学家并不具备所需的工具来看清楚轴突和树突实际是怎么中止的,以及融合理论能

高尔基

否解释从一个细胞到另一个细胞的神经传导。事实上,必需有好的方法为神经系统的细微构造提供更多的信息。

### 1."黑反应"

需要一个更好染色方法的命题在 1873 年得到了回答。30 岁的卡米略·高尔基(Camillo Golgi, 1843—1926)引入了一个银染色方法,这种方法可使神经细胞和突起在黄的背景中染成黑的颜色。

高尔基出生于意大利,他作出这个突破性贡献是他在北意大利做医生期间,当时高尔基已有一定的研究经验,在一个小的、收治慢性病的医院里工作。他在帕维亚曾研究过鼠疫、脑肿瘤及小脑结构,后来他转到另一座城市,这是因为这里的职位让他有更多的时间做研究。医院在周围地区相对并不知名,然而高尔基决定用自己的工作来出名。他的突破是在医院一间厨房间取得的,他把厨房变成小实验室,许多工作是在烛光底下做的。虽然他从来没有解释,发展银染色技术的想法从何而来,但是历史学家注意到,银这个物质开始是应用在照相术上的。

高尔基先把标本固定几天,再把组织标本浸泡在含硝酸银的溶液中 1 至 2 天,然后经酒精和油处理,漂洗后摆到载玻片上。这种染色标本在光底下要褪色,高尔基把切片放在暗室,需要的时候再拿出来用。

新的银染色法有一个特点,那就是并不是脑或脊髓切片里面所有神经细胞都变黑。如果都染色的话,结果将是一片漆黑,不可能看清细致的结构。所幸的是它只能够染大约百分之三的神经细胞,这些细胞能够显现出它与背景的区别,这就是黑反应漂亮之处。染色产生了清晰的图像,看起来像有黑的图案刻在淡黄色背景之上,这种图像比以前所看到的任何图像更漂亮,更清楚。

高尔基把他的第一篇论文——著名的新染色方法的论义,发表在意大利的一个医学杂志,论文的简短标题是《关于脑灰质的结构》。论文描写了细胞体和它的突起,单根轴突和多根树突,图像惊异地清晰。他没有详细描写方法本身,也没有说明染色标本是什么样子。

1873 年以后,高尔基又发表了好些论文,论文详细描述了操作过程,并绘有细致的图。他转向小脑及嗅球的细胞,描写了它的细微结构。他区分了神经细胞的形态,有长轴突的和短轴突的,短轴突的神经细胞中止于复杂的树丛样结构。这样,不同类型的细胞就被称为高尔基Ⅰ型和高尔基Ⅱ型,以示对他的尊敬。

1875 年高尔基获大学工作职位,他继续运用银染色方法研究神经细胞,他描写了大脑胼胝体和脊髓的细微结构,他也研究了胶质细胞,而且正确地认识到它们可以与神经细胞互相区分,胶质细胞没有轴突。他的另一项贡献是发现肌肉里面有一个特殊器官,其作用是为肌肉发出反馈信息,反映肌肉的张力,今天解剖学家称这个结构为高尔基腱器官。

由于有了高尔基方法,人们对于轴突、树突和胶质的了解更多了,但仍然无法看清楚,当它们接近另一个细胞时,轴突和树突真正是怎么中止的。他接受了通常的认识,即神经细胞的突起在物理上是互相融合的,他的观点是轴突融合形成了网。这引导他对一个概念发生了疑问。一个高度特异的皮层脑区,皮层功能定位,区域和区域之间有明确的界限,这与神经细胞互相融合在一起的说法是不相称的,而且这种说法也与病人可以从特定脑损伤中恢复过来的现实不相符合。

### 2. 高尔基的诺贝尔演讲

卡哈尔和高尔基共同获得 1906 年的诺贝尔奖,颁奖仪式在 12 月份举行,他们都被指定作一个演讲,这个壮观的仪式将有瑞典皇家、法律学家及其他各行各业著名的人物参加,瑞典国王本人将莅临颁奖。

从客观上看,高尔基的主要贡献是"工作中具有重要性的是他发明了革命性的、被称为黑色反应的染色方法,方法应用弱硝酸银溶液,可用来染个别神经细胞的结构,它特别有价值之处是可以用来追踪细胞最精细的末梢分支。他本人特别谦虚,对自己工作处于低调状态,以致人们也不知道他发明的确切日期。他一生继续在这一方向工作,对自己所发明的技术加以修饰和改进"。

但在诺贝尔奖演讲会上,高尔基的演讲令人大吃一惊。人们原来的期待是,高尔基将要讲讲他的染色方法,这个方法使得科学家们可以看到神经元,比以往要好得多,可以看到轴突的侧支,以及他发现的高尔基Ⅰ型和Ⅱ型神经细胞,还有他的其他先驱性神经解剖学观察。预期卡哈尔将会讲讲他所做的研究引导他达到神经元学说的成立,还有他以后关于神经系统细微结构的研究,关于神经传导方向、神经生长的研究等等。

高尔基在 1906 年 12 月 11 日的演讲一反常规,主要不是讲自己的成就和经验,却是批评卡哈尔的神经元学说,这种情况在诺贝尔奖获奖演说中极为罕见。他演讲的题目是"神经元学说,理论和事实"。

演讲首先详细引用了瓦尔代尔所归纳的神经元理论,包括:"神经系统由无数神经的单位(神经元)组成,这些单位是解剖上、遗传上互相独立的,每个神经单位由三个部分组成,细胞体、纤维和末梢。生理的传导可以从细胞体向末梢发出,也可以向另一个方向发出。运动的冲动只能够从细胞体传到神经末梢,感觉的冲动可以双方向传导。""神经元理论可以这样来看:1. 神经元是一个胚胎的单位,就是说它从一个胚胎细胞发源。2. 神经元是它的成熟形式,是一个细胞,包括神经节细胞,原浆突起以及神经突起,在成年动物也是这样,它仅仅是一个细胞。3. 神经元是一个生理学的单位。"接着他又介绍了卡哈尔的动态极化学说。

演讲的重点和更多篇幅则用来批评卡哈尔的神经元学说。其主要内容是:1. 卡哈尔把脊神经节细胞的外周突起,小脑分子层细胞突起终止于浦肯野细胞的细胞体,看成为神经元的突起,他不能接受。2. 强调高尔基自己关于弥散神经网络的看法是有根据的。3. 他不能同意神经元是一个独立的胚胎学单位、细胞单位和生理学单位。4. 如果联系到脑功能定位,神经元学说必然会导致脑功能有明确界线,而高尔基认为脑功能不可能有明确界线,也即兴奋边界应是不太准确的。

高尔基的最终结论是：没有证据证明瓦尔代尔提出的神经元独立性的观点（陈注：也即卡哈尔的神经元学说）。

高尔基最后风趣地引用了诺贝尔的一句话："每个新发现将在人类脑中留下种子，使新一代更多人可能思考更伟大的科学观点。"

事实上我们知道，从1873年以来，科学已有巨大进展，但高尔基并没有从他原来的立场移动，他第一次描写他的银染色法是1873年，而报告的时候已经是1906年了。卡哈尔及其他很有学问的科学家都在听他的报告，难道他们是对新发现毫无所知的瞎子吗？高尔基，作为对科学社会提供实验新方法的一个人，做出过那么重要发明的一个人，怎么会如此反对神经元学说呢？他怎么能够轻视一个好的理论呢？

高尔基的话以及行为明显伤害了卡哈尔，他以前从来没有会见过这位意大利解剖学家，卡哈尔现在把高尔基看成一个傲慢、没有礼貌、自大的人。如卡哈尔以后谈到的，为什么像一对孪生兄弟一样的科学对手会具有如此相反的性格。

当卡哈尔在高尔基之后接着发表他的诺贝尔讲演时，他并不攻击谁，仍然保持平和风度。当他讲神经元的结构和连接时，他讲述了银染色的重要性。他甚至给高尔基这样一个称谓：我著名、杰出的同事。

## 五、卡哈尔和神经元学说

### 1. 神经细胞必须融合吗

1886年秋天，伊斯（His）首次与过去决裂，并作出结论：神经冲动的传导没有细胞的融合也是可能的。和其他人一样，他知道运动神经的终末并不和肌肉纤维融合，生长着的神经元的解剖学研究使他深信，发自眼睛、耳朵、鼻子和喉咙的感觉神经也是一样，如果神经末梢间的融合不是外周传导的先决条件，那么中枢神经系统难道应该不一样吗？

几乎同时，福雷尔（Forel）也独立地达到了同样结论。他在慕尼黑工作的时候，把感觉器官和神经细胞体从动物身上切下来，当杀死动物做检查时，他只发现明确范围的变性区域，而并不显示广泛的变性区域。运用高尔基染色方法，新的结果也并不支持神经网的理论。因此福雷尔建议，简单接触可以更好地解释神经之间的信息交往。

虽然伊斯和福雷尔的文章都写于 1886 年，但福雷尔的论文直到 1887 年 1 月才发表，印刷的延时使得福雷尔失去三个月的优先权。但他很冷静，认为这没有什么不同。他这样说："我们这两篇文章都表达了同样的新观点，但它们都被忽略了。"事实正是如此，伊斯和福雷尔的发现似乎是探索性的，而不是决定性的，它还不能够引起学术界的注意。

### 2. 卡哈尔

对于推翻神经网观念作出贡献最多的，而且是更加现实地推进神经解剖学的是卡哈尔（Santiago Ramony y Cajal，1852—1934）。在他的许多著作和文章中，他把他父亲的名字 Ramon 去掉，而仅用母名——卡哈尔。因此，我们也应该称他为卡哈尔。

1901 年至 1917 年间，卡哈尔写了一篇文章《我生活的回忆》，描写了他的早年生活，这是一篇奇特的自传，英文翻译本出现在 1937 年。这篇文章具有诗人笔触，生动地描写了他的成年岁月，而且告诉人们，他怎么发现了显微镜，怎么听到了一种新染色的方法，这些又怎么帮他揭开神经系统的奥秘。

卡哈尔 1852 年生于靠近法国边界的西班牙萨拉戈萨（Zara-goza）省，他把自己描写为一个带有叛逆性格而头脑倔强的小伙

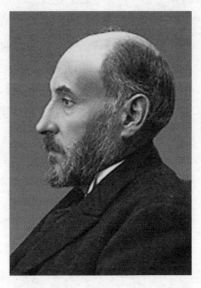

卡哈尔

子。他父亲东·胡斯托(Don Justo)是一名乡村外科医生,希望他成为一名有训练的、不愿意调和的、受人尊敬的人,但卡哈尔是个犟头犟脑、不随便屈从于家庭规矩的人。

卡哈尔的不屈服个性引出了一些问题,在学校,他因逃学而受到鞭打,而且成绩很差,常常受责备和处罚。他扔石头,偷水果,无知的行为很多,在小社区里面的名声不佳。虽然他性格叛逆,但他从不懒惰,也不残暴。他有他的兴趣,包括自然、体育、小说、艺术,等等。他热切希望能成为一名艺术家,但他父亲不希望他儿子追求这种没有意义的事业。当卡哈尔的学生时代结束,他父亲甚至于想让卡哈尔做一名理发师,或者去学习修补鞋子。

1868年夏天,父亲给卡哈尔一个旅行的机会,试试成熟期的儿子能否对解剖有兴趣,解剖是他父亲的专长。他们两个人来到墓地,找出尸体。卡哈尔于是有机会看到人体骨架,这成为卡哈尔一生的转折点,听了父亲讲骨骼系统的结构后,他能够回答他父亲带有挑战性的问题。由此卡哈尔得出结论,研究医学并按照他父亲的足迹前进,不是一个太坏的主意。

卡哈尔以后安心读书,拿到学士学位,他看到过尸体,他有一种模模糊糊的感觉,生命真是非常奇怪。

卡哈尔获得了医学学位,但他的实际训练不佳,虽然他在诊所工作,却从来没有看过一个病人,或者看过一个婴儿的出生。他必须服务军队,经过测试做了军医官。当时,西班牙正在为抑制古巴的独立而战,1874年卡哈尔被送到古巴一个荒无人烟的前哨,和许多受他治疗的战士一样,卡哈尔很快得了可怕的疟疾,当时这被认为是因为空气不好,而不是蚊子的传染。以后把他转移到古巴比较卫生的一个地区后,卡哈尔体力有所恢复。后来他又被指定到一个丛林里面去。在那里,他的疟疾又发作了。考虑到后果,他请求退伍,搭上一只蒸汽轮船,祈求能够活着回到西班牙。

### 3. 西班牙和显微镜

离开古巴后,卡哈尔的健康有所改善,后来在一个小城市找到大学教授的临时职位。由于他没有可靠职业，他考虑如何能够通过西班牙的公开职位考试。为此，他在马德里参加了一次竞争性很强的测验，有机会接触显微镜。他非常激动，决定到家后投入到显微镜工作中去，尽管那时多数教授藐视显微镜，但对他来讲倒是兴趣盎然。

卡哈尔用他辛苦攒来的钱买了一架显微镜及一些基本配件。不久他又买了一架切片机切组织薄片。后来他接到好消息，他得到了医学院解剖博物馆主任的职务。

有了这样一份保险职位及额外收入，卡哈尔就能够娶妻生子了。在日后长时期生活中，他的妻子非常欢乐、谨慎，而且完全服务于他。幸运的是，沉重的家庭负担并没有影响卡哈尔作为科学家的事业。卡哈尔后来曾说，与我朋友们的猜测相反，我的子女没有把我的脑袋搞糊涂。

1883 年卡哈尔赢得了马伦西亚（Valencia）解剖学系主任职位。不久，致死的霍乱席卷整个地区。他和他的家庭坚持水烧开了吃，食物煮过了吃，才逃过了厄运。霍乱病的死亡率非常高，政府官员希望卡哈尔把自己的研究暂搁一边，来研究霍乱是怎么回事，希望他能够制造新疫苗。

卡哈尔于是专心于霍乱研究，写了一本霍乱病的专著，写了如何预防这种病。政府为了对他表示感谢，送给他一架很漂亮的蔡司（Zeiss）显微镜，这令卡哈尔非常高兴。

### 4. 银染色

1887 年在马德里，卡哈尔利用空隙时间参观了那时西班牙装备比较好的实验室，其中访问了神经精神病学家西马罗（Simarro）。西马罗谈起，他去巴黎时已经学习了高尔基的银染色方法，现在正用这个方法来寻找精神病人脑内的变性。

看了西马罗的切片之后，卡哈尔很快认识到，研究神经细胞的细微构造，高尔基染色确实比其他染色法优越。大约与此同时，伊斯和福雷尔开始怀疑网状学说。回到自己工作单位后，卡哈尔用意大利著名学者高尔基所发展的染色法开始了自己的研究。

卡哈尔认为自己居留的小城市马伦西亚对他从事研究工作不是一个理想的地方，于是转移到西班牙的首都巴塞罗那去了。

高尔基染色的不确定性是一个相当重要的缺陷，卡哈尔试图改良高尔基染色技术。他发现，染深一点能够得出比较好的切片，还发现染无髓鞘的轴突比较好，因此他就选含无髓鞘轴突的脑作为他的研究对象。为此，他开始做鸟类脑研究，也做了一些幼年哺乳类动物脑的研究。

做出这些调整之后，他已掌握了可靠的染色技术，并相信他能够对神经系统进行研究了。人们往往嫌高尔基法不稳定，就放弃这种染色，卡哈尔与其他人不同，困难既经解决，一个接一个的新发现很快来到卡哈尔眼前。

但是到哪里去发表他的实验结果及所产生的科学思想呢？卡哈尔认识到，需要通过杂志大量发表他的论文及附图，但他不满足于用西班牙文出版的现成杂志，他决定自己办一个杂志，杂志定名为"正常和病理解剖季度评论"。

开办并运作一个杂志花费很大，而此时卡哈尔已经有六个孩子，家庭负担不轻，但他不打算停止对科学的探索，他要告诉世人，世界级的科学在被人忽视的西班牙土地上也可以诞生。为了省钱，他离开了唯一心爱的地方——象棋俱乐部，在那里他能够同时与四个有水平的人比赛。然后他掏出自己口袋里的钱印刷杂志，每期送60本给其他国家的解剖学家。

卡哈尔的第一篇文章是他运用改进的高尔基染色法的结果，发表在他的第一期"评论"上，时间是1888年5月。这篇论文研究鸟类小脑，而且描述了某些轴突的终止，没有证据表明轴突或树突是互相融合的，如其他解剖学家所描写的那样。他写道，或者是改进高尔基法还不足以显示纤维间是物理连接的，或者是还有别的神经传导模式。当时他并不了解伊斯和福雷尔已对这个问题说了些什么，伊斯和福雷尔认为简单的互相接触是传递更可能的一种方式。

在同期"评论"中，他考察了视网膜，得到了关于神经网的同样阴性结论。他转向嗅球、大脑皮层、脊髓和脑干，不管他观察什么组织，也不管他如何努力寻找，总不能够发现任何一点有网存在的证据。1889年在回顾自己的材料时，卡哈尔争辩说，神经细胞应该被看成为一个独立的元素，如同组成身体的其他细胞一样。

### 5. 柏林之旅

卡哈尔很清楚，他的祖国西班牙与其他欧洲科学中心是隔离的，甚至比高尔基的意大利还要厉害。他认识到，寄自己的杂志到英国、德国，那仅仅是浪费金钱，因为那些接受的人，在中部欧洲工作的人，很少懂西班牙文。从他接到的有限来信中，以及在科学文献引用情况来看，虽然1887年和1888年两年他已发表了14篇文章，但看不到被引用。

卡哈尔感到与世界其他地方隔离的痛苦，希望别人了解他，他决定采取两个策略：第一，把自己的文章翻译成法文；第二，去参加德国解剖学会，旨在把自己的材料在柏林会议上交流。

在没有学生和同事帮助的情况下，卡哈尔制备了小脑、视网膜、脊髓的许多玻璃片标本。1889年夏天，他仔细地包装了最好的组织切片，带着他心爱的显微镜前往柏林，计划在沿途作一些停顿，希望能够参观一些实验室以便学习更多的东西。

德国解剖学会会议1889年10月在柏林大学校园举行。会员们在会议上轮流报告，卡哈尔发现自己的外语不够好，达不到口头报告的水准，他于是通过实际标本示教来参加交流。

会议发言程序过后，卡哈尔就站到示教区的桌子旁，他有自己的蔡司显微镜，展台上还有另外几个人的位置。他的切片是用高尔基法染色的小脑、脊髓和视网膜，他希望他那非常令人惊奇的、漂亮的银染色能为自己说话，如有需要，他还可用不太流利的法文交流。

展示的反映并不那么理想，因为许多组织学家都有自己的展示，他们仅仅来看一看而已。科学家们首先对问题仍有保留，认为西班牙只能做出二流工作，瞧不起他。但当他们看到卡哈尔的漂亮切片，看到如此清晰的神经细胞，他们的不愉快很快就变成微笑甚至热烈的祝贺。

许多科学家都曾经被高尔基法所困扰,现在反而要请教卡哈尔,问他改良银染色法是怎么做的。卡哈尔告诉他们,重要的是用鸟,用幼年动物。参观者也希望知道卡哈尔对神经网的看法,卡哈尔解释说,他的切片绝对不能提供证据以支持神经细胞可以和另一个神经细胞融合,他看到的仅是轴突延伸到另一个细胞的树突上面,没有物理融合,他也没有看到轴突和另一轴突的融合,或树突和另一树突的融合,每个神经细胞似乎是绝对独立的单位。

在解剖学者中,鲁道夫·艾伯特·冯·克利克(Rudolph Albert von Kolliker, 1817—1907)是最受尊敬的科学家之一,他也观看了这些展出,他毫不犹豫地祝贺卡哈尔的成就。看了他的切片并听了这位西班牙人讲的内容,克利克印象非常深刻。这位令人尊敬的德国长辈组织学家邀请他参加晚宴,而且把他介绍给其他的德国组织学家。这是第一次他实实在在地感到在世界科学舞台上得到了人们赏识。

卡哈尔非常感谢克利克,在回家路上他停顿好几站进行参观访问,其中有一站就是意大利,他本来希望在那里能够见到高尔基,但高尔基正在罗马参加议会。在 19 世纪意大利,一个参议员的位置是科学家重要贡献的荣誉。几年后,卡哈尔非常惋惜这次不能见到高尔基,如果高尔基在帕维亚的话,他们两个人一定可以好好地谈一谈,甚至可以成为要好的朋友。

克利克接着做了一件事情,这件事情非同一般,特别是对于一个已经 70 岁的老人。第一,他用改良的高尔基法来验证卡哈尔的许多观察,经几个月的实践,克利克完全被满足了,他的西班牙朋友是正确的。于是克利克公开放弃神经网学说,这是他从柏林会议得到的收获之一。此外,他开始学习西班牙文,为了把卡哈尔的稿子翻译成德文。

卡哈尔不会忘掉柏林会议上克利克的作用。在自传中,他对克利克表达了深深的谢意,感谢克利克的支持、努力以及在科学世界中传播他的新发现。他甚至把克利克看作自己的挚友，当然也是一位受人尊敬的同盟者。他现在得到了强有力的支持，得到了能量，工作起来更有劲了，从早上九点钟一直干到午夜，他努力研究神经解剖，两年内竟写出了 27 本书，内容都是有关神经系统的细微结构。

### 6. "神经元"名词的诞生

威廉·瓦尔代尔（Wilhelm Waldeyer，1836—1921）是柏林大学解剖研究所的主任，他有这样一个特长，善于把不同领域的信息综合起来，从人类学到解剖学。他深深被卡哈尔的展示所打动，决定撰写一篇评述来讨论神经细胞是一个独立单位的问题。

发表于 1891 年冬的瓦尔代尔综述包括六部分。这些有高度影响力的论文覆盖了卡哈尔的早期工作以及近期所提供的材料。文章说，神经末梢的分支不互相融合，决定性的结论就是，神经元是神经系统的解剖单位和生理单位。瓦尔代尔的爱好是创造新字，如"染色体"就是他创造的，现在他又引入了一个名词——神经元。

瓦尔代尔的"神经元"，是神经独立单位理论支持者喊出的最强音，这个声音很快被称为"神经元理论"或"神经元教条"。虽然瓦尔代尔本人并无实验研究支持他的新理论，但是他提出的命名、他的推广、他的声望，使得"神经元理论"很快被接受，网状学说开始走下坡路。

瓦尔代尔写的论文影响深远，以至于有些人错误地认为卡哈尔的某些贡献实际上是瓦尔代尔的，这当然不符合事实。这种不正确的境况有时使卡哈尔感到烦恼，几年中，他曾试图自己搞一个实情记录，但卡哈尔确实从来没有提出过"神经元是一个单独的单位"。毫无疑问，没有一个人曾经像卡哈尔一样做过这么多优秀的解剖学研究，正是这些研究显示，神经元之间并不融合。也没有一个人如此艰苦地为神经元学说而战斗。按卡哈尔的想法，还有不少值得一提的贡献者，包括前面讲过的福雷尔和伊斯。

卡哈尔非常慷慨地歌颂了高尔基，说他提供了一个非常好的染色法，使人们获得一个新工具来观察神经系统。但是，他更感谢克利克,正是克利克证实了他的发现,还帮助他推进神经元教条。

### 7. 神经传播:单向行驶的巷道

接下来卡哈尔要面对的一个问题是,树突和轴突是不是都参与信息的传播,如果是这样,又是如何传播的。高尔基的理论认为,树突起营养作用,不负责传播信息。卡哈尔却认为,树突和轴突都在传送信息中起作用。

但冲动按照什么样的方向在自然条件下流动呢? 这个问题很具挑战性,因为有些科学家用强电刺激轴突的中间段,发现神经冲动可以按照两个方向传播,那么在正常情况下神经的传导是按两个方向传导,还是仅一个方向呢?

在卡哈尔看来,最为可能的是:自然条件下神经冲动按一个方向传导,对感觉器官,例如眼或鼻,它们的树突在外周,而轴突是向脑投射的;对运动神经来说,正好相反,树突在脑子里面,轴突走向肌肉。

鉴于以上事实卡哈尔认为:第一,树突是接受面;第二,细胞体是执行面;第三,轴突是把信息传到与它串联的另一个细胞。1891 年,他把这个生理性单向巷道的规律,即从树突到细胞体,再到轴突的路径,称为“动态极化定律”。他把这个问题归功于比利时人范加胡赫登(Van Gehuchten),卡哈尔曾经和他通信,两人得到了同样的结论,而且范加胡赫登曾帮助他把动态极性定律写得更清楚些。

卡哈尔正确地归纳出了问题:如果神经元不是融合的,方向性的神经冲动流如何从一个神经元跑到另一个神经元去,它们又怎样互相影响。会产生小的电火花,跳过小的间隙吗?

开始考虑这个问题时,卡哈尔提示,不同细胞的轴突和树突,可以互相接触从而达到交通。但是更早的时候他也写过,物理接触并不是一个细胞可以刺激另一个细胞的一个必需条件。由此可见,虽然卡哈尔深信轴突与树突并不融合,但他确实具有开放的头脑。

重要的是我们应该记住,在神经元和肌肉之间在显微镜下是看不到一个间隔的,19 世纪 80 年代没有电子显微镜,没有高分辨力的仪器,不能看清微小的接头部位,这个微小间隙一直到 1897 年甚至还没有一个名字,一直要等到谢林顿才给了突触这个名词,但这仍然是一个猜想的、始终没有看到过的接头。

### 8. "猜测性飞跃"

卡哈尔到马德里大学前的 1890 年,他描写了胚胎神经元怎么发出轴突的情况:神经元有一个像扑克牌草花样的末梢,当这个末梢往前推进时,它把其他神经元和胶质细胞推向一边,从而到达靶。这个末梢似乎像伪足一样往前走。他把这个结构命名为"生长锥"。生长锥以后被美国生物学家哈里森(Harrison)所发明的组织培养方法所证实。

在脑子里有了生长轴突的图像以后,卡哈尔和他的某些同时代人开始推测,神经的伸长和回缩是怎么进行的。甚至在成年的时候,也可以把这个特性与行为联系起来。特别诱人的一个观点是,不同细胞的轴突和树突相互靠近,可以在一个经常使用的接头部位加强通信联络。某些科学家想到,这一类作用可以解释简单的学习形式,即条件反射,甚至于高等观念的联络也可能是通过这个方式进行的。这个理论的推论是:遗忘应是神经突起的扩大和离开。神经系统疾病或者药物滥用、疲劳、发烧和老化等因素,都可以使突起互相分开来,这就解释了以往有关的问题。

认为突起生长可以解释记忆,实际上早在 1872 年费里尔在苏格兰的老师贝恩就有了这种看法,他是神智联络主义的一名领军人物。但贝恩提出的也仅仅是一种不成熟的设想,科学家们还不具备足够的、经过严肃考虑过的基础。19 世纪 90 年代当同一理论又呈现到解剖学家前面的时候,很多人愿意听这些话,例如,当时有一种叫做"神经阿米巴运动"的学说,它可以解释很多事情,不仅学习,还包括觉醒、睡眠、麻醉的效应,甚至于催眠状态等。

对这些观点的批评也伴随而至,批评者认为缺少直接的证据证明学习的时候确有神经的运动。批评者声称,许多实验缺少对照,有时包含许多伪迹,甚至脑处于病理状态。还有,从时间上看,用神经生长和神经回缩来解释学习、睡眠和觉醒,时间上也太快。

　　卡哈尔也认为把这个理论应用到意识这类功能状态尚有问题。开始他保持沉默,1895 年他写道:他不能够确定,这种观点是正确的还是错误的。但他认为,如果把理论基于胶质细胞的运动之上,似乎更为可能。他指出,胶质细胞能够在神经元之间长出细胞突起,因此,它能很快把神经分隔开来,胶质细胞突起的扩张,可以分隔两个神经元之间的功能连接,而它的回缩又可以使得原来中断的通信重新恢复。

　　不论是神经的动作或者是胶质细胞的动作,由于缺少实验支持,生长和回缩的理论慢慢地沉默下去。对这个理论提疑问的人也很多,包括卡哈尔的好朋友克利克。许多科学家都认同正直的克利克的想法,这位西班牙人的胶质细胞理论在想象的路上跑得太远,缺少物质基础。把问题想清楚以后,卡哈尔被迫承认克利克是正确的,他自认把早期发育中看到的这种生长现象看得太重了。

　　卡哈尔在这个时候提出的第二个理论是,大脑皮层连接的增生可能与智能有关。在 1894 年一次在英国的讲演中,他认为,甚至学习一种乐器便可能增加一些树突的生长以及轴突分支。他还认为,天才可以用很经济的方法达到,不需要增加更多的神经元,不需要增加太多的空间,只要增加树突和轴突的分支就可以了。

　　以后,到了 20 世纪六七十年代,有很多动物实验研究显示,如果出生后动物喂养在丰富多彩或者受更多刺激的环境中,与那些对照的兄弟姐妹相比,它们的脑内突触更多。实验显示,神经连接的数目与这些动物迷宫学习的快慢呈正相关,与解决其他问题的速度也呈正相关。这些事实与当初卡哈尔提出的关于智力与神经连接相关的看法很符合,但当时被忽略了。

　　19 世纪 90 年中期提出的这些理论被卡哈尔称之为猜测性的跃进,他在自传中写道:他的"没有基础的想象"中的错误并不多,他比较欣赏把自己描写成在迷信王国里有着不可征服的幻想。但他也认为,如果能够回到扎实的事实基础之上就更能说服自己。

### 9. 卡哈尔的后期成就

　　卡哈尔从瑞典接受诺贝尔奖后回到西班牙,他被来自全世界的信件和祝贺电报包围起来,反应是神奇的。但从私人的角度看,他需要好几个月的时间写回信,他抱怨授奖后无穷无尽的宴会。对他来讲,优先的爱好是待在实验室,得奖的后作用有点像是对拷问作出回应。

得诺贝尔奖时,卡哈尔 54 岁,高尔基 63 岁。让我们回想一下白洛嘉的话——科学是属于年轻人的。可以想象,卡哈尔现在应该转向行政事务,转向演讲圈,或者和家人团聚。事实是,卡哈尔又干劲十足地转向他关于损伤神经系统再生的研究及以前不太注意到现象的研究。

获得诺贝尔奖之后,卡哈尔写了超过 100 篇论文和 12 本书。现在很多神经科学家书架上占显著地位的是他的《神经系统的组织学》和《神经系统的再生和变性》,第三本是《大脑皮层研究》,最后还有一本鼓舞人心的自传——《我的生活回顾》。

在自传中他回忆了自己的成就,引用了在 19 至 20 世纪之交他对西班牙观众所讲的一段经典的话:

> 我真的并不是一个天才,我是一个爱国者,一个不知疲倦的工作者,而不是一个计算准确的建筑师,我作出贡献的历史是简单的,这是一个普普通通的历史,但是一个不屈不挠的个人历史。

1922 年卡哈尔退休,虽然他的健康已走下坡了,但他并没有停止写作,他还保留了一个图书馆。1934 年,即高尔基在帕维亚去世 8 年之后,卡哈尔也在马德里去世了,时年 83 岁,他的家人,科学社会和全世界的朋友们都哀悼这位巨人的逝去。

卡哈尔是从一个有抗拒性的孩子成长起来的,是在一个有科学背景的国家成长起来的,他接受了许多荣誉,科学家有可能得到的荣誉他都得到了。除诺贝尔奖外,他还获得许多其他荣誉,许多大学授予他博士学位,包括英国的牛津大学和剑桥大学,他是许多外国学会受尊敬的会员,在邮票上面,在货币上面都可以看到他的头像。但是可能给他最多的快乐的一件事是,他已经成功地使人们的看法有了变化,即人们怎么来看待神经系统的精细结构和组构。他在被人忽略的西班牙土地上完成了那么多伟大的事业。

### 编者曰:集勤奋、天才和智慧于一身

卡哈尔的伟大的成就首先来源于他的勤奋。据一些传记,卡哈尔受邀去英国伦敦做学术报告,住在谢林顿的家中,卡哈尔关照不要为他打扫室内卫生。一个偶然的机会,谢林顿的家人进去看了他的寝室,发现里面摆着显微镜许多切片。可见,卡哈尔在旅途中依然是这样勤奋地工作和熟悉自己的材料。卡哈尔的智慧首先是表现在他认识到高尔基方法是一种重要的方法,并牢牢地掌握了它,也表现在他认识到神经元学说是一个基本、重要问题,愿意为之而献身。一个人具有献身的精神,重要的是源于他对这个问题重要性的认识。卡哈尔的例子充分地说明了这一点。卡哈尔的成就也由于他的特殊的天才,他既是一位敬业的严谨科学家,也是一位富有浪漫主义、敢于作出推测的科学家,例如生长锥,他看到的仅仅是显微镜底下的标本,神经纤维的末梢被固定、染色,是一个死的东西,但卡哈尔能够想象出来,这个神经末梢的前沿在向前移动,称之为生长锥,他甚至比喻为向前移动的末梢可以和对象接吻。卡哈尔确是预见的天才!

**参考文献:**

Bentivoglio M. 1996

Cajal(Ramón y) S. (Nobel Lecture) 1906

Cajal(Ramón y) S. (Biography) 1967

Finger S. 2000

Golgi C. (Nobel Lecture) 1906

Golgi C. (Biography) 1967

Shepherd G. M. 1991

# 第18章　谢林顿:抑制、突触与神经系统的整合作用

谢林顿的工作是从脊髓反射的研究开始的,脊髓反射虽然简单,从这里可以理解、归纳出中枢神经系统活动的规律。他认为,中枢神经系统之所以不同于外周神经,特点就是它的整合作用。整合在中枢能够发生,需要它既有兴奋过程,还一定要有抑制过程。他获诺贝尔奖时的演讲题目就是"抑制问题"。他的另一项重大贡献是在20世纪初就提出了:为了保证神经传导有序地正确进行,两个神经细胞接触的地方一定有突触存在。他提出这个概念是在光学显微镜底下尚无法分辨突触结构的时候,真正从形态上看到突触,那是在他提出此概念的50年之后,人们从电镜底下终于看到了突触。他的成功得益于他极为严格的思考问题的方法。他是神经科学历史上的一位大师。

## 一、谢林顿生平

查尔斯·斯科特·谢林顿(Charles Scott Sherrington,1857—1952)生于伦敦,幼小时父亲去世,他和他弟弟由生母及其婚后的第二任丈夫罗斯养大。谢林顿的正式教育是从语言学校开始的,在那里,他沉浸在历史、文学和语言学习之中,他特别喜爱诗,也喜好体育活动。18岁时他决定学医,通过了皇家外科学院考试,于1876年起在圣·托马斯(St. Thomas)医院接受临床训练。

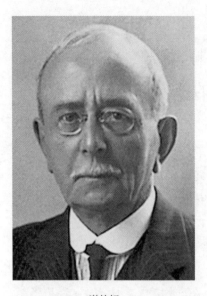

谢林顿

谢林顿瘦长个子,是一个有礼貌、害羞、文静而且非常不愿张扬的人,他的学生这样描写他:他是我曾经碰到的最和善的人,很少发怒,至多是说:"亲爱的那真麻烦。"他的个性是不给同事作出不好的评价,他对自己越来越增高的科学家名誉看得很轻。他是一位献身于神经生理学的人,一位不知疲倦地学习的人,他希望更多地了解神经系统的功能组构。谢林顿最著名的工作是神经系统各种单元是怎么整合起来进行工作的。他工作的范围较广,不过最初他是从事病理学研究的。他善于写历史、诗歌与哲学,此外他还喜欢收集古书,读外语文献和研究艺术。

### 1. 剑桥和欧洲

谢林顿 1878 年进剑桥大学城,一年后才正式被录取为剑桥学生,在那里他了解了费里尔的大脑皮层研究,这把他引导到生理学。剑桥生理系由福斯特主管,福斯特创立了英国生理学杂志,编写了一部比较通行的多卷本教科书,他讲课并不出色,但是一名出色的组织者,他有一双敏锐的眼睛,能够发现和鼓励天才。他的生理系出了些有名的人,如加斯克尔、蓝利等,由于他们对自主神经系统的研究,以后都成为世界著名的学者。以上三人对谢林顿一生都起了重要作用。

谢林顿发表第一篇论文的时候还是一名大学生。蓝利给了他一些狗、猴的脑和脊髓标本,标本是从伦敦 1881 年国际医学会议上拿到的,要求检查动物的脑是为了解决脑功能定位的争论,希望能够确定动物脑损伤的部位,他俩在 1884 年发表了这篇论文。

1884 年冬,谢林顿离开剑桥回到医院做住院医生,继续他的临床医学学习。但他做住院医生的时间很短,他得到一个生理学奖金的资助去德国波恩,和著名的生理学家普夫吕格尔(Pfluger)一起工作。他还到德国和戈尔茨合作研究神经变性。在戈尔茨的指导下,谢林顿做了更多关于运动皮层损伤后的解剖及行为变化的工作,这时脊休克现象引起了他的注意。脊休克这个名词1850年才第一次有人应用,这是反射研究先驱——霍尔(Hall)创造的名词。当动物接受大范围的、一次性的大脑半球损伤后,动物表现出暂时的、所有肢体反射的降低,这就是脊休克。以后随着时间推移,反射再逐渐恢复,某些肢反射甚至比原先还要强。

**2. 霍乱的解剖学**

1885年谢林顿完成他医学学位的学习后,到南部欧洲研究霍乱,他还带了两位同事到西班牙旅行。研究小组发现霍乱菌存在于生过这种病的男人和女人的鼻粘膜和大便中,他们也研究了霍乱疫苗是否有效的问题,实验结果表明,疫苗不见得有什么大的用处。

此后不久,谢林顿来到意大利研究另一次霍乱流行,他拿了一些霍乱感染的组织来到柏林菲尔绍(Virchow)实验室作进一步研究,以后,菲尔绍把谢林顿送到另一位天才、医学微生物学奠基人科赫(Koch)那里。谢林顿和科赫一起工作了一年时间。科赫是结核杆菌的发现者,谢林顿学习了许多病理学知识,也听了当时德国科学界一些领导人物的关于脑科学的讲课,如黑尔姆霍尔茨、杜波依斯-雷蒙德、瓦尔代尔等。

**3. 布朗研究所**

1887年,30岁的谢林顿回英国,他在一家医院学校任生理学讲师,虽然他对病理学有很大兴趣,他仍继续做大脑皮层运动区损伤后的形态变化工作,他做了一些改进,采用比较小的、更局限的损伤,研究工作从狗转到猴。

1891年,谢林顿接受伦敦大学布朗研究所的教授兼督导的职位,这个新职务给了他经济保证,他可以结婚了。他与夫人赖特(Wright)结识并相好于1888年,赖特是一位语言学家,她和谢林顿兴趣接近,喜欢读书、旅游、艺术、写作,也有良好的组织能力,她帮助谢林顿写稿子、写信、记账。

布朗研究所的设备非常好,可以做许多动物研究。在这里,他和一位年轻同事鲁费尔(Ruffer)合作,给马接种小剂量的白喉毒素,研究动物产生的抗毒素,寄希望日后可应用于人类。当时很多英国医生很不信任这类工作,但是鲁费尔访问过巴黎的巴斯德研究所,得到了鼓舞。

1894年的一天晚上,谢林顿得到消息说他8岁的侄子患白喉,当他携带着他自己研制的含有抗血清的玻璃瓶来到时,家庭医生告诉他,病人已经没有希望,小孩子几小时内肯定要死。为了不失时机,他毅然用抗血清治疗这个孩子,使他欣慰的是,他侄子在一天内就恢复了。

谢林顿回伦敦后告诉鲁费尔所发生的情况,两位欣喜若狂的医生跑到支持他们工作的利斯特爵士家去。在利斯特住所他们被门房挡住,门房不让他们进去,因为主人正在接待从欧洲大陆来的几位外科医生。谢林顿两人于是悄悄地写了一个简单的条子送给主人,当利斯特读了条子后,大门打开了,邀请他们两人参加客人的行列。利斯特告诉赴宴的客人,据他所知,这是历史上第一次在英国,用白喉抗血清救活了一个人的性命。这是一个异常欢乐的晚上,主宾都为这两位不速之客突然到来而高兴。

### 4. 利物浦岁月

1895年谢林顿转到利物浦大学作生理学教授。他在这所大学度过了他一生中最快乐的岁月,他明白他能够在这个实验室做些什么,由于他健康良好,能够和他的妻子享受许多室外的以及文化的娱乐活动。他的利物浦年代是以他学术声誉的进一步升高作为标志的,他被认为是一位超常的特殊科学家。在18年之内,他大约发表了125篇文章,其中仅1897年就发表了16篇,并写了最重要的著述。今天我们很难想象,没有秘书帮助,他却做了那么多工作,唯一帮助他的是他的夫人,能帮助他准备稿子。

来利物浦学习的学生很多,如布朗、莫特(Mott)、舒斯特(Schuster),还有伍慈沃思(Woodworth),他是实验心理学领域的先驱,著名美国神经外科学家库欣（Cushing）在利物浦和谢林顿待了一段时间。其他著名的客人有来自哈佛的福布斯，来自欧洲大陆的马格努斯（Magnus）、赫林（Hering）、弗勒利希（Fröhlich）。有那么多天才的学生及同事和访问者作为共同工作者，还有一系列好的、新的观点充满着他的脑袋，谢林顿对利物浦岁月确实非常满意。

### 5. 牛津

1908 年，多伦多大学给谢林顿以生理学主任的职务，并答应给他经济资助。谢林顿喜爱加拿大，并寄出了受聘的信。但是当他仔细想过之后，他改变了主意，他花了整整一天时间从利物浦邮局找回这封信。几乎同样的情境一年后重复出现。纽约哥伦比亚大学给他一个好的条件请他去。这次下大雨，他没有立即把接受信发出去，等到第二天早上他改变主意，写了一封拒绝的信。

但是，谢林顿不能够拒绝 1913 年来自牛津大学的邀请，这与他以前在利物浦发生的情况相类似，在利物浦谢林顿接替了戈奇，但这次牛津大学请他是因为年长的生理学家去世了。谢林顿毫不犹豫地接受了牛津的教授席位，这时他 56 岁。仍然非常有活力的他走上了新的岗位，走进了享有盛誉的研究所。

在牛津定居后，谢林顿继续接待来访者、学生、同事。在大学城他的家里是快乐、温暖和有礼貌的。了解他的人希望能够受他的邀请去参加星期天茶话会。茶话会上他经常会讲一些故事给客人听，所有客人都享受他的好客和文化素养以及他对同事的友谊，还有轻松的气氛。

不幸的是，他搬家一年后第一次世界大战爆发了，本应该很理想的生活中断了。他的实验室工作慢了下来，因为能够应征入伍的英国人都到军队去了，外来的访问者也不来了。他刚来时，生理系曾经接待过超过 90 位学生，到 1917 年已是空空如也，只有一名学生维茨（Viets）跟着谢林顿。维茨是一位 40 岁的美国哈佛医学院学生，他决定要跟谢林顿一起工作，他情愿单独一人通过被潜水艇封锁的北大西洋来到英国。

谢林顿热切地希望对战争作些贡献，当时他已经 60 岁了。他隐姓埋名,每周工作七天,作为一名不熟练的工人在一个制造厂工作,甚至与一些工人一起蹲在茅草屋里。他从来不告诉他牛津的朋友他在哪里,也不告诉别人他正在研究工业疲劳。三个月后,为了给当时的战争当局写报告,谢林顿停止了兵工厂的工作,他提议给工人缩短工作时间,改善生活条件。他个人确认,这种改变将会增加生产力。往后,他服务于政府委员会,研究痉挛和酒精中毒。

## 二、转向神经系统

谢林顿本来有可能继续在免疫学和病理学方面工作,但他觉得研究神经系统更有诱惑力,为此他用更多的时间研究神经系统,他用新观点、新方法来研究和认识神经系统。

谢林顿的这个改变,其动力来自于他的老师加斯克尔。加斯克尔坚信,研究神经系统更有意思,要从基础往上研究,而不是从上往下研究。谢林顿同意加斯克尔的看法,脊髓比较简单,可能是一个好的、开始研究的场所,这里要比高度复杂的大脑皮层好。此前,谢林顿也接触过神经系统,但是作为一名神经解剖学家,现在他受到鼓舞,希望更多地了解它的功能。他的新使命就是试图了解神经系统是如何工作的,需要把解剖学和生理学以及和行为的各种方法结合起来。

谢林顿走到神经系统的脊髓一端,开始是从膝跳反射开始的,在转入简单反射的讨论之前,有必要看一看 1891 年之前,当时的科学家是怎么看待反射的,我们也必须把神经元学说提出来,因为这个学说像一盏指路灯,照亮脊髓反射的工作。

### 1. 谢林顿以前的反射

在谢林顿开始膝跳反射工作之前,无意识的和有意识的肌肉收缩的概念早已有所区分。别的不说,17 世纪哲学家笛卡儿就把反射作用的概念提出来了,往后主要由于威利斯的工作,人们已经知晓有"反射"与"折射"这两个词。威利斯用反射来提示,精灵怎么走到中枢神经系统,又折射回来到肌肉,这种快速而自主的输入、输出的作用很像光线碰到镜子以后的折射。

18 世纪的怀特(Whytt)是反射说法的领导和权威,他在爱丁堡工作,曾研究青蛙与乌龟的反射,把不同反射加以分类。他认为反射是一种保护性作用。怀特注意到如下事实:许多不随意的运动,如鸟的飞翔,青蛙的跳,在去掉头以后仍然存在。

到 19 世纪中叶,霍尔以他对反射的研究而著名,在他的最后一本书中介绍说,他已经用了两万五千个小时研究反射动作了。霍尔把脊髓功能看作有两个不同的成分:一个是特定地为反射的;另一个是把冲动传到高级中枢,以及从高级中枢向下传的。用"反射弧"这个名词来描写反射的路径,是霍尔的另一重要贡献。

1863 年,俄罗斯生理学家谢巧诺夫(Sechenov)演示,反射可以因为切断脑的高级部分,或由于刺激脑干的某些结构而受到影响,把一颗结晶的盐颗粒摆到青蛙的视叶,可以抑制缩腿的反射。

当谢林顿开始他关于反射工作的时候,反射回路以及反射可以被抑制这两个问题是摆在他前面的不清楚而又值得进一步研究的问题。第三个问题是某些反射为什么复杂。谢林顿具有这样的天赋,他能看到真正的需要,把反射的解剖学、生理学及行为捆绑在一起研究,使它们成为一个模式。这种模式将对整个神经系统功能组构的研究也有所启发。

## 2. 膝跳反射

谢林顿首先研究膝跳反射,1891 年和 1892 年他发表了两篇关于膝跳反射的重要文章。他用猴、兔、猫、狗做实验,实验强烈支持早先埃尔布(Erb)的结论,膝跳反射是一个真正的反射。谢林顿证明,反射弧中有感觉神经,有运动神经,并进一步鉴定了它们,他不单单追踪运动神经元到股四头肌,也显示了感觉神经元是发源于肌肉之中的。他还证明膝跳反射是可以被阻断的。

文章发表后,膝跳反射快速的问题变得不太难懂了,可以用神经元学说来加以解释了,只不过中间突触数目很少就是了,而慢的反射,其反射弧的突触间隙数多一些。今天我们知道,膝跳反射只有一个突触。

### 3. 肌肉感觉

作为膝跳反射研究的基础,谢林顿对感觉神经的工作使他形成这样的看法,即肌肉里面有特异的感觉末梢器官。不同时间他曾给予不同名称,如肌肉感觉、运动感觉、本体固有感觉等。

19世纪90年代中期他开始按这个思路研究,多数科学家并不接受这样的观点,认为肌肉里面有反馈的特异感觉。他们怀疑,那种认为肌肉中有感觉神经的证据太少了,特异肌肉感受器的证据更少。此外,他们认为接近于皮肤表面的感觉器官早已把所需肌肉状态的信息带到中枢里面去了。

当谢林顿转向猫和猴做更多研究时,这种否定的论点就站不住脚了。谢林顿发现,很多与肢体肌肉相联系的神经在运动神经切断后并不变性。同样说明问题的是,他追踪了大量神经,从肌肉一直追踪到感觉神经节,那里是其胞体所在地。这些新的解剖学发现强有力地提示,在肌肉内,有四分之一或半数的神经实际上是传到脊髓去的,其作用是为了提供反馈,更好地保证运动动作的调控。

但是,感受器本身是什么呢?是与皮肤表面一样的感受器吗?谢林顿确认,肌肉感受器和皮肤感受器是完全不同的。他指出,肌梭和肌纤维平行,它可能是传送肌肉牵张信号的末梢器官。他还指出,根据部位及构造,位于肌肉和骨头连接部位结缔组织里面的高尔基器官可能是一种张力记录器。

### 4. 脊神经根和皮节

谢林顿关于膝跳反射的工作引导他向两个方向发展:一个方向是关于肌肉感觉和本体固有系统的观点;另一个方向是从皮肤走向脊髓的感觉神经定位的制图和从脊髓走向肌肉的运动神经定位的制图。他知道,在研究其他反射之前,如果不弄清楚每根脊神经的感受野以及肌肉的连接,工作就不能向前推进。

这个庞大的计划,看起来似乎枯燥无味,却占据了他整整十年时间。幸运的是,当他对脊神经制图时,仍然积累了关于反射的许多新信息。这是因为在制图研究中,他把反射动作作为行为检测的方法。

谢林顿关于脊神经根分布的研究主要在猴子上面进行，他的基本工作路线：刺激、切断一根根分离的运动及感觉神经，然后分别观察所引起的运动及反射动作变化的分布和范围，最后作出这些脊神经根的功能制图。他关于脊神经根解剖分布的第一篇重要论文发表在 1892 年，这使他一年后成为皇家学会会员。虽然他称这是一个记录或者纪事，但这篇论文长达 150 页。以后，又发表了关于运动神经的其他笔记、注解，文章附有画图与照片，甚至石膏模型图，他用模型来指示感觉神经对皮肤的支配区或者皮节。

谢林顿并不是唯一研究外周神经制图的作者，在 19 世纪与 20 世纪之交，另一位天才的医生科学家亨利·黑德（Heney Head）也在 19 世纪 90 年代开始对皮节制图。黑德研究的是皮肤出疹块的病人，这是一种局限性皮肤隆起的疹块，是不同感觉神经受病毒感染时引起的。他注意到，疹子出在躯体定位的不同部位。据此，他作了一个关于感觉神经根分布的图。

谢林顿和黑德的节神经根制图不仅对实验室科学家重要，而且也大受实践医生的赏识、称赞。临床学家认识到，如果感觉的变化非常干净利落地局限在特定的脊神经根的范围，这可能反映外周神经系统的问题。相反，如果感觉异常扩散越过了皮节，特别是出现不寻常的型式，那就很有可能表示有中枢神经系统的参与，这是因为来自身体不同部分的感觉神经，在脊髓里面汇聚到一起，它们在中枢里面走行时靠拢，在脑内甚至有重叠。

### 5. 猿猴运动皮层制图及脑损伤的恢复

虽然谢林顿对脊髓比脑更感兴趣，但他在利物浦时对猿猴的运动皮层做过制图。虽说加斯克尔曾劝告他从低级的神经系统做起，但他认为有许多理由要做这项工作：第一，他已经花若干年在脊髓上，现在希望更多地了解中枢机器（脑），而脑是可以影响脊髓活动的；第二，他希望研究猿猴脑来增强他对于神经系统进化的了解；第三，他知道猿猴脑的制图对神经外科学家以及神经病学家有用。事实正是如此，在他的工作发表之前，仅有一篇已经发表的研究猿脑皮层的作图,该工作是基于对一只年轻猩猩(orangutan)的研究。

　　1901年至1903年间,谢林顿和格林鲍姆(Grunbaum)发表了几篇短文,这些论文对黑猩猩、大猩猩和猩猩的运动皮层做了制图。1906年,他们的工作延伸到狒狒(Baboon),1911年至1918年,谢林顿与人合作又发表了七篇关于猿猴的文章。

　　运动皮层的制图多是在轻麻醉下做的,比起他的前人(如弗里奇和希齐希在狗的制图,以及费里尔在猴的制图)而言,这标志着制图实验的显著进步。开始,莱顿(Leyton)和谢林顿发现,刺激猿猴大脑皮层的结果比其他动物上所报告的要细致得多,黑猩猩不是所有手指一起运动,而是可以动单独一个指节,只要刺激相当弱就行。

　　谢林顿等还进一步确定了高等灵长类动物可兴奋皮层的边界范围,他们发现,在中央前回范围内的运动皮层,大约有三分之一隐藏在罗蓝多裂中。他们没有发现运动皮层可以向后扩展到顶叶,当时其他许多研究者认为运动系统包括顶叶的一部分,但谢林顿未能证实。

　　为了对比不同身体部分是否在那里有所代理,谢林顿等研究人员认为,脑表面标记对运动区制图来讲并不可靠,因为一只猿猴和另一只猿猴的沟也是有所不同的,一个动物的两侧也有变异。

　　莱顿和谢林顿还讨论了身体不同部分在皮层水平是如何相互连接的。在他们看来,只要大脑皮层非常小的一块受到刺激,同一块面部肌肉会发生收缩。这块皮层一定是和更多区域相联系的,如关于咀嚼的、发声的或者做鬼脸的。这种可能的相互连接数目非常巨大,动物越高等,连接也越复杂、越多。

　　除运动皮层制图工作外,莱顿和谢林顿还研究了更多的问题。1917年他们发表了很长的一篇论文,其中描写了在运动皮层造成一个小的损伤后引起的行为效应。他们报告说,用外科手术方法切除猿猴大脑皮层一部分后,对侧身体的运动动作明显受影响,最为严重的问题发生在管理手指的脑区被切除。令他们非常惊奇的是,大约几星期以后,猿猴又可以很好地恢复它手指的动作了。

　　到底脑的哪一部分负责替代如此独特脑区的功能,如左侧运动皮层的手区。为了回答这个问题,莱顿和谢林顿用切除脑皮层后已经恢复的动物重新制图运动皮层。实验发现,脑损伤后运动皮层并没有重新组构,也就是说,在附近未出现新的手区来代替那个被切掉的手区。把第一个损伤区扩大再进行观察,与他们电刺激实验的阴性结果相一致,进一步切除邻近的大脑皮层,并不能重新发动这个缺损。是不是对侧大脑半球负责这个损失功能的恢复呢? 研究者们进一步损毁对侧大脑皮层手区,第二次手术结果暂时影响了对侧手运动,但是并不能重新再发动早期的缺损,附近的顶叶损伤也只能轻微地影响手运动。

所以,当开始发现脑的某一部分有代替损伤区作用时,谢林顿和他的合作者就搔起头皮来了。他们的实验似乎提示,功能的重新组构并不是在皮层损伤后发生的。今天研究人员用精细的检测的方法仍然在问,大脑皮层损伤以后这种和非常特殊功能相关行为的恢复为什么能够发生? 问题还没有解决。

## 三、交互支配与中枢抑制

当谢林顿在利物浦研究反射的时候,他发现了许多新事物,其中特别重要的是交互支配。他认为交互支配原则是他的最重要贡献。他断定,交互支配是协调的一种模式。在这个模式下,抑制性的脊髓运动反射习惯地与同时的许多兴奋性运动反射相伴随。从英文原义来看,它的意思是,一块肌肉做的事情也影响另一块肌肉做的事情。看看我们自己和周围,就可以看到无数交互支配的例子,以躯体运动为例,我们走路时,一条腿的某块肌肉伸了,那么另一些肌肉就屈了,这样我们就不会倒下去。还有,当一条腿向前迈步时,会有一些头及手臂的动作来维持平衡,虽然这不需要我们用脑去思考这些重要的支撑动作该怎么去做,但动作自然地就做了。

从 1893 年到 1909 年,谢林顿在皇家学会会刊上共发表了关于交互支配的 14 篇笔记。他用简单的演示向大家显示,任何人都可以感觉到,当与之相关的一块肌肉收缩时,另一块肌肉张力降低。

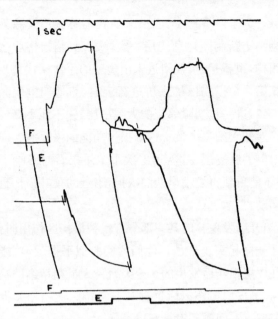

交互支配或叫交互抑制

F,猫小腿的屈肌;E,伸肌。记录了肌肉的收缩(朝上)及放松(朝下)。从图可以看到,屈肌收缩时,同时伸肌就放松,这反映脊髓管理屈肌的运动神经元兴奋的同时,管理伸肌的运动神经元就抑制,这就是交互支配。

交互支配作为协调的一种模式,在动物的各种活动中表现出来。1896年谢林顿转向去动物大脑制备的研究。这种制备令交互支配原则得到更好显示。去大脑制备是在中脑水平横切一刀,然后就撤掉动物的麻醉。这种横切手术有效地把中脑以上和中脑以下的脑隔离开来,从此低级神经系统就不接受高级神经系统的指令。其主要目的是为了产生一个持久的失去意识状态,这样可以避免连续地使用麻醉药,因为麻醉药可能影响实验者希望研究的现象。用了去大脑动物,把研究条件更简化了,手术去掉了意识,去掉了对于肌肉的随意控制。

去大脑动物呈现僵硬,处在去大脑强直的状态,或者叫做过度站立。此时刺激猫的前肢或后肢可以看出猫的体位及反应。谢林顿显示,如果左侧前肢受刺激,动物就向前走,而同一侧后肢就向后伸。由于交互支配的关系,对侧身体的两条腿则呈现相反的动作。结果是，动物看起来就有点像正常的走路步态，但是令人瞩目的是，动物没有意志，或者说它没有随意的动作、意识的调控。

搔反射和链化也是交互支配的表现形式。当谢林顿的研究兴趣转到交互支配怎样在脊髓水平操作时，他又做了其他许多有关协调一致的踏步、摇晃以及跑步机制的实验。这些高级反射的工作很有意思，因为它进一步显示，看起来虽然很复杂的动作，可以在一个简单、原始的脊髓中程序化。以哺乳类的搔反射为例，在 19 世纪中叶，这个反射已经引起了某些研究者的注意。当时他们研究的多数是青蛙、蟾蜍，可以在它的后肢引起一个反射性的搔动作。谢林顿和助手第一次用刷子刷猫，如果是狗，在它肩部的边上用痒的东西来刷它。

为了得到更好调控的刺激，谢林顿转向所谓"人工跳蚤"，谢林顿的这个跳蚤实际上是一枚插入到皮肤中的细针，电刺激器的输出连到针上。这样实验者可以通过刺激来控制跳蚤咬，咬的次数按照实验者的意愿，如果多用几根针就可以模仿真正跳蚤在皮肤上面跳的动作。

谢林顿仔细地考察了搔反射，又确定了皮肤的那些区能够引起搔动作，其传入神经是什么，哪些肌肉是参与的，以及反应的复杂性质。搔反射被触发以后，动物的第一步是伸展它的腿，产生一个像脚抓的动作，以后有交替的动作，有膝关节的或踝关节的运动。这样就产生重复的搔动作交替。在强烈搔反射执行过程中，动物同时还可以执行一系列其他反射，以致可以使它站直在那里而不致跌倒。当搔动作发生时，也可以抑制一系列有竞争力的反应，如连续动作。

令人瞩目的是，这个非常发达的搔反射，和踏步反射一样，它不需要前脑。两者都可以在脊髓动物上发生，如果跳蚤跳到动物身体表面，一个没有脑袋的猫或者狗都可以跟随这个跳蚤，但搔反射的准确程度不高。

谢林顿从这个动作模型看到，这是一种复杂反射，由兴奋和抑制过程比较简单的自动反应连接在一起而组成。兴奋和抑制过程发生在脊髓，其结果是产生了复杂的行为。这种模式就是，把反射连接在一起，一个反射的终产物成为另一个反射的刺激物，按链的形式前进,因此被称为链化(chaining)。

谢林顿强调链反射的基本生物学意义。比他早几十年,谢巧诺夫和贝恩也研究过复杂反射,他们两人也曾经意识到链的概念,但这两人更多地感兴趣于把它应用于学习反应,或者形成条件反射。相反,谢林顿从来不把学习习惯看成为一个真正反射,他更多关心的是有关的内部机制,特别是在突触部位兴奋和抑制的相互作用。

四、神经系统的整合作用

1903 年谢林顿 46 岁,他已经发表了 100 多篇论文,这些论文都被学界高度称赞。1904 年他应邀到耶鲁大学演讲,他的演讲不单单描述了自己的许多实验发现,也给出了仍然在指导他工作的逻辑及理论。他向美国的听众解释,反射是一种有目的的动作,而且是进化上的一个进步。他然后解释,为什么一个简单的反射,如膝跳反射,可以看成为一个最低水平的整合作用。然后以此作为基础,他进一步论证,简单的反射怎么合并起来,解释更加复杂的动作,如走路、搔反射等。

谢林顿讲演的内在基础是,人类及其他动物功能为什么是一个完整的整体,这正是由于发生在突触的中枢整合作用,突触有其独特的功能特点。他进一步解释,虽然整合过程可以在脊髓的突触开始,但是还有纵向的整合,因此,甚至大脑皮层在整合中也有作用。他提出,大脑皮层是最新、最复杂的信号板,是巨大的电话交换机,心理(psyche)是精神所在的地方。在这里,当真正实际的物理接触到来之前,我们的远距离感受器可以触发运动动作。演讲末了时他说,围绕着大脑,围绕着它的生理学和心理学属性,这些就是生物学的主要兴趣所在和必须加以关注的问题。

在他的演讲中没有提到的是多年来的一个老问题,即有意识的神智怎么能够控制神经系统这部物理机器,因而控制身体,实际即所谓神智-躯体问题。但是谢林顿知道,当到了某一点时,他会回到神智-躯体整合的问题上来。为了完成高等有机体的一个完整图像,这种整合是非常重要的。

谢林顿的演讲引起很多人的倾听,有知识的科学家们大加称赞。某些人请他吃饭,吃了非常古怪的菜单,令他高兴。但是他那种边思考边讲的特色演讲,无休止的停顿、回顾以及界定,在其他听众中反映并不良好。

1906年谢林顿把10次演讲结集出版,书名是"神经系统的整合作用",近400页。这本书很快被认为是神经生理学的一个标志。10年内书重印三次,到1947年又印了一次。1947年版中出现的唯一变化是加了一个谢林顿自己写的新引言。他比较有保留地同意他的成就。

谢林顿对神经系统整合作用的思考,贯穿于他的整个人生,对此,他的学生和同事有十分深刻的印象。第一次世界大战争结束,他回到教学岗位,继续同样性质的研究工作。当时牛津大学的两名学生埃克尔斯和吉布森(Gibson)曾描写谢林顿的情态,有一天谢林顿是怎么走进实验室的:他看到邻居的一只猫成功地跳过了一条沟,这给他留下了深刻印象,表情上看来,谢林顿很受鼓舞。他给他们生动地讲述了那只猫的情况,猫严肃地走在石头墙上,其中间有一个缺口,猫停下来,看了一下这个缺口,然后就准确地跳到了一个正确的位置,容易地着了地。着地以后,它又重新严肃地慢慢前进。这是一件非常寻常的事情,但对他来讲,那个早晨他充满了对将来研究课题的憧憬。肌肉收缩力量怎么能够计算得如此准确,以致这一跳能准确地跳过空间,肌肉运动的机器是怎么组构起来的,一定有一个很完美的落地方法,而且落在缺口的那一边,落地以后,再变成一个通常的走步又是怎么改变的。

除埃克尔斯和吉布森外,谢林顿在剑桥的其他学生还有:富尔顿(Fulton),他以后在耶鲁大学的工作非常出色,特别是额叶皮层在运动中的作用;格拉尼特(Granit),他以后获得诺贝尔奖,是视觉神经生理学家,瑞典人;布朗,他是著名的神经生理学家;丹尼·布朗(Denny-Brown),波士顿的著名神经病学家;彭菲尔德,加拿大的神经外科医生,他用的"标本"是清醒的人。

在谢林顿掌舵之下,研究组的主要研究目标是达到对突触兴奋和抑制的进一步了解。他们认定中枢内有两个相互对抗的主动过程，一个是中枢兴奋状态，另一个是中枢抑制状态，这两个过程能够以代数方式总和，这是牛津研究小组感觉非常有把握的，他们认为，各种更加复杂的现象可以在这个基础上得到解释。

谢林顿的最后生理学实验在1931年完成，这是他放弃牛津大学生理系主任席位前四年，这时他完成了最后一部科学著作，他和四名学生合写了《脊髓的反射活动》。

## 五、天才的预见——突触

早在卡哈尔神经元学说广泛被人接受之前，谢林顿就相信，神经元一定是一个单独的实体。他倾向于神经元学说比神经网学说要好，倾向来自他自己的神经变性研究。他反复地看到，大脑皮层局限损伤后出现神经元变性，但变性总是局限而不是弥散的。所以在19世纪八九十年代，卡哈尔和其他神经解剖学家开始发表论文以支持神经元学说的时候，他早就强烈地偏向于神经元学说。

谢林顿引入一个名词来表达神经元之间的功能连接部位，他用的名词开始是 synapsis，后来变成"突触"（synapse）。

谢林顿把突触看成为一个生理学结构，因为当时电子显微镜还未发明，他及他的同时代人还不能看到神经元之间的空隙。他认为，只有在两个神经元之间有一个功能接头，才能够解释他那变性实验的关键发现，同样也有利于解释神经传送的单方向性质。另外，根据黑尔姆霍尔茨的工作，谢林顿知道反射传导比之神经传导的速度要慢好多倍。中枢反射时间或当时称之为"丢失时间"，是一个很有兴趣的现象，不论对生理学家或心理学家都是如此。这一现象可以假定在线路中间有一个空隙存在来加以解释，因为要通过空隙，这里需要更多的时间。

突触这个名词被接受之后好多年，谢林顿被要求说明创造这个新词的过程。在一封信中谢林顿向富尔顿解释：他感到需要用一个特别的名词来描写假定的接头这个地方。当时谢林顿正在为福斯特主编的教科书编写其中某些章节，开始时他想用 Syndesm 来描写突触，但他的一个朋友建议他用 Synapsis，意思是"抓住它"，后来改成为 Synapse。就这样，在当时形态学根本还没有看到突触的情况下，引入了这个新词。突触概念的建立是谢林顿深思熟虑的结果。突触确实存在，几乎经过 50 多年之后在电子显微镜下得到了确认。突触这个概念在解释和分析神经系统活动中具有非常重要的意义，影响了往后神经科学的发展，直到现在。

## 六、神智-躯体哲学

退休后的谢林顿参与了其他一系列活动，有些与他的研究有关，有些无关。他发表了一本诗集，内含相当数量的诗。作为董事，他帮助英国博物馆获得西欧的珍贵书籍和稿件，他也把自己广泛收集的文献无偿捐给了博物馆，他被认为是这座受赠博物馆历史上医学书籍的最重要捐献者。

后期的谢林顿更加深刻地考虑神智和脑的问题。当然，哲学并非他的新兴趣。他的一位学生说：他是一位高级哲学家，不过是神经系统的最高级哲学家。这个称呼是 1931 年在瑞士一次神经学会会议上"授予"的，他受到与会两千余听众的热烈欢迎。

1941 年谢林顿 84 岁，他发表了《自然的人》(man on his nature)，这是他最富有哲学意味的创造性成果。这本书是基于他在爱丁堡大学 1937 年至 1938 年所发表的吉福德(Gifford)演讲。在演讲中他讨论了运动动作是如何作为对机体对外力作用的反应而发展起来的。当生命进化时发生两个变化：第一个是某些反射运动局限于身体的各别部分；第二个变化是出现更加复杂的反射。原始脑的出现使得运动的动作更好地得到调节，当脑变大而最后出现意识时，就有更加多的调控。按照他的话来说：

> 意识的主要目标、对象以及目的就是调控。自然似乎有同样的看法。

　　但是,思考以及知觉的神智,又是如何与基本反射活动相互作用,以达到最高水平的整合? 这正是当初谢林顿在 1904 年回避的问题,但在 1933 年的演讲中他又拣了起来。他提出了这样的问题:我们有什么权利把神智经验与生理学联系起来?

　　谢林顿现在回答这个问题,他解释道:神智与脑是绑在一起的,这两者仍然在进化中。但是作为一名科学家,他发现他不能够再往前多讲了,神智如何影响脑的物理机器,脑活动如何影响神智,这些问题他不能作答,他能够讲的是,我们已经是这样一些人,我们已经达到了高水平的整合。

　　在《自然的人》里面,谢林顿把现在关于神经系统的知识,与 16 世纪的知识作了比较。他心目中过去的英雄是费内尔(Fernel)。费内尔生于 1485 年,后在巴黎大学任教,逝于 1558 年。费内尔是一位教会思想浓重的人,但他是一名文艺复兴的科学家,他怀疑古代认为人们已经获得了人类所有知识的观点。费内尔认为,我们的任务不是回头看看我们祖父的智慧,不管他有多聪明,我们必须向前看,在仔细观察病人的基础上,发展新的观点,要做非常仔细的尸体解剖,然后才会有对自然的较好了解。

　　费内尔成熟的神智使他丢弃了迷信,丢弃了堵塞他思维的东西。令人瞩目的变动和与过去的决裂可以从费内尔的重要著作《医学的自然部分》看出来,此书 1542 年出版。弗内尔创造了几个新的医学名词,例如"病理学"和"生理学"。虽然费内尔在许多方面是先驱,但他未能同过去完全决裂,他仍然把身体看成是一个统治灵魂的傀儡,他不放弃四种体液学说。1946 年谢林顿写了一本书——《费内尔的一生成就》,在这本书中谢林顿对费内尔作了详细介绍,这是谢林顿 20 年研究的结果。谢林顿显然发现,他自己的类似想法来自费内尔,他俩都是医生,都是爱国者,虽然他们前后相差 400 年,但都在广阔的范围考虑生活和自然,都是不知疲倦的真理探索者,他们决定要了解自然,找出区别,寻找答案。

## 七、科学遗产

谢林顿，这位神经生理学家和动物行为专家，既不夸耀自己，也不傲慢自大，他生命的最后岁月患有关节炎，听力渐渐不好。在去世前不久，95岁的时候，他的学生，曾经在牛津大学与他一起工作过的富尔顿去看他，在英国海岸的病房，他把自己的想法告诉富尔顿，他说他活的时间太长了，但他并不丧失他的微笑，或他的古怪、幽默的样子，他对富尔顿说："我至少比萧伯纳长寿一点。"

他晚期的另一个表述可能更好地反映了他的人性以及人类的良知。他认识到，自己的种种研究仅仅是了解行为的一个起点，而反射动作又仅仅是行为的一部分。他告诉布雷恩说：

> 反射是一个很有用的观点，它已经起到了作用。反射所做的是很平常的事。你不认为我们现在所做的事就是反射吗？不，不，不。

如果谢林顿很谦虚地考虑自己的说法，他自己并没有这样做。在他的一生中，他发表了超过320本书和杂志上的论文，这些东西使人们用一种新的方法来看待神经生理学和行为，他得到了很多名誉博士学位，这来自22所大学，属于40个以上的学院和科学社会的荣誉。他的工作是如此有价值，与阿德里安分享了1932年的诺贝尔奖，他被选举为皇家学会的会长，而且在他的家乡得到爵士称呼。

至于他的学生们，写他们的贡献就很容易写出几大本科学和医学的书籍。特别是澳大利亚人埃克尔斯，他跟着谢林顿在牛津一起工作了10年，他研究突触后电位变化，他把玻璃微电极插到神经细胞里面，1950年代埃克尔斯和他的同事在新西兰和澳大利亚发现神经细胞体和树突可以显示两类不同的电变化，他们把小的互相对抗的变化称为兴奋性突触后电位和抑制性突触后电位，他们进一步阐明了这种分级性突触电变化的生理学和生物化学，当突触电位变得足够大时，可以导致全和无的动作电位。埃克尔斯获得 1963 年诺贝尔奖是由于他在神经生理学的广泛工作,与其他科学家一样,他也是属于谢林顿学派的人。埃克尔斯把自己的发现看作为证实了他导师的早期思想。

总而言之,正是谢林顿,他发展了中枢兴奋和抑制状态的概念以及新的关于突触计算作用的概念。回头来看,谢林顿是伟大的,因为他具有设计实验的天才,通过实验使他了解神经系统的功能组构,这些研究成为重要新工作的基础,而且具有广阔的前景。谢林顿建立了一个由许多岩石堆成的大厦,他富有洞察力而又有逻辑地提供了大厦的结构。谢林顿有巨大的能力看到事物的细微之处,当他抓住一个基本原理时他更能解决复杂难题。

谢林顿的学生、美国人维茨曾越过大西洋来和谢林顿一起工作,当他听到谢林顿去世的消息时,他非常悲痛,对这位好奇而又平和的老师,这位曾经鼓舞了那么多人的科学家哀悼:"一个伟大、善良的人死了,他的影响扩展到任何一个男人和女人,直到远方,我们现在是站在一个巨人的肩膀上。"

### 编者曰:科学预见源自严格推理

　　谢林顿提出的突触理论,源于他的坚实的反射研究的基础。摆在他的前面有这样两种现象:第一,他看到神经上面的传导是双向的;第二,夹一下皮肤引起肌肉收缩,反射的传导只能按照一个方向进行。如果同意反射传导是由组成神经的这些组织、细胞所负责的,应该怎么解释呢? 应该想到,在一个神经细胞和另一个神经细胞之间的接触部位肯定有一个活瓣的作用。在那儿传导只允许按一个方向。他天才地提出,这个地方叫突触。要知道,他提出突触概念要比 20 世纪 50 年代电子显微镜底下真正看到突触提前了整整半个世纪,因为在一般光学显微镜下,由于分辨率的关系,突触是看不清楚的。

**参考文献：**

Bennett MR. 1999
Bennett MR，& Hacker PMS. 2002
Eccles J.（Nobel Lecture）1963
Eccles J.（Biography）1972
Finger S. 2000
Sherrington C.（Nobel Lecture）1932
Sherrington C.（Biography）1965
Shepherd GM，Erulkar SD. 1997

# 第19章 杜波依斯-雷蒙德、黑尔姆霍尔茨、赫尔曼、伯恩斯坦：神经传导及膜学说

19世纪德国科学家在伽伐尼动物电的基础上把动物电的研究进一步推进，杜波依斯-雷蒙德测定了肌肉表面的负电位，赫尔曼提出生物电向前传导的局部回路学说。特别是黑尔姆霍尔茨测定了蛙神经传导速度，打破了以前对于神经活动神秘色彩的看法。伯恩斯坦则结合当时物理化学的成就，用能斯脱（Nernst）方程来解释离子浓度分布不均匀产生的细胞内、外电位差，形成了膜学说。

## 一、杜波依斯-雷蒙德的负变异

杜波依斯-雷蒙德（Emile Du Bois-Reymond，1818—1896）用电流计测定了神经兴奋时的电现象后发现，神经和肌肉兴奋时表面电位降低，呈负电位，他称之为负变异（negative variation）。这是第一个用仪器记录下来的动作电流。这里所称的"负"有两方面的含义：负意味着减少，减少这个字的意思是说，兴奋的时候，完整面与损伤面肌肉这两个面之间的电位差减少了；另一个含义是说，神经和肌肉的膜比之远端的不活动区，在兴奋的时候它变负了。

为了解释神经和肌肉的兴奋传导现象，杜波依斯-雷蒙德假定在两个组织之间有电动力存在，此电动力来源于他称之为电分子

的微小颗粒。这种电分子在组织中部带正电,在两端带负电;电分子的排列以及方向类似于分子磁颗粒,在正常静息情况下颗粒按纵向作有序排列。纤维被横切后,在切面与两端之间就产生一个肌肉或神经的电流。电刺激会引起有序排列的紊乱,于是产生电紧张的状态,最终引导到负变异的产生。杜波依斯-雷蒙德的这个模型的要点是带电元素的有序排列,这一模型实际上是以后伯恩斯坦膜极化状态概念的先驱。这个模型也提示神经信号的传播并不是电流按通常方式的流动。黑尔姆霍尔茨是根据这样一个模型来考虑如何测定神经信号传导速度的,在他看来,杜波依斯-雷蒙德模型中的带电分子运动需要一个有限的时间,可以造成一个相对比较缓慢的电扰动,因此在神经纤维上的传播是可以测量的。

## 二、黑尔姆霍尔茨测定神经传导速度

　　19 世纪神经科学另一重要事件是 1850 年赫尔曼·黑尔姆霍尔茨(Hermann von Helmholtz, 1821—1894)测出了神经信号传导的速度。这个速度被测出来,不单纯是一个具体的结果,也意味着打破了以前科学界对于神经活动的看法。柏林的生理学家弥勒(Muller)相信,神经的原理大概类似于光,它是一种无重量的液体,或者是一种机械振动,因此,神经纤维传导的速度应是非常迅速的。从这个观念出发,1844 年弥勒认为,企图测量神经信号沿着神经干传导速度的想法可能是注定要失败的。弥勒的原话如下:

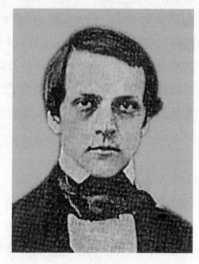

黑尔姆霍尔茨

我们很可能不会有任何方法来测定神经作用的速度,因为我们没有这样一个无限长的距离,只有很长的距离,我们才有可能测量光速,而神经的传导和光速是相关的。

在弥勒作出上述表述之后没有几年,弥勒的出色学生之一——黑尔姆霍尔茨用一个简单的神经肌肉标本,和一个比较简单的实验装置成功地测量了神经信号在短距离内传导所需的时间。他根据测定炮弹速度原理的弹道测量方法,先测定了两个时间的间隔,一是电刺激作用于神经的时间,二是肌肉开始发生反应的时间。为达到这个目的,他应用一个设备,当肌肉收缩时切断用来刺激神经上某一点的电源;然后改变刺激神经的点,选择更靠近肌肉的那个点。他发现,由于这两个刺激点不同,中间会出现一个时间差,或间隔,黑尔姆霍尔茨正确地认为,这个时间差就是神经冲动从一个刺激点传到另一个刺激点所需的时间。神经传导的速度就这样测定出来了,是每秒几十米。1851 年黑尔姆霍尔茨用肌肉收缩图描计的方法,也测出了神经信号传导的速度,测得速度和他以前用弹道测量的结果接近。这些结果以后集中发表在 1852 年的文章中。黑尔姆霍尔茨的实验在科学史上是一个里程碑,其重要性远远超出了所研究特定问题的范围,这是第一次对如此崇高、不易研究、关于动物体内的这种事件的测量。神经现象以前被看作为非物质的活动、精灵或者灵魂,现在可以精确地用物理学仪器来测量了。这真是科学上的进步,使得原来从活力论原则出发的精灵或动物力量等观念受到冲击。

## 三、赫尔曼和局部电路学说

卢迪马尔·赫尔曼(Ludimar Hermann, 1838—1914)的工作进一步推进了神经肌肉兴奋性的电生理研究。赫尔曼是杜波依斯-雷蒙德的学生。他注意到几个基本事实,即神经信号沿着神经纤维传播时包括了神经表面负电变化的传播,以及纤维外表面在受刺激时变负。这两个事实表明了一种可能性,在生理情况下,外表面的负性

是由于负变异到达所造成的,它可以进一步转而作为前面一段神经
的刺激,这样就完成一个回路,可以用来传输神经信号。看起来信号
的传播可能是由于局部静息纤维的兴奋转为活动区,活动区与静息
区之间的电流流动就形成局部电流。据此,赫尔曼提出了他那著名
的"局部回路理论"。这里他应用了几年前另一位德国人凯尔文
(Kelvin)的电流流动理论,后者认为,神经纤维的中轴是导电的,细
胞外也是能导电的,而中间则是相对绝缘的一层,因此任何一种电扰
乱,可以通过局部电流环路影响附近的区。

## 四、伯恩斯坦与神经传导及膜学说

虽然黑尔姆霍尔茨成功测定了神经传导速度,他的结果使得神
经液体电性质的看法受到质疑,实际测得的速度比光速要慢得多,比
电场传导的速度也小得多。神经传导到底是不是神经上面电变化的
传导,要确定这两者的关系,很重要的一条是要把负变异测出来,然
后再把负变异的传导速度测出来。黑尔姆霍尔茨开始没能测出来,
因为当时所用测电计的反应特征太慢。

尤利乌斯·伯恩斯坦(Julius Bernstein, 1838—1917)既是黑尔
姆霍尔茨的学生,也是杜波依斯-雷蒙德的学生,他在1868年应用差
分时值计的方法,成功地克服了上述困难,解决了测量负变异传导速
度的问题。他记录的是电变化,而不是机械变化。实验结果表明,负
变异的传导速度与神经信号的传导速度非常接近,这是一个强有力
的证据,表明这两者是同一件事情。

除了证明神经和电信号的传导速度相似以外,伯恩斯坦还非常
忠实地记录了神经兴奋的时间过程,记录表明它是一个瞬时现象,大
概仅一毫秒。在实验中他还注意到,兴奋时测量出来的电流幅度超
过了静息电流,即完整面和损伤面之间的静息电流。这说明,兴奋不
仅仅是静止电状态被破坏。伯恩斯坦的这个实验观察——超射现
象,不久被遗忘了,直到1939年霍奇金和赫胥黎重新做这个工作时
才详细地被研究。

　　从黑尔姆霍尔茨和伯恩斯坦的实验可以清楚地看到,虽然神经信号伴随有电事件,但这个事件的传导并不服从简单的电流传导规律,因而必然有更复杂的机制。神经电信号的传导与通常的电流沿着导体的传导应该是不一样的,这一点有很多科学家都已经看到,这也解释了为什么伽伐尼发表《纪事》后很长一段时间,很多学者仍不容易接受动物电的原因。丰塔纳(Fontana)首次提供证据,说明神经是由很多细纤维组成,按照他的看法,神经液体不可能与电液体是同一东西。因为当你用线把神经结扎以后,运动没有了,感觉也没有了,但是这并不能阻断电流的传导。

　　其实不单是结扎神经,即使把神经挤压损伤或者把两个神经的断端缝合起来,神经信号的流动是阻断了,但电液流动仍是可能的。在杜波依斯-雷蒙德时代,反对的观点(即对神经信号电性质的观点持异议者)不少。到了近代,霍奇金做了一种计算,特别生动地表达了神经传导不是简单电流传导的道理,他计算了一长段非常细的神经纤维的纵向电阻,得出的结果表明,这个电阻相当于通常电缆数次来回于地球与土星之间的电阻。

　　伯恩斯坦另一个基本而重要的贡献是他提出了生物电位产生的膜学说。施莱登和施万的细胞学说对生命现象研究注入了难以抗拒的力量,为要解释生物电的产生,科学家们不得不考虑细胞膜是产生生物电的关键部位。19世纪末,能斯脱(W. Nernst, 1864—1941)提出了弥散电位概念和能斯脱方程式,方程式给出了膜两侧电位差与离子浓度梯度平衡的条件与数量关系。按照能斯脱理论,当膜对钾离子有通透性的时候,就有可能建立膜电位,已经知道细胞内侧的钾离子浓度高于细胞外,所以,细胞的极化现象是可以解释的。能斯脱理论与伯恩斯坦学说差不多是同时建立起来的。

　　伯恩斯坦的假说是:在静息状态,由于膜对细胞内高浓度的钾离子有选择通透性,钾离子可以弥散越过可兴奋细胞的细胞膜。按照伯恩斯坦的看法,电位的产生是由于带正电的钾离子向外弥散的结果,这个电位本来是可以被其他离子的流动所抵消的,但是因为膜对

钾离子的通透性特别高,所以抵消不了,这样,细胞内就保留有更多
带负电的离子,而细胞膜外侧有更多的带正电的离子。为了解释神
经和肌肉的兴奋事件,伯恩斯坦认为,兴奋包括了一个原来静息状态
下极化状态的消失,而这个消失是由于一个突然的对离子通透性的
升高所造成的。伯恩斯坦的理论以后被称为"兴奋的膜学说"。

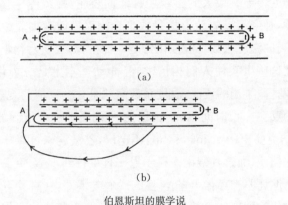

(a)

(b)

伯恩斯坦的膜学说

(a) 正常的神经和肌肉细胞,细胞外表面带正电,内面带负
电,这叫做极化现象,它的产生是由于细胞内钾离子向外
弥散。这是根据能斯脱方程得出的。

(b) 如果肌肉的一端被损伤,损伤端被去极化,损伤端就相
当于细胞内被暴露,于是从正常到损伤端就有电流流动。

　　在伯恩斯坦的学说中可兴奋细胞电现象的焦点在哪里？是细胞
膜。这样,就使得在当时还不十分确定的、把细胞外液体和细胞内介
质隔开来的这层膜开始赋予了物理的和化学的内涵。显然,使伯恩
斯坦达到这个理论有很多理由,其中之一是,他考虑到神经损伤端是
负的,动作电流到来的时候也是负的。事实促使他有这样一些考虑,
损伤很有可能是将神经内部暴露于外,直接暴露在记录电极下面;兴
奋时的神经和肌肉也就是使细胞内环境暴露到细胞外而已。

## 五、神经信号的电性质

　　神经信号的电性质在伽伐尼以后仍然存在着争论,即使在杜波

依斯-雷蒙德工作以后很久也还有争论。神经传导曾经被有些人认为是通过化学机制。认为神经信号就是一个电事件，并不是没有困难。神经信号的传导速度太慢，如果说这个事件是完全按照典型的电信号沿着金属的导线传导，那是太慢了，因此不好用电信号传导来解释。还有，从黑尔姆霍尔茨的原始观察开始，看起来似乎温度对于神经冲动的传导有很大的影响。有证据表明，神经传导有很强的温度依赖性，神经传导的动力学参数也会因温度改变而发生紊乱。我们知道，高的温度系数一般被认为是一种指标，表明有化学过程的参与。因此这些事实使人们相信，神经冲动基本上是一个化学事件。当然这种直截了当的说法，温度系数高就是化学反应的观点，也遭到很多人的反对。长时间以来，曾以这种看法对抗电机制的看法，如1946 年纳克曼松(Nachmansohn)还建议，乙酰胆碱可以作为神经冲动传导的信使，而这种假说在科学界一直维持到 1975 年。

完全地证明神经信号基本上是一个电事件，一直要等到近代电生理学时代的到来。也就是说，要等到霍奇金和他的合作者所做的神经生理研究的时候，他们的研究导致了对产生神经信号传导机制的深入理解。但这个现代发展的基础可以追踪到卢卡斯(Lucas)和阿德里安的工作。

**编者曰：独立思考，青出于蓝**

黑尔姆霍尔茨把青蛙的神经传导速度测定出来，完全不考虑他老师弥勒的态度。弥勒曾经认为，神经传导的速度太快了，可能是光速，而神经的长度不够，不足以把传导所通过的时间测出来。什么事情都要经过试验，黑尔姆霍尔茨就是独立思考推翻了老师的看法，充分利用测量速度的先进技术，实验设计在逻辑上是正确的，他把神经传导的速度测了出来。黑尔姆霍尔茨测出神经传导速度，有其时代背景上的意义，首先，这是欧洲文艺复兴的精神，任何事情都要通过实践，不迷信哪个人的哪一句话，包括古代盖伦的话。其次,古代人认为脑功能的基本活动是元气、精灵、小颗粒等,多少有点神秘莫测,神经传导速度一经测出,于是真相大白,原来神经活动也是物质的,是摸得着、看得到的。

**参考文献:**

柏廷顿 JR著,胡作玄译。1957

Piccolino M. 1998

# 第 20 章　阿德里安、卢卡斯：神经信息的编码

关于神经电兴奋性的机制，自从伯恩斯坦之后，往后的发展主要是英国生理学家的贡献。英国人卢卡斯和阿德里安研究了神经和肌肉电兴奋现象中的"全"或"无"特征。阿德里安是现代电生理学的开创者，除了应用电生理新技术，还把诱发电位方法应用于脑功能定位研究，他创新实验技术，把单个神经元、单根轴突的活动记录下来，发现了神经系统内信息编码的奥秘。记录神经活动的仪器非常重要，美国的福布斯对此做出了贡献；美国的厄蓝格和加瑟用这种新设备成功地记录了各类神经纤维的电活动。

## 一、仪器保证了发现

埃德加·道格拉斯·阿德里安（Edgar Douglas Adrian，1889—1977）出生于伦敦，以后学习希腊文、拉丁文及古典文学，到 1906 年他对生命科学感兴趣，两年后去三一学院听课，在那里很快以聪明而且特别勤奋赢得了声誉。1913 年起他是剑桥三一学院卢卡斯实验室的助手，卢卡斯去世后由他主持实验室。

阿德里安在 1932 年曾经说过："电生理学的历史是由电记录仪器的历史所决定的。"他是以最伟大的神经生理学家之一来讲这个话的，不少研究电生理学历史的人都同意阿德里安这种看法。

当阿德里安在 20 世纪开始研究神经冲动性质时，对于神经如何编码信息毫无所知，问题是没有合适的工具，这种工具应能放大、记

录小而快速的电变化,应有相当高的灵敏度、可实用性。20 世纪早期已经有了电流计及其他电测量工具,有一种用得较多的仪器是毛细管电流计,后来是弦线电流计。

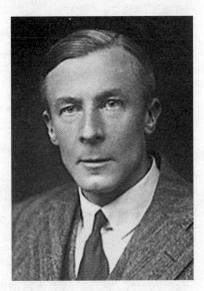

埃德加·道格拉斯·阿德里安

毛细管电流计是 19 世纪 70 年代出现的,李普曼(Lipmann)看到,把一滴水银放在酸上面,只要通过很小的电流就可使水银改变它的形状。在李普曼发现的基础上,马雷(Marey)提出了一个非常好的想法,把一点水银及酸放入细玻璃管,再用明亮的光照细管子,后面放置感光胶片。这样就能用照相方法拍摄到水银面的上下跳动。1876 年马雷自豪地在巴黎科学院会员前面宣布,他和李普曼在胶片上记录到蛙和龟的心跳。

毛细管电流计可以用来跟踪心跳这一事实,使另一些研究人员把这个仪器应用于检测神经冲动。1888 年英国著名科学家戈奇(Gotch)发现,可以用毛细管电流计检测外周神经电变化,检测脊髓电变化。11 年后,戈奇发现了他称之为"神经不应期"的现象。他注意到,如果离上次冲动的时间太靠近,神经不可能再次发放冲动,必须经过一段时间才能发放第二个冲动,这就是不应期现象。这个发现表明,神经所携带的信息一定是一个个分离的冲动,而不是稳态维持的形式。

虽然不应期的发现十分重要,但即使我们放大了电波,记录下来的神经冲动还是没有特征的一个小点而已,戈奇所用的毛细管电流计对于显示神经活动的细微特点是不够的,对于记录一个动作电位(这是杜波依斯-雷蒙德所提出的名称)的大小、时程以及两个动作电位之间间隔变化,更是远远不够的,生理学家们希望更多地了解神经冲动。

毛细管电流计的另一缺点就是它的测量不完全忠实,因为上下跳动的水银有惰性,即使刺激已经过去,水银的跳动并不停止。到了19世纪90年代,科学家应用数学计算的方法来克服失真的麻烦,但是他们的努力并没有真正实现。可见需求仍然存在,人们希望得到更灵敏的记录仪器。

弦线电流计是20世纪初发明的,它克服了毛细管电流计的失真问题。这个设计是由科学家艾因特霍芬(Einthoven)创造的,他是荷兰莱登(Leiden)大学生理系主任。艾因特霍芬有一个物理学家的脑,又拥有世界上最好的实验设备,有充足的预算,有职业的坚韧性。艾因特霍芬对心电图感兴趣,而且尝试用毛细管电流计记录心电图,但开始并不顺利,因为仪器不能够跟上心跳的快速动作事件。与他的前人一样,他先企图矫正仪器的惰性,用数学方程式来处理他的数据,后来他认识到必须发明一件新仪器。

艾因特霍芬从这样一个现象得到启发,即小的振动性电流可以使非常细的导线细丝振动,只要把这根细丝装在强磁场的两极之间并拉紧。艾因特霍芬的弦线电流计1901年第一次登台,过几年后完成。起初他的电流计有几吨重,要有一间房间才摆得下,需要有冷水来冷却电磁的温度。至少对于心脏电流记录来讲,这个仪器工作得很好。由于用这个仪器记录得到心脏的电波,艾因特霍芬得到了诺贝尔奖。

弦线电流计开始很粗笨,后来就改进得小巧一点,结实一点,易于使用。神经生理学家了解到艾因特霍芬的设计,也想利用这个仪器来试一试。研究者们把弦线电流计应用到神经上,但有点失望,仪器仍然缺少足够的放大,它的灵敏度还不足以显示神经冲动的特征。神经生理学家必须刺激粗大的神经干,才能够记录到电变化,能够看到某些快速的神经电活动,仪器灵敏度不够使他们发愁。

　　适用于了解神经冲动本质的记录和放大仪器,不可能来自法国的李普曼(Lippmann)和马雷,来自英国的戈奇或者荷兰的艾因特霍芬,重大的突破来自美国,而且一直要等到第一次世界大战结束之后。为了了解新仪器是如何来到世界上,以及阿德里安用了这些仪器如何来解开神经系统工作的奥秘,我们需要从卢卡斯说起,他是阿德里安的老师,一位非常有创造力的英国生理学家。

## 二、卢卡斯

　　基思·卢卡斯(Keith Lucas,1879—1916)是不列颠电报公司经理的儿子,和他父亲一样,卢卡斯喜欢同机械和电仪器打交道。卢卡斯聪明、富有活力,他在三一学院读书,喜欢生理学,而且兴趣侧重于仪器设备方面。

　　在卢卡斯成为剑桥讲师之前,他已经对肌肉生理学感兴趣,他真正希望回答的问题是:为什么肌肉缩短时达不到完全的程度。例如,当我们屈起手来的时候手臂肌肉鼓起来,为什么鼓起可以高一点,也可以低一点。对这个问题的回答,似乎有两种可能。第一种回答是,每根肌肉纤维可以作等级性收缩;第二种回答是,一束肌肉里面有许多肌纤维,每根肌纤维要么不收缩,要么完全收缩,也就是说,每根肌纤维的收缩是"全或无"的。

　　卢卡斯希望确定哪一种说法是正确的。他用青蛙肌肉做实验,设计实验的逻辑是显而易见的,如果肌肉收缩的量依赖于多少根单独的纤维,而每根纤维是极大收缩的,那么,他将可以看到,当刺激强度增加时,收缩反应会有一级一级的台阶;相反,如果所有的肌肉纤维都收缩,收缩反应可能是光滑的。

　　在卢卡斯之前,丰塔纳已经提出"全"或"无"的特征,而比较明确提出来的则是 1871 年美国生理学家鲍迪奇(Bowditch),他当时在德国的一个实验室工作并注意到,如果对一个游离的蛙心尖端直接给予电刺激且刺激足够强,就可以引起一个收缩反应,但即使再增加刺激强度反应却不再增大。多少年来,这个"全"或"无"的特征认为仅在心肌才有,刺激骨骼肌引起的收缩,都是随着刺激强度的增加而增大的。1902 年,戈奇给出了一个假说,认为肌肉收缩随刺激强度而增大,基本上是由于被兴奋的纤维数目的增加,而不是单个肌纤维本身强度的增加。他认为每根纤维的收缩强度应该是固定的。继戈奇之后,剑桥的卢卡斯成功地显示,其他电可兴奋的组织也服从这个"全或无"定律。青蛙细小的背皮肌大概只有不到 200 根肌纤维,卢卡斯的策略是有创造性地把肌肉分成一小股一小股,每股纤维大约只含 12～13 条肌纤维,然后刺激这束纤维,同时用照相胶片记录收缩反应的大小。当逐步增加刺激电流时,个别肌纤维参与反应,阶梯一样的反应呈现在面前,而且阶梯里面的"步"数从来不会超过这一束肌肉里面肌纤维的数目。他的结果强烈地支持这样一个理论:一条肌肉的收缩反应的增大一定是因为肌纤维数目的增加,肌肉收缩时,一些肌纤维反应,而另一些肌纤维不反应。卢卡斯说,骨骼肌肌纤维的收缩行为是以"全或无"方式进行的。1905 年卢卡斯发表了他的结果,到 1909 年他证实,如果不是直接刺激肌肉,而是刺激神经,肌肉收缩也呈现阶梯反应。在第二篇论文中他写道:每根肌纤维的收缩一定是最大的,而不论刺激神经的强度如何。

以后的实验促使卢卡斯进入神经生理学的领域,问题是神经纤维是否也以全或无式反应工作。虽然他已有的工作使他相信,神经轴突应该是与肌肉纤维的行为相似的,他在 1909 年论文的末尾这样写:"我们必须这样来看问题,神经纤维的反应是否也是有等级性的,但目前还不好肯定。"

卢卡斯深知,要想弄清楚神经纤维是否也服从"全或无"原理,必须要有更加灵敏的记录仪器,虽然他曾有过使用弦线电流计的想法,但还是重新设计了毛细管电流计,并且改进了它的灵敏度,可以让仪器和电刺激器联动,还增加了一个分析仪器来矫正由于仪器机械性能所引起的误差,他还改进了记录系统。当他的仪器改进就绪的时候,他准备接受一名年轻科学家到他的实验室来帮助他做神经实验,这个人就是阿德里安。

### 三、阿德里安和"全或无"原理

阿德里安很愿意得到卢卡斯的指导,在他实验室工作。至于卢卡斯,他一开始就发现阿德里安具有各种优点,有活力且情绪非常稳定,非常想研究一些挑战性的问题,所以卢卡斯欢迎阿德里安到他那杂乱底层的实验室,开始教他做科研的诀窍。

阿德里安完成的实验证明,两个刺激如果在时间上靠得很紧,可以加起来,这就是"叠加效应"。卢卡斯要求阿德里安试一试"全或无"原则是否也适用于神经。这时卢卡斯虽已有了较任何其他同时代人更好的装备,但是仍有不够理想的地方,因此,阿德里安不得不依赖一些间接的方法来回答这个问题。

1912年阿德里安设计用酒精阻断神经冲动的方法。他发现,神经冲动不论是由一个刚刚够强的刺激,或者是一个非常强的刺激引起的,通过酒精阻断区以后,它的强度与一个没有经过酒精处理的神经冲动一样强。足见,任何一个动因只要能引发一个冲动,那么在轴突上面传下来的动作电位都是一样大而全幅的。这些发现提示,神经也服从"全或无"定律,如同骨骼肌一样。

在卢卡斯以及阿德里安的研究中,神经信号一般是被描述为"可传播的扰动",这种叫法是为了把它与电刺激所引起的局部效应区别开来,而局部效应可以用阈下刺激加以揭露。这样,一种是传播的扰动,一种是局部的效应。传播的扰动并不是一个太严格的名称,这无非是避免有些人会反对它,说神经信号就是一个简单的电现象。事实上,虽然大家都认为神经兴奋经常伴随电刺激而产生,但电是不是神经信号的基本过程,并没有完全解决。电也可能是神经活动的表现形式之一,其他还有热量产生,化学变化,等等。

根据阿德里安和卢卡斯的研究,越来越清楚地表明,电刺激强度如果不够引起一个可传导的紊乱(这种刺激我们现在称之为阈下刺激),它虽然不能引起传导的冲动,但是它能够增加一段短距离内神经的电兴奋性,在刺激作用点附近可以维持一个短时间。另外,一个阈下刺激也可以导致一个完全发展的神经信号，只要它同另外一个相似的刺激联合给予。这就解释了为什么一串电刺激比单个电刺激容易引起神经兴奋和冲动。这就是说，局部反应并不服从"全或无"定律，而可传导的反应则符合"全或无"定律。

　　一个传导冲动之后可以看到有一个短暂的、局部兴奋性的降低，这个现象丰塔纳在 18 世纪早已在心肌描述过，被称为不应期。这是兴奋性降低的情况，相反还有兴奋性增加的情况。另一方面，在局部反应与可传导反应之间虽然有明显的差别，但这两个现象之间显然有功能的相互关系。第一，局部反应可以发展成为一个完全传导的反应，只要刺激强度增加，达到阈值。第二，如果一段短的神经被某种处理所阻断，那么在传导冲动到来之后，在阻断远端，兴奋性可以增高，这表明有某种事件在发生着。局部人为刺激所引起情况与之相似。这些现象完全与赫尔曼的局部回路学说（第 278 页）相符合，可传导的扰动在正常情况下它的前波能够使前面一短段神经的兴奋性升高，如超过了阈值，则一个可传导的扰乱就可以在那里发生。

　　由于神经传导"全或无"的研究，1913 年阿德里安得了一个奖，在以后两年中，他继续用实验来证明他自己的观点，即轴突传输的信息是分离的、"全或无"的。同时他提示，在自然条件下，轴突事件可能是由一个比较小的突触附近的局部变化所触发的，这个概念在若干年后由其他人给予了证实。

　　不幸的是，第一次世界大战爆发了，阿德里安和卢卡斯设计的新实验不得不中断。为了对战争做贡献，阿德里安离开了宁静的剑桥来到伦敦，完成他的医学训练。卢卡斯也离开了剑桥，参加皇家飞机制造厂的研究组，在那个飞机制造厂里，卢卡斯运用了他的工程技巧，设计了新的投弹瞄准器及飞机指南针。

　　1915 年阿德里安拿到了医学学位，以后他研究战争紧张引起的神经病，所谓歇斯底里麻痹，还有神经损伤。很悲惨的是，卢卡斯1916 年在一次空中撞击事故中去世，他那次是为皇家空军测试一个新仪器，事故夺去了生理学中最有创造性的脑子。

卢卡斯去世后,1917 年阿德里安独立编辑并发表了卢卡斯未完成的专著——《神经冲动的传导》。这本专著介绍了两个神经冲动之间有一个安静时期、叠加效果、神经轴突的"全或无"传导,等等。当然,这些都是非常令人激动的进步,但是人们仍然有这种感觉,如果神经生理学家有一个好的方法来放大神经反应,而又不丢失它的细节,可能人们会得到更多的了解。幸运的是,由于美国人联合英国人、法国人在联军战事方面的努力,技术正在发展,逐渐变得好起来。

## 四、真空管放大器

神经可传导电信号的"全或无"性质的直接证据有待于单个神经电活动的记录。这真是一个划时代的发现,实验是由阿德里安做出来的,开始他用毛细管电流计,后来用真空管放大器,成功地揭示了,在生理刺激条件下,不同感觉神经纤维的电活动,有青蛙的,猫的,但并不是单根纤维活动的细节。在发展真空管放大器用于记录神经冲动方面,美国的亚历山大·福布斯(Alexander Forbes)起了不可磨灭的作用。

福布斯出生于一个富有的波士顿家庭,他的遗传素质很好,母亲是诗人埃默森(Emerson)的女儿,父亲是内战时期英雄,曾任贝尔电话公司总裁。福布斯有好的脑袋以及经济支持,进入哈佛大学后参加了足球队,1905 年获硕士学位,五年后获医学博士学位,然后选择待在哈佛,对生理学发生了兴趣,当了生理学系坎农实验室的一名讲师。

福布斯越多地读书,越对谢林顿的工作有深刻的印象。因此,当他在生理学系得到职位以后,立刻请假来到英国谢林顿那里学习反射生理学。请求被批准,他和他的太太启程来到利物浦。

福布斯在英国逗留期间,参观了剑桥的生理学实验室,看看他们如何工作。如果福布斯不决定停下来看一看的话,神经生理学很可能是另外一个历史的发展。他和剑桥生理学家们交换意见,立刻决定和他们一起做一些新实验,估计实验有几个星期才能完成,他取消了和太太横渡大西洋的船票,船票订的是豪华航线上一间优雅的房间——泰坦尼克(Titanic)号的一个皇冠宝石房间。福布斯如果乘上泰坦尼克号,他是会死掉的。

福布斯换乘另一条豪华巨轮卢西塔尼亚(Lusitania)号回美国,回来后,与卢卡斯、阿德里安实验室一样,他增加了改进型的毛细管及弦线电流计,以及辅助分析仪器,把自己的实验室装备起来,根据在谢林顿实验室学习的体会和知识,他开始用这些设备来研究猫的反射。

福布斯还是一名熟练的航海员,喜爱大海,第一次世界大战期间他在海军服役。他具有工程师的技巧,很快发现自己能够装一套无线电接收机及检测机(雷达)。还在军队服役期间,他学习了真空管新知识,这种真空管具有这样的能力,可以增加发射信号而且畸变很小。

福布斯得到了新的真空管,用这些真空管他制造了一个新的放大器用于生理学研究。1919年,当福布斯将热离子放大器线路和弦线电流计配合在一起应用时,他已经能够把一个非常微小的动作电位放大达50倍,而这是以前从来没有达到过的。

在以后几年中,福布斯详细地描写了他的放大器,并发表了用放大器所做的一些研究论文。他的多数神经实验是用猫和青蛙做的,这些结果只不过是证实了早期其他人的发现。多数科学史家认为,福布斯的主要成就是技术方面的,他能把神经反应放大,放大到以前所不能达到的程度。他的技术突破的重要性很快就被其他神经生理学家所认识,某些神经生理学家希望对电生理学领域钻研得更深入一点。

## 五、圣路易轴突学家

向前迈出巨大步伐的是两位轴突学家(这是福布斯的称呼),一位是赫伯特·加瑟(Herbert Gasser,1888—1963),另一位是约瑟夫·厄蓝格(Joseph Erlanger,1874—1965)。加瑟是厄蓝格的学生,他们原来都是威斯康星州大学的。到华盛顿大学生理系后，加瑟在厄蓝格底下工作，他开始着手仪器设备、科研设想以及计划。在 20 世纪 20 年代之前，厄蓝格的特长与艾因特霍芬一样，是心脏病学。他很快认识到加瑟所做的事情具有重要意义，他们两人联合起来进行了神经方面的研究。

加瑟知道，如果你希望在神经生理学做出进一步的贡献，你需要找到一个途径来增加神经电流的放大倍数，比以前所达到的还要

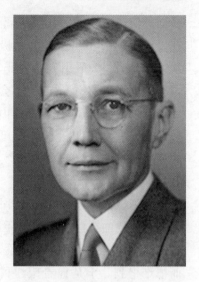

赫伯特·加瑟

大。为了寻求帮助，他请教了机器制造天才纽科默（Newcomer），西方电器公司的物理学家也给了他们进一步帮助。他们于是制成了一台多级放大器，经过多级放大，大大增大了的信号被送到另外一个仪器去显示。加瑟和纽科默应用多级放大器记录了狗膈神经的动作电位，膈神经是管理膈肌的神经，对呼吸重要。当时他们使用两级放大器，因为弦线电流计的线很细，电流太大，线会被烧掉。经过两级放大，动作电位已经被放大很多很多了，他们能够看到沿神经传导的电冲动。1921 年加瑟和纽科默发表了他们用新放大器的原始发现。文章发表前，加瑟参加了一个科学会议，从会议上他又了解到对他工作有用的另一技术进展，那就是改良的阴极射线管，可以用来展示电事件。阴极射线管是德国物理学家布劳恩（Braun）1897 年发明的，其原理是当电子束在真空中行走时，可以被外加的电位所偏转，于是在荧光屏上能展示出来。使用布劳恩管的想法是可行的，但早期的布劳恩管缺少足够的灵敏度，因而不能够应用于生理学研究。到1920 年代，情况有所好转。加瑟认识到，如果把神经电位经三级放大器放大，再连到新一代布劳恩管上，这三者放在一起，有可能显示

微弱的快速电偏转,而这个电事件在以往是检测不出来的。阴极射线管还有另一个吸引人的特征,和以往的记录仪器不一样,它不会有令人麻烦的畸变,那种畸变是由机械惯性引起的。阴极射线管可以非常可靠地重现电事件,忠实于原貌。

加瑟试图从西方电器公司得到他所需要的阴极射线管,但因为所需要真空管还在开发的阶段,因而很难得到。于是他希望纽科默应用大学里能够得到的材料自己制造一个阴极射线管。这个新设计的仪器非常原始,它的主要部件

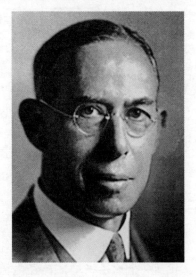

约瑟夫·厄蓝格

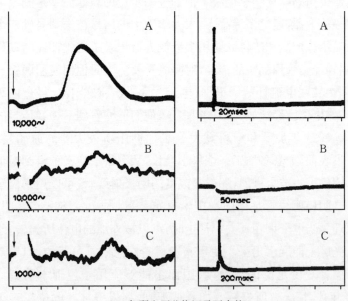

加瑟和厄蓝格记录下来的
A、B、C三类纤维的峰电位

是一个蒸馏瓶,糟糕的是,第一次实验时它爆炸了,他们忘了加一个电阻器。

厄蓝格努力向阴极射线管的制造者们说明,希望他们能提供急需的管子。同时他也看到,还需要一些附加的部件来连接真空管到多极放大器。加瑟和厄蓝格终于能发表论文摘要了,摘要里面描写了动作电位怎么能够在低电压、无惯性的示波器上展现出来。一年后,1922 年,他们发表了实验的正式报告。

圣路易的轴突学家加瑟和厄蓝格描写他们早期碰到的困难,回忆使用第一个仪器设备的时光为"美好的日子"。他们说:"我只能够把当年的进展比作牛拉车般慢慢走路,跨越了平地,跨越了西部山区。"他们是电生理学的先驱,他们遇到了所有困难,更多的时间消耗在做仪器而不是记录神经电活动,有时好几天才能获得一个好的记录。

虽然他们的早期设备有缺点,但华盛顿大学科学家决定要放大神经的电流,放大到七千倍左右,这种放大器让他们能够看到沿着轴突传导冲动的许多细节,还有中枢神经系统里面的神经冲动,他们用了多种动物:青蛙、兔、猫和狗等。他们发现外周神经电缆上面的电波并不光滑,包含有许多波动,记录点离开刺激点越远,记录的波动就越多。圣路易斯的轴突学家在理论上进行了概括,他们认为,所记录的神经电缆中含有几种不同类型的神经纤维,每种神经纤维传导各自的动作电位,但是各自的速率是不同的,因此出现多个波。他们假定,粗神经纤维一定比细的神经传导要快。根据这些前提,他们认为,功能各不相同神经纤维互相重叠,可以解释复合动作电位中高高低低的各个电波。

往后的研究工作证明,加瑟和厄蓝格是正确的,一束神经里面不同类型的神经纤维可以用麻醉剂、冷冻以及其他神经阻断方法加以区分,研究者也把某些类型的神经与不同神经功能联系起来,如轻触觉、钝痛、锐痛和温度等。由于他们技术方面的成就以及外周神经生理学的几个发现,加瑟和厄蓝格得到了 1944 年的诺贝尔奖。

## 六、阿德里安的失败实验

　　1919 年,当福布斯仍在用单级放大器工作的时候,在华盛顿大学轴突学家工作两年之后,阿德里安回到了剑桥。他很高兴能够离开军队回到自己的学院环境,这里有历史古建筑,有小店,有弯曲小街及景色如画的桥,他很快进入三一学院魔术般的大门,牛顿曾在这里生活过。他拿到了位于地下室一间实验室的一枚钥匙,这里原来是属于卢卡斯的。

　　阿德里安虽然有沉重的教学负担,但他立即着手设计新实验,并与福布斯取得联系,福布斯同意 1921 年再来剑桥。福布斯来时,把真空管送给阿德里安作为制造放大器之用,以便开展实验。

　　在福布斯的合作下,阿德里安可以进行某些新的研究工作了。但阿德里安并不完全满足于他能够用朋友的放大器。福布斯走后,阿德里安读到改良多级放大器的报道,认识到有这些好设备可以帮助他工作,他向加瑟了解如何制造放大器。加瑟给了他制造指南,阿德里安很快也有了自己的设备。为节省经费,而且怕他那弦线电流计的昂贵线圈被烧掉,阿德里安擦去卢卡斯毛细管静电计上的灰尘,然后要了几只活青蛙,用新的放大系统来测试灵敏度。非常困扰阿德里安的是,他发现记录的基线不规则,记录神经电变化的时候,他用的是垂下来蛙腿上的神经。他当时以为是自己的线路不好,如果果真是如此,他还得花几星期或者几个月时间重新制造仪器设备。不过,当他试着把垂下的青蛙腿左右动一动,轻轻地放平时,很奇怪,当肌肉安放在玻璃平板上时,神经上的波动就消失了,阿德里安再一次把肌肉悬挂起来,波动又出现,然后再把肌肉摆平,波动又看不到了。这个奇怪的效应是可以重复的,这意味着什么呢?

　　阿德里安在《科学研究中令人值得回忆的经验》文章中有这样描写:"我很快有了解释,那真是让我非常高兴的一刻。由于肌肉本身的重量,悬挂在那里的肌肉是拉长的,沿着神经应该有感觉冲动传上去,冲动是从肌梭来的,所传送的信号就是肌肉牵张的程度。当你把这块肌肉放松时,当你用物体支撑肌肉的时候,冲动应该停止。""要不了 1 小时或稍多一点时间我就证明微小波动意味着什么,我做了照相记录,在一星期内,我能确定这些波动中有好些动作电位,而且来自神经的感觉末梢。更有进者,有许多记录是单根神经纤维活动。"

阿德里安第一次把他的新发现在 1925 年的科学会议上报告,1926 年加以发表。他以为已经证实了一个从肌肉来的本体反馈的理论,这是几年前谢林顿所提示的。肌梭向中枢神经系统发放关于肌肉被牵拉的信息,这样当肌肉实施一个动作,例如抓住一个球时,动作可以合适地被调节。阿德里安非常热心于自己的发现,这是无意中到来、一个初步实验所发现的,初来的时候似乎是坏事,但最后被证明这是肌梭向中枢神经系统发放的冲动。

## 七、首个单个神经元活动记录

在记录肌肉牵张感受器活动的时候,阿德里安很清楚,如果他能够找到一个方法记录单个神经元信息,他会得到更多知识,他设定这是他的下一个目标。在 1926 年那篇论文中有这样一句话:"对结果的更加详细的分析被搁置下来了,我要在含有一定数目末梢的标本上进行记录,有可能的话,最好是单个神经感受末梢的标本。"

带着这种思考,阿德里安现在开始试图从单根神经纤维上进行记录,这时帮助他工作的是索特曼(Zotterman),一位年轻的瑞典医学生,他六年前在剑桥学习,这次是以美国洛氏基金会的资助名额来的,用这个基金,他可以在阿德里安的实验室用部分时间做神经生理学研究。

阿德里安和索特曼开始寻找仅含有很少几根纤维的神经,他们试验了支配背皮肌的小神经。卢卡斯在第一次大战前曾经研究过这根神经,但牵拉肌肉时什么反应都没有。他们于是转到另外一根细的肌肉神经,但不能够分离到它。索特曼决定试验一下阿德里安的另一个诀窍,把小块肌肉撕掉,以减少感觉器官的数目。当只带有很少几个感觉器官时,那就只有很少数的神经轴突可以被肌肉的牵拉所激活,一直可以少到单根神经纤维。索特曼回忆 1925 年 11 月 3 日所发生的事情:

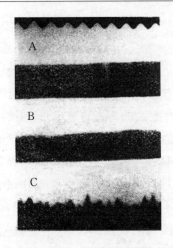

阿德里安从肌肉传入神经上记录到的单根神经纤维的电活动

C,记录电极摆在活动的(肌肉不松弛)神经上,出现一个一个小波,这就是单根神经纤维的电活动;B,电极摆在肌肉完全松弛的神经上,没有小波;A,电极摆在死的神经上,也没有小波。最上面是 200 Hz 音叉的振动。

在神经上记录,同时用牵拉肌肉的办法刺激肌梭,我们的记录显示,只有很少几根神经纤维上的电活动被记录下来。我们似乎是在敲击一个发送电报的电键,有几根电线同时在传输,不允许我们读出其中的编码。有一天在放弃标本之前,我从肌肉内侧做了一个切割,就成功地切掉了一个肌梭,再切割,再切掉一个肌梭。最后我们得到了留下来的非常小的一块肌肉,显然它只含有一个有功能的肌梭,在单根感觉纤维里面传送着信息。

**索特曼接着说:**

这时候我们的情绪很紧张,我们迅速地工作,记录了单根纤维对肌肉受不同程度刺激时的反应。阿德里安调节暗室里面的记录仪器,把照片很快显影出来,两人都非常兴奋。我们都认识到,现在看到的是以前没有看到过的现象,正在发现生命的一个伟大秘密,即感觉神经怎么把信息传输到脑里面去。

　　索特曼和阿德里安成功地记录了唯一一根留下来活动轴突的活动,动作电位的大小都是一样的,传导速度也是一样的,阿德里安知道他的"全或无"定律,以前完全是基于间接证据,现在在单细胞的水平得到了证实。

　　第二个有极大兴趣的发现又出来了,当他们改变牵拉肌肉的重量时,游离神经元的发放频率变动了,肌肉上的重量增加,发放频率也增加。例如,四分之一克的重量可以引发每秒钟 21 个动作电位,而一克重量可以引发 33 个动作电位。从所有的指标来看,传送刺激强度的生理学编码,部分至少是冲动发放的频率。神经细胞所采用的类似莫尔斯编码原理,但编码局限于点的型式。

　　第三个有兴趣的发现是细胞对于持续刺激的适应。阿德里安和索特曼注意到,一个新刺激激发出来的一阵动作电位,并不是一直维持在那里的。如果刺激一直存在,如肌肉拉长,那么在牵拉初期有一阵爆发活动;过后,冲动发放频率就会减少。这提示,感觉神经的设计是编码有变化的量,对之进行反应,而对稳态并不反应。这是一个关于适应的概念,它使阿德里安倍受鼓舞。他设计新的方案,对其他感觉系统进行研究。神经的适应,他认为可以解释许多有趣的、日常碰到的现象。两个常见的例子是,为什么在追踪一个汽油漏出部位是那么困难,以及为什么我们对第一次听到的单调声音如此敏感,而当不断地有响声时就不太感觉到了。

　　在 1926 年的英国生理学杂志上,阿德里安和索特曼发表了他们的里程碑性工作,读到这个报告的科学家们立即意识到,一个里程碑已经建立,神经生理学最后能够看到单个神经细胞是如何编码感觉信息的。

　　没有读过他们文章的许多人,很难相信阿德里安和索特曼做了些什么事情。当这些人被告知阿德里安的成就时,例如当索特曼1926 年和法国科学家谈到这事的时候,就是如此。福布斯也持怀疑态度,他在写给阿德里安的信中说:所有的人(包括他自己),在没有读到你的生理学杂志上发表的论文之前,对你的成就持保留态度。

在进行了肌梭感受器的实验之后,索特曼把其余时间用来和阿德里安合作研究其他感觉系统中的单个单位。虽然索特曼还想做更多的事情,但他必须离开剑桥,要在其他地方接受心脏病学的训练,因为他的资助要求如此。阿德里安对他的瑞典来访者的离开感到遗憾,但其他科学家又进入实验室,继续他们两位所开始的工作。

## 八、单个运动神经元活动

1928 年建立了第二个里程碑,那时阿德里安和另一名来剑桥访问的美国生理学家布朗克(Bronk)合作,成功地记录了单个运动神经元活动,他们用的是支配横膈膜的膈神经,这根神经以前加瑟和纽科默也曾经记录过。但是,与华盛顿大学的轴突学家不一样,阿德里安用的是兔,而且小心地解剖了小的一束束神经,一直到最后只剩下两根或三根轴突。

阿德里安和布朗克把电极摆在剩留下来的一小束神经的轴突上面,应用他们的高倍放大器观察到,每当兔子进行一次呼吸时膈神经就有一阵爆发的冲动,这里没有电刺激,也没有重量牵拉,神经冲动是从中枢神经系统自然地发出来的,研究者们仍然可以看到单个运动神经单位上面各自分离的冲动。如所预期的那样,动作电位的特征仍然是恒定的。

阿德里安和布朗克又做了以前没有做过的其他事情,他们决定把一个扬声器接到放大器上,每当神经元上有放电的时候,扬声器就发出"嗒"、"嗒"之声,同时在示波器上会看到波动。以后这变成了阿德里安实验室的常规,这种新观察方法很快被全世界的电生理学界所采用。

## 九、神经信息的编码

在神经元学说、神经系统的整合作用的框架下,人们特别希望知道,脑内的神经信息是如何编码的。卢卡斯和阿德里安的"全或无"原理,阿德里安的单个神经元(单根神经纤维)活动的实验结果,给出了令人信服的回答，使人们有了一种认识：神经活动是以冲动数目和频率编码的，神经活动的调制也是冲动频率的调制。

显然，这一认识对于以后的信息论理论也具有十分重要的作用。

## 十、阿德里安的晚年

阿德里安曾任剑桥大学三一学院副院长，以后是英国的议员。其他行政工作包括莱斯特(Leicester)大学校长，皇家医学学会会长，洛克菲勒(Rockefeller)大学董事。这些行政工作多少分散了他的精力。随着年岁增长，他不再能做长时期的实验室工作了。但如果阿德里安有设想，要做更多的实验室工作，这些设想就会往前走，直到20世纪60年代他的实验室里仍有很多人在工作。当他的设备损坏得无法修复，他只好把他的精力用在另外的方面，做行政工作，做讲演。他是科学界一位非正式的发言人，有非常高的声誉，没有一个人可以与他极大的热忱相比拟，他对于脑科学的将来充满热情。1977年阿德里安去世时，科学社会都明白损失的不仅仅是一位聪明的发明者，而且是一位权威的指导者。

### 编者曰：现代神经电生理学时代的开始

现代神经电生理技术的应用是神经科学历史上的一个重要时代。神经电生理技术的成熟出现在第一次世界大战结束前后，真空管放大器做出来了，早年已经发现的阴极射线示波管应用上去了，这样就可以把微小的神经电位测定出来，并在荧光屏上显示出来。这就是福布斯从英国回美国以后所发展起来的一整套技术。这是神经科学发展的历史需要，也是20世纪科学、技术发展的必然。后来厄蓝格和加瑟把它真正应用于实验，推动了神经电生理的发展，开始是外周神经的，随后，许多人又应用到中枢神经系统。阿德里安应用单个神经元的电记录，揭示了神经信息编码的规律。

## 参考文献:

柏廷顿　JR 著,胡作玄译。1957

Adrian E. (Nobel Lecture) 1932

Adrian E(Biography) 1965

Erlanger J. (Nobel Lecture) 1947

Erlanger J. (Biography) 1964

Finger S. 2000

Gasser HS. (Nobel Lecture) 1945

Gasser HS. (Biography) 1964

Piccolino M. 1998

# 第 21 章　霍奇金、赫胥黎：神经传导的离子学说

> 霍奇金和赫胥黎在德国人膜学说的基础上建立了离子学说。他们注意到，神经兴奋时有超射现象，分析了细胞内、外钾、钠离子流动对于形成动作电位所起的作用，这得益于他们成功地运用了当时发展起来的电压钳技术及乌贼的轴突标本。在实验的基础上，他们还从理论上推出了电压依赖的细胞内、外离子流动的规律，最后发展到可以定量地用一个偏微分方程（即 H-H 方程）来描述一个动作电位，这是定量数学模拟的一个典范。

## 一、霍奇金的科学兴趣

1932 年，艾伦·L·霍奇金（Alan. L. Hodgkin, 1914—1998）进入剑桥三一学院，这个学院与神经生理学有很深的渊源。当他是大学生时就读过了曾是三一学院教师卢卡斯、希尔（Hill）等人的文章，他对卢卡斯的文章特别有感情，因为他父亲跟卢卡斯是亲密朋友，而且都在"一战"期间丧失了生命。他在学习期间，就想做科研。他的老师劝告他，接触科研前应该好好学一些数学、物理、德文，他学了。在早期，有一件事影响他，有人报告水生植物 nitella 的大细胞可以传导电脉冲，而此时膜的传导性是增加的。霍奇金就想，神经冲动传导是不是也是由膜传导性增加引起的呢？他希望用实验来证明它。这件事逐渐引导他研究局部电位与可传导动作电位的关系。大学毕业后，他把整整一年时间用在这上面。1936 年 6 月实验结束，实验结果

支持这样的观点：神经冲动是由电流传导的，在活动区的前面有一个局部回路。他写出论文，完成答辩，得到次年的洛氏基金资助，去美国深造。

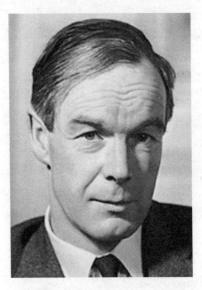

艾伦·L·霍奇金

去美国前在剑桥的几个月中，霍奇金发现分离螃蟹单根神经纤维并不困难。当时他已注意到，神经冲动发生前有一个转变时期。他想做这些工作，美国的加瑟和一些资深神经生理学家对此持保留的态度，但加瑟并不在意霍奇金继续自己的工作，而且在洛氏研究所为他提供了场所及良好设备。

洛氏基金支持学术旅行。1937 年夏天霍奇金来到美国的伍慈霍尔海洋生物实验室，在那里他跟美国的肯尼思·C·科尔（Kenneth C. Cole）、霍华德 J·柯蒂斯（Howard J. Curtis）一起工作。科尔等向他介绍了他们在乌贼巨神经纤维上进行的工作，这对霍奇金科学生涯有重要影响。当时有人建议他可以向洛氏基金申请为他的剑桥生理实验室购买一套现代化的电子学装备，在他 1938 年离开纽约前果然得到了 300 英镑的资助，这在当时是一笔数目不小的资助金。

1937 年在纽约的一次社交集会上霍奇金遇到了他将来的妻子马尼·劳斯（Marni Rous），他曾向她表示好感，但她并不肯定接受或反对。战争期间，霍奇金的个人问题不顺利，劳斯原计划在 1939 年至 1940 年到剑桥，但她后来无法成行。1944 年霍奇金作为一名雷达研究人员访美，与劳斯重新相会在纽约，他们结婚了。

回到英国，显然有很多事情需要霍奇金来做，他需要应用新技术。但是由于希特勒侵略波兰，1939 年 9 月战争发生，一切工作都停了下来，他感到希望渺茫，不知道将来情况会怎么样。战争期间霍奇金在英国的工作特别艰苦，他为皇家空军工作，与英国 GE 公司合作设计一件仪器，为了能让英国飞机在大约 500 英尺内在暗光底下可以盯住敌人的轰炸机。

1944 年末，战争方面的工作已经不需要霍奇金了，他回到大学做神经生理研究，那时实验室设备都已被破坏。当时剑桥大学生理学教授是阿德里安，他开始让霍奇金教生理学课，后来减少他的上课时间，让他可以多做一些科研。当阿德里安申请到每年 3 000 英镑的基金之后，拿出一部分给了霍奇金小组，让他做神经肌肉方面的工作。霍奇金小组的成员除霍奇金以外，还有希尔、赫胥黎和从外面来的施滕普夫利（Stampfli）、魏德曼（Weidmann）等。1948 年霍奇金入选英国皇家学会，以后升为教授。1963 年霍奇金和赫胥黎一起获得诺贝尔奖，霍奇金就有更好的工作条件了。

霍奇金的乌贼巨神经纤维实验是在普利茅斯做的。开始，他和许多合作者一起做巨纤维灌流，以后也用放射性同位素或钙敏感的水母素等进行实验，工作从 1958 年做到 1970 年，每年都在秋天，霍奇金的经验是，这段时间最容易出好的实验结果。

1970 年秋，霍奇金关于神经传导的离子机制实验告一段落，从此他把兴趣转到视觉研究，他想充分了解视网膜怎样把视觉变成神经的事件。

## 二、赫胥黎

安得鲁·赫胥黎（Andrew F. Huxley）1917 年 11 月 22 日出生于伦敦，他父亲莱昂纳德（Leonard）是托马斯（Thomas）的儿子，托马斯是 19 世纪的科学家和作家。莱昂纳德写过很多传记，是他第二个太太生了安得鲁·赫胥黎。

赫胥黎中学毕业后的 1935 年进剑桥三一学院，他喜欢物理学、化学和数学，他深受优秀物理老师的良好熏陶，脑子考虑的尽是一些机械的问题。按规定他还要学另外一门科学，于是选了生理学。学

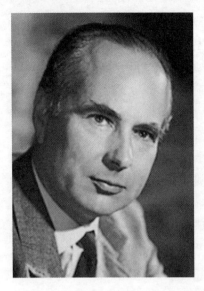

安得鲁·赫胥黎

习生理学后,他发现对它很有兴趣,部分是由于他与好多生理学家接触的结果,其中有阿德里安、拉什顿、霍奇金等人。以后,他决定专门学习生理。从1939年始,他参加霍奇金位于英国普利茅斯的海洋生物实验室工作,他们成功地记录了乌贼巨轴突的轴突内记录。

"二战"开始第一年,他还是一名临床医学的学生,由于战争中断了学业,他就开始做一些与战争有关的(具体说是跟枪、炮有关的)工作。1941年,他获得三一学院的研究奖学金,并在三一学院生理系有了职务,后来又在剑桥有了教职,1960年他成为剑桥大学伦敦学院生理系的主任,1969年起他是皇家学会的研究教授,同时在伦敦学院任教。

1946年至1951年,他多数时间是跟霍奇金一起研究神经的传导,也跟施滕普夫利一起研究髓鞘神经。1952年他转到肌肉收缩的研究,研究骨骼肌的横纹,发明并建立了相差显微镜,以后他又研究动作电位产生的计算机模拟。赫胥黎还发展了为电子显微镜用的切片刀。

## 三、霍奇金研究局部电位

霍奇金了解伯恩斯坦的膜理论,他想能做一个简单的实验来试验一下这个理论。该理论的一个中心点是:神经冲动从一个点传播到下一个点是通过电流流动来实现的,也即在活动区和静息区之间有电流流动。根据这个观点,动作电位就不单单是神经冲动的一种表现,也是传导的原因。也就是说,神经冲动对静息区是一个电刺激。当然,今天这个观点是大家所接受的,但在当时尚缺少实验证据。

1934 年,霍奇金做了坐骨神经-腓肠肌标本制备,用冷冻阻断坐骨神经的传导,然后考察阻断区远侧端的神经传导,看冲动来到阻断区时,阻断区远侧端的传导是容易还是不容易,阈值是降低还是提高。他的方法是在神经一处给予阻断,在神经阻断的上游产生一个可传导的冲动,然后观察上游冲动对于阻断下游神经兴奋性的影响。实验中他得到一个令人吃惊的结果:当把阻断区所放的电刺激电极移向远侧,使本来在阻断区上面的阳极离开得远一些,这样变动之后,冲动虽被阻断,但易化效果仍然存在。看来,阻断效果并不影响传导性的增加,仅用局部电流通过阻断区的流动就可以解释实验结果。

这就是霍奇金 1939 年以前工作的大概。实验证明,动作电位传导时,可在它前沿一段距离,大概几个毫米,引起兴奋性升高,这肯定是电流扩布通过了阻断区,通过局部的电流而得到的。另有证据表明,动作电位本身还是传导的原因,如果把神经浸泡在溶液中,当改变外周溶液电阻时,神经传导的速度会改变,这也表明传导是通过电流的流动。

## 四、乌贼的巨神经纤维

当霍奇金回到剑桥开始在生理实验室工作时,他与三位心理学家一起工作,他们感兴趣的是新电子学设备。他们一起买了三套装备,这些装备 25 年之后还在用。霍奇金除了做研究也讲课并指导学生,在那里他遇到很多日后非常出色的人物,当时赫胥黎是四年级的学生,凯恩斯(Keynes)则是一年级的学生。

1939 年 1 月霍奇金开始用细胞外电极测量螃蟹神经的静息电位和动作电位的相对值。这项工作引导霍奇金将来在普利茅斯与赫胥黎合作用细胞内电极做乌贼巨轴突的实验。乌贼神经的实验显示,动作电位值可以超过静息电位大约 40 毫伏。这就是说,在神经冲动的顶峰期,膜电位不仅仅降到 0,还可以逆转 40 毫伏。前者是经典的伯恩斯坦理论所预期的,但实际不是这样。

　　乌贼是一种活跃的动物,有一英尺到二英尺那么长,它可以快速地向后退,依靠的是从体腔中向前射出水去,它的后座力使动物后退。乌贼巨轴突纤维的粗细达到直径 1 毫米,纤维走行于体壁,其作用是使套腔肌肉收缩。巨轴突纤维是无髓鞘纤维,但其传导速度非常快,哺乳动物的神经也有传导快的,但那是有髓鞘神经。

　　1938 年 6 月,美国的科尔欢迎霍奇金到伍慈霍尔(Woods Hole)他的实验室待几个星期,因为夏天乌贼很多。霍奇金对于科尔等人的实验有深刻的印象,实验记录直接可以在阴极射线示波管荧光屏上看到。柯蒂斯(Cortis)和科尔设计了一个测量膜电导的技术,他们发现,神经冲动传过时,膜电导大大增高,其时程大致上与动作电位时程一致。这个实验提供了强有力的证据:动作电位传导的时候,膜对离子的通透性增高,但那时候还不知道到底是哪一种离子。这个问题一直到第二次世界大战后才弄清楚。粗粗看来,柯蒂斯和科尔的结果似乎符合于当年伯恩斯坦提出的膜的学说,但还有一个问题需要核对,按照伯恩斯坦学说,神经活性是由于膜的一时性崩解。根据这样的观点,动作电位的值不应该超过静息电位的值。于是赫胥黎和霍奇金从 1939 年早期就着手检验这个问题,他们测量了螃蟹神经纤维的动作电位,在阴极射线示波管上观察,使他们惊异的是动作电位的值常常大于静息电位的值,例如动作电位为 73 毫伏,静息电位只有 37 毫伏,但他们的结果并没有给出静息电位的绝对值,因为在细胞外有一个短路的效应。

　　更深入地研究差别时,霍奇金等感到,需要建立一个检测膜电位绝对值的方法,即记录神经纤维内和纤维外溶液之间电位差的办法。以前,奥斯特豪特(Osterhout)和他的同事曾经把电极插到植物细胞的空泡中记录细胞内电位。但神经纤维很细,神经纤维内的电位没有人做过,最好的标本似乎就是乌贼的巨轴突。测量纤维内电位的第一个实验最早在 1939 年夏天柯蒂斯和科尔已经做了,霍奇金他们也做了,两组所用的技术稍有区别,但原理是一样的。霍奇金用一根长的玻璃毛细管做成微电极,管内充灌盐水或金属,插入纤维深约 1～3 厘米,纤维一端损坏。既然深插到 1～3 厘米,应该认为电极尖端所在的神经是正常而完整的。插进去电极必须保持稍微离开膜,如果刮伤膜的内面,轴突会受到损伤。霍奇金等证明,用这样方法制备的巨轴突可以传导动作电位长达几个小时。1939 年,美国的科尔小组和英国的霍奇金小组都提供了强有力的证据,动作电位是由膜表面所产生的。应用这项技术,霍奇金等得到了一个令人思考的结果,就是动作电位比静息电位要高出好多,例如,动作电位是 86 毫伏,则静息电位仅 45 毫伏。在柯蒂斯和科尔 1939 年的实验中,他们测出的平均结果是,动作电位 108 毫伏,静息电位 51 毫伏。柯蒂斯和科尔还演示,只要增加细胞外钾浓度达到与轴浆中一样的浓度,静息电位可以被取消。在高钾浓度时,细胞膜的行为就像一个钾电池,如伯恩斯坦理论所推导的那样。

多数神经或肌肉纤维很细,因此很难用一根电极插到纤维中去,但是也有人发展出很有用的方法,格雷姆(Graham)、杰勒德(Gerard)、凌宁(Ling)用特别细的玻璃滴管,横向地插入到肌肉的纤维中去,而没有造成特别大的损伤。电极尖端小于 0.5 个微米,这样小直径电极的电阻就很大,因此,在记录放大系统要另作考虑。用这种电极测定静息电位,玻璃滴管中的氯化钾浓度达到 3 摩尔。在此基础上,许多可兴奋细胞动作电位被记录下来。种种情况都表明,动作

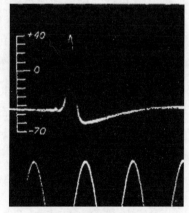

霍奇金等记录到的乌贼
巨轴突的细胞内动作电位
Y 轴零以下,细胞内电位为负,零以上为正值。可以看到,动作电位发生时细胞内电位超过零,变成正,这就是超射。图下面的波是时间标记。

电位要超过静息电位大概 40 毫伏。微电极穿刺进有髓鞘神经纤维很不容易,1950 年赫胥黎和施滕普夫利采用了另一种方法,增加两栖类神经纤维的外电阻,测出来静息电位是 70 毫伏,动作电位是 120 毫伏。

到第二次世界大战末期,关于动作电位、静息电位的情况对伯恩斯坦假说在各方面予以肯定,但他在一个大的方面却是错误的。到 1945 年,多数神经生理学家都同意,动作电位通过局部电流的方法向前扩布,它产生在膜的表面;同样也清楚,静息电位至少部分地是由于细胞内钾离子浓度高于细胞外的浓度。另一方面,非常明确的证据是,不论是螃蟹的或乌贼的纤维,动作电位值超过静息电位值达 40 至 50 毫伏,这样的结果,完全与伯恩斯坦认为动作电位是膜的一时性崩解学说相矛盾,肯定有某些过程、机制使膜的电动力反转过来了。

## 五、电压钳技术

在分析神经以及其他可兴奋组织行为的过程中,电压钳的应用大大地加速了进展,电压钳技术用电子反馈方法,通过膜流入一定量的电流,把膜电位保持在一个固定水平。然后,在这个电压状态下测定流入、流出神经细胞的电流。1947 年科尔和马尔蒙(Marmont)发展了电压钳技术,接着柯蒂斯和科尔首先把电压钳技术应用于乌贼巨轴突,往后赫胥黎、卡茨和霍奇金等也使用了电压钳技术。

一个冲动沿神经纤维传导,细胞内的电位会随着时间和距离而变,膜电流也在变。在电压钳方法中,用一根长的金属电极穿刺进神经内大约 1 厘米,通过它测量出电流,这时可以把神经看成一块游离的膜。

电压钳方法的目的就是实验者可以调控膜两侧的电压,可以按实验要求的设计来保持,可以通过反馈线路突然把膜电位降到零,这等于突然把膜短路,于是膜立即放电。在电压被钳定的条件下,只有离子通过膜的流动参与电流流动。如果让膜突然去极化,例如在静息电位以下 20 至 110 毫伏之间,则离子电流包含两个时相,开始是钠离子沿着浓度梯度内流所给出的一个内向电流，这个电流很小，如果放大倍数不够大就不容易看出来，它的作用是使细胞内变正，也就是去极化，这个组分是瞬间的，大概 1 毫秒之后就被一个外向的钾电流所取代。那是与复极化方向一致的电流。改变相关离子的浓度，可以区分出离子电流的两个成分，它们分别与钠离子与钾离子的浓度成比例，这样就有了计算钠、钾电导的办法，以及以后它们如何随时间而变化的过程。

1948 年夏，霍奇金等做了一系列电压钳试验，所有材料分析都是 1949 年的事，以后，再花了两年时间来分析、写作。霍奇金等的结论可以这样来概括：神经传导是由于钠选择性和钾选择性通道的活动，这两个变化都是分等级的，而且是可逆的。从这个意义上说，如果原来膜的静息电位一旦恢复，那么两个通道都可以很快地回到关闭状态。去极化可使这两个通道"开放率"增加，"关闭率"降低；此外，控制钠通透性的系统有一个失活机制。

## 六、离子学说

### 1. 钠离子假说

可以有几种理论上的解释，来说明为什么兴奋时膜电位反转，但多数是推测性的，而且难以实验测试。一个简单的解释就是由卡茨和赫胥黎所提出来的钠离子假说，相关实验在 1947 年夏天完成，假说归功于早期奥弗顿（Overton）一个经典观察。实验比较了乌贼纤维内和海水的离子组成。如果按伯恩斯坦学说，假定静息膜对钾离子具选择的通透性，跨过膜的电位是由于这个离子的运动所造成的，钾离子从细胞内比较浓的环境到细胞外比较稀的环境。在此情况下，如果细胞内胞浆钾离子浓度是 400 毫摩尔，而海水是 20 毫摩尔，那么按能斯脱方程式，计算出来的电位应该是－75 毫伏，负表示细胞内电位减掉细胞外电位。在没有经过解剖处理的乌贼巨轴突中曾经测到静息电位是 70 毫伏，与理论值相差 5 毫伏，这个小差别的解释是，在纤维切断时有钠漏到里面去了。

根据伯恩斯坦理论,如果兴奋时膜崩解,假定钠与钾通透性比例是 0.7:1,在这个情况下,动作电位超过静息电位的值不可能大于 8 毫伏。仅提一个简单的假说就可以挽救上述困境,即假定兴奋的膜出现一个对钠离子大的选择性通透。在特定情况下,当膜对钠的通透性高于任何其他离子通透性时,膜的电位将要由维持钠离子平衡的能斯脱公式来决定,这个方程式给出的值是 $+58$ 毫伏,这可以满意地解释通常在一个完整良好轴突中测出来的 50 毫伏的结果。钠离子假说的结果就是动作电位幅度将会受细胞外液中钠离子浓度的影响,而当细胞外的钠离子浓度与细胞内的浓度相同时,活动的膜就不能够产生膜电位的倒转。第一个定量测试是 1947 年夏天卡茨完成的,当用胆碱或葡萄糖代替以减少细胞外的氯化钠时,动作电位就不出现倒转,但静息电位照样可以产生,如果细胞外的钠完全拿掉,轴突就变成不可兴奋的了。蛙肌肉的实验结果与此一致。所以,在生理范围内,膜电位的超射值跟细胞外的钠离子浓度有关,此时膜正像一个钠电极。如果额外增加细胞外的钠离子,可以增加超射的数值,增加的值可以用能斯脱方程加以说明,这是一个满意的结果。施滕普夫利证明,如细胞外钠离子浓度增加 4 倍,有髓鞘纤维朗维埃(Ranvier)结的超射大概可增加 35 毫伏。用心肌纤维、螃蟹神经,所有这些情况下的结果与巨轴突的结果都是相似的。

但至少还有两种情况,其机制似乎是不同的:一是螃蟹肌肉,兴奋时细胞外流进来是钙离子或其他二价阳离子;有一种植物细胞,它兴奋时是氯离子的外流,从囊泡浆到细胞外。

### 2. 钠内流和钾外流

霍奇金的工作受许多新技术的推动,某些技术是在战争年代产生的,有些是霍奇金等自己发展起来的。赫胥黎和霍奇金已经有证据,每个神经冲动传导时有非常少量的但是快速的钾离子往外逸出,霍奇金们认为这是可能的,但证据很少;他们还认为,在钾流出来之前,还应有钠离子流进去。

显然重要的是要把单个神经纤维的钠内流和钾外流分别加以测

定。1945 年凯恩斯回到剑桥后做了这方面的工作。他的实验应用多种方法,包括放射性同位素追踪方法。所得结果符合于有非常小量的钾外流,大概一个动作电位过程中单个神经纤维丢失它 10 万分之一的钾含量,也进入同样量的钠,但这个量已比静息电位膜上的电荷量大数倍,所以钠内流和钾外流提供了合理解释神经冲动的基础。

神经为了能有效地工作,重要的是钠和钾的运动在时间上应是分开的。理想的是,动作电位经过神经上某一点时,先有一个活动区的接近和到来,然后膜去极化,细胞内电位变得比较高一些,这个去极化又增加膜对钠的通透性,转过来钠进入神经里面,引起更快的去极化。由于这种再生性的过程,膜电位将要离开钾的平衡电位而达到一个新的电位,钠的平衡电位,例如,从-70 毫伏到+40 毫伏。除了使膜的电容电荷有改变以外,早期的钠内流将提供一个内向电流,它使下一段神经去极化,一个高的钠通透性像波浪一样向前传导。

如果事情确实如此,神经将要维持在一个高的、无限制的钠通透状态,而这对下一次信号传导是不利的,但是在冲动顶峰时期,一个较慢的过程开始起作用了。首先,钠的通透性并不维持在一个高的水平,而是下降了,时间常数大概为 1 毫秒的膜去极化过程称为钠通透的失活。膜恢复到静息电位是由于钾通透性增高,而且大大加快,钾外流过程呈 S 形曲线增长,发生在神经冲动高峰以后。

静息电位恢复以后,膜就准备传导第二个冲动。如果这样做,它还有一定困难,这个时期叫做相对不应期,时间是几个毫秒,在这个时间里第二个冲动是难以建立的,传导是比较缓慢的;在不应期的开始阶段,第二个冲动根本不能够产生,称为绝对不应期。

在战后年代,霍奇金和同事们已经有相当证据认为,上述理论是正确的,根据他们所掌握的材料,神经和肌肉的情况都是这样,肌肉的传导类似于神经动作电位,但是必须有某些保留,如螃蟹肌肉。

### 3. 灌流巨轴突

巨轴突灌流是一个非常有新意的方法。因为神经纤维动作电位是由膜产生的,所以只要不损伤膜,用不同的溶液灌流轴浆,改变轴浆内的离子浓度,应能验证动作电位与细胞内离子浓度的关系。灌流轴浆的方法开始是由多畸(Tasaki)和他的同事在美国完成,在英国有贝克(Baker)和肖(Shaw)等。他们所采用的这项技术实际是根据 1937 年的报告,有人做过实验观察,巨轴突的神经纤维中的轴浆可以从它的断端被挤压出来,但没有人注意到这样对于留下来鞘的电特征有何影响。贝克等人采用的方法就是用一根玻璃管滚动挤压神经纤维,轴浆从断端被挤出来,然后可以通过断端的口灌进不同离子浓度的钾盐溶液作灌流。霍奇金实验室的实验结果表明,如果用的是等渗的氯化钾溶液,这种标本可以得到跟正常同样大小的动作电位,这种神经可以传导冲动达几个小时,如果把轴浆内的溶液改成钠的,动作电位就没有了。经过实验,动作电位、静息电位的值与灌流液中钠、钾的关系也做出来了。他们还提供了一个有趣的现象,当 95% 的轴浆被挤出来以后,轴突膜用等张钾溶液灌流,轴突还能够传导大约 30 万次神经冲动。这个事实给他们一个强烈印象,就是轴浆总体溶液中的化学反应对于神经冲动的传导并非必需,需要的仅仅是贴近膜的这部分胞浆的离子浓度,这部分的能量就足以产生动作电位了。

### 4. 钠、钾泵

神经活动的能量从何而来,在神经传导中,这个问题就是冲动过后神经如何恢复其原来的钠、钾离子的浓度。早在 20 世纪之初,卢卡斯就预见到这一关键性问题。卢卡斯曾有一段话,其含义非常深刻,它讨论到神经信号传播的能力学,值得好好回味。他说:

> 神经冲动在空间进行必须有能量来源。按照能量来源的不同,我们可以把前进活动分为两类。有一类其能量来源依赖于一开始时的能量供给,这一类的例子就是声波或者任何弹性介质里面的应变,这些活动的传播都需要给它冲击的能量,一个声波,如果它的介质是不完全弹性的,将会失掉使它动的能量,因为经这样的传导,介质就要变形发热。我们假设一个声波通过

空气进入糖浆,进入后将要丢失它的能量,比单独在空气中行走时丢失的多,当它重新从糖浆中出来进入空气时,丢失的能量就不会回来了,所以这一类活动经过运送是要消耗能量的。第二类前进的扰动有这样的特点,前进的能量是由局部所产生的能量提供的,这一类的例子是火药,火药着火时所发生化学变化的能量使一个点温度升高,升到足够高时使下一个点着火。如果火药在前进中某一个地方被阻碍了,例如这个地方有水。所产生的热量部分地用到蒸发水分上面,这样局部温度就升不高,传送的过程就会中断。如果着火过程正好能够越过这个阻碍部分,则继续前进。

以上,卢卡斯讲了活动的两种能量来源,一种以声波为例,一种以火药为例。神经的传导属于第二种情况,相当于火药的就是钠钾泵。

一串神经冲动过后,其直接效果就是神经获得了少量钠离子,同时丢失了同样数量的钾离子,在粗神经纤维发生冲动时,这两种离子的浓度变化非常小,在一根直径500微米的纤维上通过1次神经冲动,其钾离子浓度变化仅为百万分之一,而不需要用代谢方法来恢复其离子平衡。但不管是粗的还是细的神经纤维,一定要用代谢的能量把钠离子赶出去,把钾离子吸收回来,这样才能持久地工作。

霍奇金等认为,神经跟其他组织一样,含有把钠离子排出的钠泵。因此如果能够鉴定钠泵,一定是非常有意义的。为此凯恩斯和霍奇金一起做了很长时间的工作,达10年之久。

虽然霍奇金等还不能够完全描述钠、钾泵的生物化学机制,但是他们已经发现了某些有兴趣的特点。首先,弄清楚了钠、钾的顺浓度梯度流动,这与它逆浓度梯度的流动完全是不一样的。例如,如果用代谢抑制剂阻断泵,对动作电位没有立即的效果,但阻断动作电位的河豚毒素(TTX)对泵没有作用。又如,这些系统在离子选择性方面也不一样,如锂可以在动作电位中代替钠,但是它不能有效地被泵所排出。如所预料,动作电位到来时,通过钠通道顺浓度梯度的移动,比恢复时逆浓度梯度的流动要快得多。

在 20 世纪 50 年代早期就已知道,一定有某些代谢泵把神经活动时内流的钠排出去,但关于钾的问题不很清楚,ATP 的分解怎么参与到泵的机制也不清楚。霍奇金他们在神经方面的工作与 1957 年丹麦斯科(Skou)的工作是相呼应的,后来斯科等鉴定了一个水解 ATP 的酶,即钠钾 ATP 酶,该酶是由细胞内钠和细胞外钾所催化的。现在一般接受的理论就是,当一个 ATP 分解时,两个钾交换三个钠。

### 5. 霍奇金-赫胥黎方程式

粗粗看来,人们会想,神经对不同电刺激的反应似乎应很复杂的,不可能用简单的结论来解释。部分地由于这个原因,赫胥黎和霍奇金花了很长时间来建立一个公式,这就是以后以霍奇金-赫胥黎命名的公式。在建立公式时应该强调,不需要一个人为的常数,只要有电压钳的结果输到公式中去就可以了。

建立公式时必须考虑的一个非常明显的问题,也就是开始时引起困难之处:两个电导(钠、钾)都是按照 S 形曲线打开,而关闭则按照陡峭的指数曲线。他们在处理这个问题时,假定电导服从一阶导数的某个变数的三次方或者四次方。

他们提出来的一个试探性的图像是,对钾离子说,当四个带电荷的颗粒在电场的影响之下运动到正确的位置,而颗粒处于正确位置的几率是 $n$,这将服从一动力学参数方程,当细胞内电位变正时,$\alpha$ 增加,$\beta$ 减少。于是,对钾离子就有如下方程:

$$dn/dt = \alpha(1-n) - \beta_n$$

对钠电导而言,情况要复杂一些。

流过电极的电流应当包括四部分,流经钠电导和钾电导的,还有流经膜电容的,这三者是平行的,另有一个是漏电流(leak)。流过电极的总电流是这四个电流的和。于是有:

$$C\frac{\partial V}{\partial t}+G_{leak}(V-V_{leak})+G_{Na}m^3h(V-V_{Na})+G_kn^4(V-V_k)=0$$

以上就是霍奇金-赫胥黎(H-H)模型。

虽然上述方程部分地是经验性的,但这个方程相当可靠地描写了神经电活动行为的许多方面。例如,如果用一个短暂的电刺激使膜电位在一段神经上同时起作用,结果理论上所得的图与真正在神经上记录下来的曲线,两者之间的吻合程度相当令人满意。

与电子学设备作一比较,陡峭的电导、电压关系对动物可能一定是有用的,这使得神经系统可以在比较低的电压下工作,但另一方面,虽然电压低是它的优势,但离子门控系统的工作比较缓慢是其弱点,相应的电子学设备比它快得多。

霍奇金等认为,不要把他们 1952 年的方程式看作是百分之百对的。有几点值得注意:这个反应只覆盖动作电位产生时的立即快速事件,而不合适来描写维持静息电位的过程;第二,已经有人显示,在某些条件下钾电导可以比四次方程式所算出来的延迟得更久;第三,最近有报告表明,钠电导的变化可以用二次方程来表示,而霍奇金等用的是更高阶的方程;第四,已经发现,乌贼巨轴突和脊椎动物有髓鞘纤维之间有相当区别,当然大致行为是一样的。因此霍奇金和赫胥黎认为,这些方程式应该看作为一个大致的近似解,通透性变化的机制还有待于分子水平工作的进一步开展和论证。

离子学说对神经元细胞生物学的贡献可以与 DNA 结构对生物学其余部分的贡献相比拟。它统一了神经系统的细胞研究,同时事实上也统一了离子通道的研究。离子假设力量之一是它的通用性和预见性,它为所有电可兴奋膜提供了通用的框架。借此,在神经生物学和细胞生物学其他领域之间提供了一个结合点。虽然动作电位信号传输多少是神经和肌肉细胞特有的、相对特异的机制,但细胞膜对小离子的通透性却是所有细胞共有的一般特征。此外,20 世纪 50 年代的离子假设的预测是如此精确,它为 80 年代神经科学领域中分子生物学研究的兴起和深入铺平了道路。

**参考文献：**

Allbright TD, Jessell TM, Kandel ER et al. 2000

Armstrong CM, Hille B. 1998

Hodgkin AL. (Nobel Lecture) 1963

Hodgkin AL. (Biography) 1972

Hodgkin AL. 1996

Huxley AF. (Nobel Lecture) 1963

Huxley AF. (Biography) 1972

Piccolino M. 2002

Young, JZ. 1996

# 第 22 章　内尔、萨克曼、沼、詹裕农、叶公杼、希勒、阿姆斯特朗、麦金农:离子通道变成了蛋白质分子

霍奇金学派对膜通透性机制说得很少,仅讲了离子流动是"下山"的,他们并未使用水性孔的概念,也没有使用通道的字眼。他们认为,通透性变化的机制还有待于分子水平的进一步工作。20 世纪 70 年代以来,生物物理学家、生物化学及分子生物学家为推动离子学说的发展做出了重要贡献。希尔和阿姆斯特朗等最早问津门控及选择性机制等问题。离子学说的发展特别归功于 20 世纪后半叶蓬勃发展的生物化学、分子生物学研究的参与,沼、詹裕农、叶公杼是这方面的代表,沼的工作先是从经典生化方法开始的,詹裕农和叶公杼的工作充分利用果蝇遗传学背景和技术。离子学说的发展更需要新方法。1976 年,萨克曼和内尔发明了膜片钳技术,记录了单个离子通道的电流,使神经生物学发生了革命性改变,从此可以开展细胞膜上单通道研究,特别是当它与通道蛋白的分子生物学和结构生物学相结合时,更显威力。至此,离子通道变成了地道的蛋白质分子。为了阐明蛋白质分子的功能,阐明它的重要功能特征,弄清它的三维结构是关键一步,麦金农成功解析了 KscA 钾离子通道的三维结构,是这一方向新的开始。

## 一、希勒,阿姆斯特朗与离子孔及门控

霍奇金学派把离子学说建成为可以定量严格推导的理论,从此

兴奋传导的神经生物学研究进入了新时期。离子通道有两个重要特征:通透性及门控性,这些在早期论文中已很清楚地被提了出来,但对通透性的机制说得很少,并未使用水性孔的概念,也没有提到通道的字眼。他们认为,通透性变化的机制还有待于分子水平的进一步工作。门控的机制也是如此,不很清楚。

霍奇金和赫胥黎从概念上把离子传导与我们今日称为门控的过程分开,但是传导路径,是载体还是离子孔道,是脂质还是蛋白,这是经过许多年后才弄清楚的。20 世纪 60 年代后期,伯蒂尔·希勒(Bertil Hille)等设计了操作程序,分别测量了 $Na^+$ 和 $K^+$ 电流。应用选择性阻断某种离子电导而不阻断其他离子电导的药理学方法,如应用 TTX 及 $TEA^+$,以及有关选择性阻断及通道电导(conductance)等的估测,他们推断说,相当于霍奇金和赫胥黎的 $Na^+$ 和 $K^+$ 电导的应是独立的离子通道蛋白。如果是缬氨霉素(valinomycin)那样的载体方式携带离子实在是太慢了。在 70 年代,希勒首次估计了 $Na^+$ 通道和 $K^+$ 通道孔的形状与大小。这些实验进一步引导确定各个通道的结构特性,其中选择性过滤器代表离子孔的最狭窄区域,而且概略地勾画了一组物理—化学机制,用以解释为什么 $Na^+$ 通道不接纳 $K^+$,而相反,$K^+$ 通道不接纳 $Na^+$。

传导孔的性质如何呢? 因为 $K^+$ 通道是一个简单的四聚结构,因此它很方便于实验研究。这个通道的主要任务是让 $K^+$ 向细胞外走,同时并不让 $Na^+$ 内流。选择性为 $K:Na \geqslant 50:1$。人们只能从孔的几何形状及离子与孔上水分子及其他残基相互作用中去寻求答案。70 年代的离子替代试验发现,孔的最狭窄部其直径应为 3.0 埃左右,刚刚能容纳 $Rb^+$ 离子。因为结晶状态下的 $Na^+$ 直径小于 $K^+$,因此 $Na^+$ 应能通过任何 $K^+$ 能通过的孔。由此必然的解释只能是:由于 $Na^+$ 被很强地水化,通过小孔时很难把这层水分子剥掉,因此 $Na^+$ 反而不易通过。

阿姆斯特朗(Clay M. Armstrong)等研究了膜电压变动的门

控问题，Na$^+$通道如何快速地回应电压变化，一经打开，它又如何关闭。根据霍奇金和赫胥黎关于电压感知器存在于跨膜区的推测，阿姆斯特朗测出了先于离子运动的微小门控电流。这一成就导致了与电压感知器相关的电荷数目的猜测。此外，他还发现，轻微的细胞内蛋白水解可以选择地压抑 Na$^+$ 通道失活而不影响电压依赖的激活，据此建立了这样的概念，即失活和激活是两个分离的分子过程。

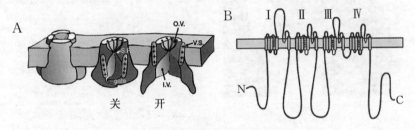

离子通道模型与氨基酸排列序列

A 为钠、钾或钙离子通道的模型。左，离子通道由四个同源的肽链组成；中间，它的剖面图，通道处于关闭状态，带正电符号的是电压敏感区（V.S.）；右，离子通道处于开放状态。OV，外前庭；IV，内前庭。

B 为离子通道氨基酸排列的序列图。由 4 个类似的同源域联接起来组成，如果是钾离子通道，就是由 4 个亚单位组成。

## 二、内尔和萨克曼

### 1. 内尔生平

　　欧文·内尔（Erwin Neher）1944 年 3 月 20 日出生于靠近慕尼黑的巴伐利亚州一个小镇，第二次世界大战期间他生活很困苦，但是家庭还是和谐的。10 岁时他进了附近一座城市的预备学校，从 1954 年至 1963 年就待在这里。在这段学习期间，由于老师的教导，他学了很多物理学知识，不但对生物活体的东西有兴趣，对于物理、数学问题也有兴趣，他非常热切地读信息论的书籍，读霍奇金和赫胥黎的理论，显然他将来的计划是进大学学物理学，后来再加上生物学。

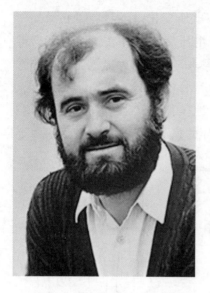

欧文·内尔

1963 年秋,他进了慕尼黑一所技术学校。学校有一个优点,它给学生一些问题导向的作业,这对他的训练很有好处。1966 年他获奖学金去美国的一所大学读硕士学位,期间他学习了小角度 X 射线方法,从此慢慢转向生物学。1967 年回到慕尼黑读哲学博士学位,想研究与神经兴奋有关的问题。以后,到了马普研究所(Max-Planck-Institut)的精神病研究所,那里的勒克斯(Lux)教授正在研究蜗牛神经元的离子电流。他很快决定做蜗牛神经元电压钳的实验。当时,他在实验室碰到了也在这个研究所做博士学位论文的萨克曼,后者对于神经元过程的基本机制非常有兴趣,他们有过热烈的讨论,成为朋友。后来,萨克曼到伦敦的卡茨实验室做博士后。他俩 1973 年在哥丁根又见面,那时候内尔在做人工膜的单通道记录,萨克曼带来了卡茨那里神经肌肉接头工作的经验。他们很快合作,旨在测定单通道电流。1976 年他们发表了第一个单通电流的记录。往后,那里的系主任库恩(Kuhn),还有克罗伊茨费尔特(Creutzfeldt)建立了"年轻研究人员实验室"的制度,让他们可以吸引许多优秀的博士后人员,单通道技术的发展与这些人的努力特别有关系。1983 年之后,内尔的兴趣从单通道记录转移到激素和神经递质分泌细胞过程的研究。

## 2. 萨克曼生平

1942 年贝尔特·萨克曼(Bert Sakmann)出生于德国的斯图加特,家庭是典型的农村环境。他在农村上小学后到预备学校,在学校他的真正兴趣是物理学,在家他的多数时间用在制造马达和帆船模

型,还有模型飞机。在小学的最后年代,他知道了控制论以及它可能
对于生物学的应用,控制论使他着迷,他也了解到,生命个体可以从
工程学的角度加以了解。

因为决定不了到底是学物理学还是学生物学,萨克曼先进入吐
宾根大学医学院,因为医学院前两年学的是广泛的生物化学、生理
学。以后他决定博士论文做电生理学方面的课题,这似乎最接近于
工程。那时候通常的方法是去几所不同的医院,他于是去了柏林、巴
黎以及弗赖贝格尔(Freiburg)。最后回到慕尼黑学医是因为有一个
漂亮的女士吸引着他,就是他以后的太太,她毕业后是一位成功的眼
科医生,因此,他经常被人称为
"眼科医生的丈夫"。

那时候,生物控制论吸引很
多学生,其内容既有生物学的又
有物理学的。科学家提出的甲
壳虫视觉运动反应可以在信息
论基础上用控制论来进行分析,
这很吸引人。那时候,慕尼黑由
克罗伊茨费尔特领导的研究所
虽然不大,但各种神经生物学专
家比较齐全,如勒克斯关于蜗牛
神经元的电压钳记录、普卢格
(Ploog)关于猴子行为的研究。
那里也有与电子计算机专家的

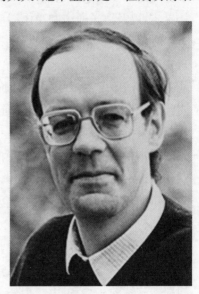

贝尔特·萨克曼

合作,他在研究所做电生理学研究。经过猫视觉系统的三年实验
研究他发现,如果对突触连接不懂得更清楚一点,中枢神经系统的
工作太难预计了。他决定另读一门课,那是由英国学者卡茨讲的
神经、肌肉和突触。听课以后,使他确信细胞生物学对于了解中枢
神经系统的功能是非常有用的,为了得到电压钳的经验,他到勒克
斯的实验室向内尔学习怎么做电压钳的电流记录。

在伦敦他与贝茨（Betz）和珀维斯（Purves）一起工作，学习了研究突触传递的基本方法。就在这段时期，卡茨和他的助手米莱迪，发现了膜的杂音以及单元事件，波特和米莱迪（Miledi）在计数和分离乙酰胆碱受体。在这个特定的时间段他能够待在大学学院是非常幸运的，因为看起来在那时，突触传递电生理学和生物化学都变成了分子的问题，对于终板电流的分子了解已经是可以预计的了。他希望在突触传递的分子方面工作，因为他以前做的也是这些方面。主要的实验挑战是要直接记录这种单元事件，这是根据卡茨和米莱迪的实验可以推测出来的，也是根据乙酰胆碱受体分子的生物化学和结构鉴定，以及离子通道和受体的功能结构相互关系可以断定的。

克罗伊茨费尔特给萨克曼一个机会，他可以在马-普实验室单独负责一个小组，他愉快地接受了。内尔也到这儿来了，他俩同意用生物物理方法鉴定乙酰胆碱激活通道的不同亚型。他们考虑，去神经支配的肌纤维中的离子通道可能是一个好的选择，方法是用细胞外滴管记录单位事件。开始取得一些成功，接着碰到了很多困难，他们必须改进封接（指电极与细胞膜的接触）的电阻，并选择不同的标本制备。最后在几位有素养的合作者共同努力下，他们成功地建立了膜片钳的记录的方法，使得他们几乎可以研究任何细胞类型的任何离子通道。至于离子通道分子水平方面的工作，萨克曼是跟科洪（Colquhoun）等人在随后几年中开展的。

在萨克曼一生中，有两个实验室对他的影响很大，第一个是克罗伊茨费尔特的实验室，第二个是卡茨的实验室，他非常幸运地能够跟内尔一起工作。

### 3. 膜片钳方法

内尔和萨克曼创立膜片钳方法的初衷是为了弥补以前噪声分析法研究肌肉终板电位的不足，也就是为了测定受体门控单个离子通道的电流。

直到 20 世纪 70 年代，测量膜电流的方法用的都是用科尔、霍奇金和赫胥黎发展的电压钳技术，这一技术检测到的是数千个通道开

放时的电流。内尔和萨克曼 1976 年报告的膜片钳方法则可以测量
单个离子通道从关闭到开放的微小电流(即 $10^{-11} \sim 10^{-9}$ 安级),并确
定其特征。技术进步引起的主要后果是,膜片钳可以应用于小到 2
至 5 微米直径的细胞,而通常的电压钳只能在直径 50 微米以上的细
胞实行,从此人们可以研究哺乳动物脑神经元以及大量非神经细胞
的生物物理学特征。人们认识到,其他细胞和神经细胞一样,细胞膜
上都装配有 $Ca^{2+}$ 及 $Na^+$ 离子通道,甚至在它们的细胞器内膜上也
有。其次,膜片钳方法的引入也为在分子水平研究通道提供了条件。
最后,不仅可以用膜片钳方法研究配基门控通道,也可以研究电压门
控通道。膜片钳研究提供了肯定的证据,与细胞电行为有关的膜电
流是由离子通过膜上的一些离子通道的蛋白质分子样的结构所完成
的,这种蛋白质分子为离子的通透提供了一个亲水的路径,虽然其余
部分的膜是疏水的脂质。

### 4. 单通道测定方法的改进

　　当时,内尔已经操作过用玻璃滴管接触细胞膜表面的方法,当萨
克曼和他开始测量去神经支配肌肉纤维的通道电流时,虽然他们对
用酶处理细胞表面已非常有经验,但要得到合适的封接不太容易。
萨克曼在卡茨的实验室待过,卡茨实验室的电压钳测定表明,神经肌
肉的乙酰胆碱通道是比较弥散分布的,容易记录。他们开始的试探
是失败的,封接电阻大概只有 10 至 20 兆欧,这个数量比需要的要低
两个数量级。当减少微滴管头直径的大小并挑选好的形状,慢慢地
碰到一些机会,信号从背景噪声中出来了,在典型的噪声中出现一个
个"波""波"的声音,如他们所预计的那样。1976 年萨克曼和内尔发
表的记录就是这个结果。他们有把握,这是单个通道的电流,因为不
仅他们实验室得到这个结果,耶鲁大学的科学家也得到这个结果,可
见这不是伪迹,而是真正具有生物学重要意义的信息。所得信号是
一种方波的形式,这表明生物学膜上的开关是随机的、"全和无"式
的。他们终于第一次看到生物大分子构像的变化。但这种检测远非
完善的,还有相当多的背景噪声,隐藏着小的、时间短暂的、其他通道

的干扰。此外,单通道电流幅度有一个分布,因为多数通道都在玻璃滴管的边缘一圈上,所以它们贡献的电流仅部分被记录到。他们还系统地改善封接条件,包括操作、弄干净细胞表面、滴管表面涂一层物质、改变玻璃表面电荷,等等,但进展并不显著。

1975 年至 1980 年间,内尔应用这种不太理想的方法,单通道的重要特征慢慢地弄清楚了。大约到了 1980 年,他们几乎准备要放弃改进封接条件时,偶然发现,只要在滴管上吸它一下,内电阻就大大地增高,达到了 G 欧($10^9$ 欧)的范围,称为"G 封接",而且看起来是可以重复的。于是事情变得简单了,工程师西格沃思(Sigworth)和他们一起,相匹配地设计了电子学放大设备。此后他们就可以比较有把握地做 G 封接的单通道的记录了。

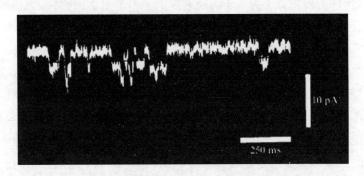

内尔和萨克曼最早从去神经的蛙肌肉细胞记下来的
单个乙酰胆碱离子通道电流
粗的基线代表噪音,突然向下的波动表示通道开放,
注意电位的标尺是皮安。

### 5. 多种型式的膜片钳

内尔等用吸的方法造成了 G 封接,虽然它的物理性质到底怎么样并不清楚,经过不断使用,他们很快认识到,这不仅保证了电稳定,在玻璃滴管和膜之间也有很好的机械连接。很快,1981 年哈米尔(Hamill)等发现一片膜可以从细胞上抠下来,只要把滴管往后拉就行,这样就造成了切下来的膜片。另外,膜也可以通过一个短的脉

冲或通电使保持封接。最后他们有了四种封接方法:一种是细胞接
触方法,一种是全细胞记录方法,一种是膜外面朝外的膜片,一种是
膜内面朝外的膜片。全细胞记录对于细胞培养的标本、急性分离的
组织细胞培养标本,都非常有用,许多哺乳类动物的小型细胞,只能
用全细胞记录这种方法才可以记录。全细胞记录类似通常的微电极
记录,但有几个重要的不同:第一,细胞内与溶液之间的漏很少,因此
这类穿刺可适用于红细胞那么大小的细胞;第二,电阻比较低,1 至
10 兆欧,而被穿刺的小型细胞的电阻有 20 至 100 兆欧,因此容易做
电压钳实验。在滴管与细胞内液之间将会有很快的弥散交换,这种
交换使得细胞内溶液成分可以受调控,因此可用这种办法把你需要
用的离子、螯合剂、第二信使物质、荧光探针等,通过弥散送到细胞内
去,只要你把这些物质装到你所测量的微滴管里面就可以了,但这样
做意味着细胞内环境已经搞乱了,因此信号转导的接连可能被中
断了。

## 三、沼、詹裕农、叶公杼和离子通道分子

1984 年至 1988 年间陆续报道了电压门控 $Na^+$、$K^+$、$Ca^{2+}$ 通道
成孔 α 亚单位的克隆。结果表明,这些通道基本上具有同样的总体
结构,并且是同一基因超家族的产物。

沼(Numa)实验室最早报道了 $Na^+$ 及 $Ca^{2+}$ 通道的克隆,它们都
是大于 2 000 个氨基酸的大分子肽,有 4 个重复序列(域 1—域 Ⅳ),
每个域各具有 6 个假定的跨膜段基序($S_1$—$S_6$)。第一个克隆的电
压-敏感通道是脑 $Na^+$ 通道,它包括一个大的 α 亚单位和两个较小的
亚单位。α 亚单位分布广泛,形成孔的主要部分,并为跨膜 $Na^+$ 流动
所必需。另两个较小的亚单位是调节性亚单位,仅在某些细胞表达,
它们的作用是参与通道的集聚及失活。一般认为离子通道是水性
孔道。

果蝇的摇晃型钾通道(ShB$K^+$ 通道)基因的克隆是由詹裕农(Y.
N. Jan)和叶公杼(L. Y. Jan)做出来的,这个克隆第一次把钾通道的

氨基酸顺序搞出来,而且促进了以后其他实验室寻找通道孔选择性滤过器和控制门的定位工作。它的大小仅为 $Na^+$ 通道的四分之一,每个通道仅含一拷贝的 $S_1$—$S_6$ 基序。如所预料,以后证明,$K^+$ 通道由四聚体聚合而形成离子孔,因此在结构上与 $Na^+$、$Ca^{++}$ 通道也非常相似。

这三种离子通道的 $S_1$、$S_2$、$S_3$、$S_5$、$S_6$ 跨膜段都有较高疏水性,并且足以以螺旋形式跨越膜。$S_4$ 段有一个特点,每三个残基中有一个是带阳电的精氨酸(arginine)或赖氨酸(lysine),因此在 $K^+$ 通道 Kv1.1 中可含有 7 个正电荷,在 $Na^+$、$Ca^{2+}$ 通道中则有 5 至 8 个正电荷。$S_4$ 段很快便被认为是霍奇金及赫胥黎的控制颗粒之一,即电压感知器。$S_4$ 与胞浆接触后,即转入跨膜段,跨膜段能够感受电场改变。另一个重要的结构是 $S_5$ 与 $S_6$ 段之间的襻,称为 $H_5$ 或 P 区,它被认为是离子孔的外前庭及传导部分。

虽然我们已经知悉了电压门控离子通道的全部氨基酸残基顺序,但在 1998 年以前,仍缺少中等分辨率的磁共振三维结构图像,在文献上看到的三维图像都是根据通道功能推测的,而并非来自晶体图或磁共振图。根据早年生物物理学及药理学工作,一个被广泛接受的功能图像是这样的:从细胞外向细胞内看,外侧是较宽的前庭,接着是较狭的选择性滤过器,还有容积很大的内侧前庭;最后在胞浆侧有一个门控机构,它能使通道孔关闭。所有电压门控通道均具 4 倍对称性,离子孔道的位置在四个域之间中央的一条线上。与快速化学突触的配基门控通道不同,电压门控通道分子的大部分位于细胞内一侧,而其细胞外一侧相对较小。

## 四、膜片钳方法与分子生物学的结合

内尔和萨克曼创立了膜片钳方法,在膜片钳条件下,可以检测到单个离子通道的电流。用人工重组 DNA 方法让离子通道的某一"域"或某一氨基酸发生突变,然后再检测突变对离子通道某一功能的影响,就可以有效地分析离子通道的这一"域"的功能。膜片钳方

法与分子生物学相结合为研究离子通道蛋白质不同的域,如 P 区,失
活门,电压感知器等功能提供了强有力的武器。

### 1. 离子孔与 P 区

P 区被认为是离子孔的外前庭及传导部分,这是根据深入考虑
的分子模型得出的。P 区含 20 个残基的一狭小部位,被认为是离
子孔,P 区由细胞外部进入膜内,但并不穿越膜。这些残基构成了
孔的外前庭衬壁及狭窄的选择过滤器,但不包括内前庭。每个 P 区
均含有一个非常保守的"签字顺序"—TXXTXGYG—(—Thr—
xx—Thr—x—Gly—Tyr—Gly)。签字顺序至少在 50 种 $K^+$ 选择性
通道克隆中均已发现,甚至在分子量更小的内向整流 $K^+$ 通道中也存
在。签字顺序被认为是选择性过滤的关键部位。它是怎样工作的
呢? 迄今尚无更多有说服力的实验。摇晃型钾通道(ShBK$^+$ 通道)
P 区的顺序是 TMTTGYG,含有三个苏氨酸残基,它所含三个羟基
似乎是与 $K^+$ 结合的最好"候选人"。但除第一个苏氨酸外,所有其他
苏氨酸的羟基对于选择性通道并非必需,而且第一个也不非常肯定。
另外的解释是,每个亚单位都含有一个锐襻,可能在 GYG 处,它使基
本骨架上的羰基暴露出来,而羰基的氧分子可以与 $K^+$ 形成复合物。
再有一种解释是,$K^+$ 通道有一个以上的选择性位点,所以任何单个
突变都不能完全破坏其选择性。

已经设计了许多巧妙的实验来探索 $K^+$ 通道的孔区,最先开始的
有米勒(Miller)实验室,他们以卡律蝎毒素为探针来探测孔嘴的几何
图形。也有一些实验室用氨基酸残基取代的方法,所得结果提示:P
区的外侧部是一个漏斗,当其到达签字顺序附近时变得最狭窄。在
细胞外侧给予 $TEA^+$ 可阻断漏斗的较宽部分。如果外侧部的 449 残
基由 T 突变为 Y,则它的结合大大增强。离子孔的内侧段由 $S_5$、$S_6$
段形成。离子在外前庭即已感受到强的选择性。看来,外前庭是在
水合离子直径的基础上进行离子选择,到了狭窄的选择性滤过器部
则是根据剥掉离子的外裹直到晶体为止所需能量进行选择了。
$TEA^+$ 与 $K^+$ 不同,$K^+$ 可以卸掉水合的水分子而 $TEA^+$ 不能将共价

键结合的乙基基团脱下来。因此，TEA$^+$可以进入外前庭或内前庭，但它却通不过选择性滤过器。

对钠通道的孔区作了类似研究。为了产生动作电位的上升支，Na$^+$通道有三件事要做：让 Na$^+$进入，不让 K$^+$外出，不让 Ca$^{2+}$粘在离子孔上从而干扰 Na$^+$的通透。早期研究把内、外前庭各作为一个受体看待，外前庭可以接合TTX，而内前庭可以结合局部麻醉剂。这些研究提供了清晰的证据，有一个带负电的酸性基团存在于离子孔内，它可以与 TTX 及通透过的阳离子相互作用。最初的证据是，当溶液 pH 降低时，Na$^+$电导陡降，似乎在离子孔的细胞外端存在着一个必需的酸性基团，由于 pH 下降此基团被中和因此阻断了离子通透。离子孔的狭窄部允许直径与氨胍基(aminoguanidinium)离子相当的阳离子通过。因此，此孔的直径最少应为 3×5 埃那样大小，但钠通道对 K$^+$离子的通透性仅为 Na$^+$通透性的 1/12。为什么 K$^+$离子，它的直径仅 2.7 埃，反而不能容易地溜过这个孔？希勒的工作假设是，离子通过孔时是部分地脱水的，离子与选择性过滤器上的负电荷相互作用，因而被固定住了。按照这一观点，小离子如 Li$^+$、Na$^+$，由于其负电荷可以与过滤器靠得很拢，而较大的离子如 K$^+$、Rb$^+$则反而不能。往后的克隆实验证明，所有 Na$^+$通道的 P 区确实具有酸性基团，而突变实验证明这些基团也确实与离子通透选择性及 TTX 结合等有很大关系，但迄今尚无选择性学说的定量检测方法。

### 2. 失活门控

去极化使钠通道开放，允许 Na$^+$内流，使膜电位在动作电位上升支时变正，以后钠通道自动失活，即停止导通。这个失活过程也使 K$^+$通道比较易于使膜电位恢复到静息状态。因此我们说，Na$^+$通道及某些 K$^+$通道还有第二个控门因素，即失活门控。从机制上看它比较简单，且完全不同于激活。对此的解释是，通道开放时，通道肽的细胞内部分移动到内前庭的嘴部，从而阻断导通。此肽的运动相对较缓慢，一般情况下，Na$^+$通道有充足的导通时间完成动作电位上升相。

早期实验表明,如果向轴突内注入长链 TEA$^+$ 衍生物,乌贼的
K$^+$ 通道可出现类似失活过程。对钠通道而言,如果向轴突内灌以蛋
白水解酶,可以选择性地破坏 Na$^+$ 通道的失活,提示有一个蛋白样的
失活颗粒被破坏掉了,但这种处理不影响激活门的工作。

现已清楚的是:(1)多数通道在它们可被失活之前开放;(2)失活
过程较少依赖于电压关系;(3)通道失活颗粒的作用是阻止激活门的
重新关闭,像是"门内伸只脚"那样的机制。如果用蛋白酶把蛋白足
切掉(失活颗粒)可消除失活干扰,这样使得激活门更容易在任何条
件下关起来。这些观察导致了失活过程的"球与链"模型。该模型假
设有一个失活球连接到钠通道细胞内面,中间经过一个连接肽链。
蛋白酶所切割的正是这个链,后来的实验也支持这个模型。这个简
单明了的机械模型在 20 世纪 90 年代早期被戏剧性地确认,原来 K$^+$
通道的细胞质端确有一个肽"球",它经一个柔性链与通道相连,负责
通道的失活,一如阿姆斯特朗所预计的那样。

失活门因通道不同而异,ShBK$^+$ 通道有一个快速门,失活过程非
常清楚。K$^+$ 通道的失活情况很不相同,有的根本无失活过程。但
ShBK$^+$ 通道的失活很像 Na$^+$ 通道的失活特征,主要区别仅在 ShBK$^+$
通道的激活及失活过程的关与闭都比 Na$^+$ 通道的要慢。用四个相同
的亚单位可以组成一个完全正常的 ShBK$^+$ 通道,四个中的任何一个
是否即足以使失活通道呢? 用工程方法可使通道由一个亚单位连一
个球组成,结果是这些通道仍能失活,但速度为正常的 1/4。所以结
论是:只要有一个"球"就可以使通道失活,哪一个球能够占领失活位
置则完全是随机的。如果有四个球则失活的几率比一个球时大 4
倍。与 K$^+$ 通道不同,Na$^+$ 通道只有一个失活颗粒,Na$^+$ 通道的失活
区不在 N-末端(N terminl),这一点不同于 K$^+$ 通道。其关键带在同
源域Ⅲ与Ⅳ之间。用遗传工程方法把这个区的肽链加以切割,快速
失活即被破坏。对失活特别重要的是连续的三个残基:异亮氨酸、苯
丙氨酸、甲硫氨酸。

### 3. S₄ 段与电压感知器

现已清楚，$S_4$ 就是长期寻找的电压感知器。$S_4$ 段上带正电的残基突变成为中性氨基酸的实验提供了一些提示性的支持，但情况还比较复杂。一是含中性氨基酸残基的通道不易得到，二是当改变这个敏感螺旋结构时，出现了一些始料未及的门控特性的剧烈改变。最近用半胱氨酸突变及半胱氨酸标记再加硫醇反应物的方法得出了很好的结果。实验发现，$Na^+$ 及 $K^+$ 通道的 $S_4$ 段在电压改变时出现了预期的运动。半胱氨酸残基如被引入到 $S_4$ 段的某一点就会出现状态相关标记。具体说，当通道处于开放状态时，它仅能从外面进行标记；而当通道处于关闭状态时，它仅能从内面进行标记。$Na^+$ 及 $K^+$ 通道的标记形式与膜电位作正向变动时 $S_4$ 向外运动的要求正相一致。

## 五、麦金农解析了第一个离子通道蛋白质的三维结构

麦金农（Roderick MacKinnon）出生于 1956 年 2 月 19 日，美国人，他家庭经济并不宽裕，但他父亲为他提供了快乐的环境，而且也对他抱有期望。他父亲会说，电视对你是不好的，读书对你是好的；学校里面最好得个 A，最后你的生活怎样决定于你自己；你只要确定喜欢什么，你就做，因为只有这样你才能够做好。这些都是家庭对他的熏陶。

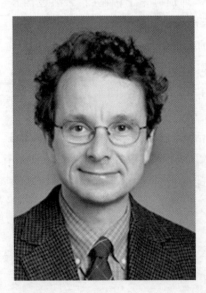

麦金农

麦金农有好奇心产生好问，问这将会怎么样？他收集岩石，读儿童地质学小册子，用化学试剂模仿火山爆发，夏天他抓蝴蝶、乌龟、蛇及其他活的动物。有一年夏天，他母亲让他去参加一个小学生的科学补充班，他拿回家

来一台显微镜,什么东西都看。

在中学,麦金农曾经对体育非常有兴趣,一度想从事体育专业,最后一年他放弃了这种想法。后来,他进布蓝德斯(Branders)大学,跟一名助理教授做一点钙运输的研究,知道了细胞膜是一个电极。对他影响最大的是他读物理课的时候碰到了他将来的太太,她那敏锐的思想、发光的眼睛抓住了他。

麦金农以后读了塔夫茨(Tufts)医学院,但他决定以后不做医生,而是学科学,因为他感到学医有一大堆的东西要记忆,而很少对问题作分析。为了活跃自己的脑子,他学习数学,学习新的方法。他曾经有过犹豫,是不是做一个非常基础的科学问题? 如果这样,这就意味着他将跟医学完全脱离,因为终究他已经受了那么多年的医学教育,放弃这个就意味着生命的很大一段已经浪费掉了。30岁的时候,他想的是怎么使自己成为一名科学家。

麦金农非常努力地学习,希望自己成为一名电化学专家,他研究随机过程、线性理论以及其他科目。他读书,想问题,做实验。

有两件事对麦金农的博士后学习的抉择有大影响:当他还在读第一年医学课程时,失去了姐姐,一位被诊断是白血病的艺术家,她两个月就死了,他知道这个病是可怕的,这件事对他印象非常深,生命是如此脆弱,因此重要的是抓住时间来利用它。第二是他的太太,她对他的能力有信心,不计较博士后学习会引起薪水减少,住房变狭小等。她说,你没有选择,我们可以懂得怎么把生活过下去。

### 1. 希望看到钾通道

麦金农在钾通道的生物物理方面做了一系列研究以后,他想找到一所大学的职位。在20世纪80年代,生理系里面更愿意找那些基因克隆的人而不愿意请生物物理学家,但哈佛大学的赫斯教授说服其同仁们相信,麦金农的工作是有意义的,结果他得到了助理教授的位置。

霍奇金-赫胥黎理论并不讨论膜通透性变化的机制,细胞膜可以有通道,或者是通过载体介导的机制。他们认为,机制的细节可能要过一段时间才能解决。可以这样说,过去50年来,离子通道的研究追求的就是这个问题。

20世纪的最后20年是离子通道的分子生物学时代,具有这样的能力来操作氨基酸的顺序,表达离子通道,这样就使得分析离子通道有了新的可能性。但麦金农对离子通道的原子基础有兴趣。

他在哈佛的实验对钾通道的研究取得一些进展,他曾想过是否投入到研究突变所引起的离子通道功能的研究当中去,但他知道那是不够的。如果不知道它的三维结构,人们将永远不能够理解钾通道离子选择性的化学原理,于是麦金农决定努力学习,他希望有一天能够看到一个钾通道。

麦金农开始学习蛋白纯化方法和X线结晶学方法。当他下决心做钾通道三维结构时,他想最好能换一个环境,这样做有两个原因:第一个是基金问题,如果他换一个题目,换到另外一所大学去,他就会有费用来做这件工作。第二个更重要的原因是,搬家可以使他全身心地沉浸到新的努力中去,他可以孤立起来完全考虑新的、结构研究的问题,而把原来的通道生理学研究全部丢掉。他需要把自己变成一个膜蛋白生物化学的专家,成为一个X线结晶学的专家。当洛克菲勒大学校长威塞尔知道他的科学计划后提议,可以到洛克菲勒大学去。他去了,洛克菲勒大学给了他非常好的工作环境,使他专心于这个难题。

曾经有人说,麦金农为了追求钾通道的结构,把已经成功的哈佛实验室放弃,是一件危险的事情。许多人劝他,这种决定完全是不现实的。从前景来看,他没有任何选择,因为他希望了解钾通透的选择性。他知道,了解原子结构是唯一的解决问题的途径。他情愿尝试了以后失败,而不愿意一点都不尝试。他习惯于做出新的转变,善于从事新的问题。事实上,只有少数几个人愿意跟他一起工作下去,做新的课题。一个新的博士后研究生有热情做这件工作;他的太太有机化学家艾丽斯,看到他是孤独的,决定和他一起做。很幸运,他一直坚持了下来。麦金农知道多数人不喜欢改变,但他认为,改变就是一种挑战,这样肯定会使生活过得更有兴趣。

麦金农在纽约洛克菲勒大学的八年,是一个科学漫游的过程。

### 2. KcsA 的结构

麦金农的早期研究鉴定了钾离子通道的签字顺序。他早期工作发现,卡律蝎毒素可以抑制肌细胞的钾通道,其作用是堵住了通道的孔,因此不让离子流动,他想象有四个环形成了选择性滤过器,而签字顺序氨基酸就在离子孔里面。钾通道签字顺序的氨基酸顺序在生命的各种形式,从细菌开始一直到高等的整合细胞是保守的。

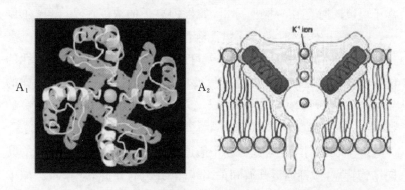

1998 年麦金农用 X 射线衍射学做出来的细菌 KscA 钾通道的三维结构模式图
$A_1$,从细胞膜的外面向细胞膜看,它由四个相同的、跨膜两次的肽链组成;
$A_2$,侧面剖面,以细胞膜作为背景,可以看到三个钾离子正在通道中。

要做离子通道的分子结构,首先要做它的晶体图。在洛克菲勒大学,麦金农小组的人数不多,但大家热情都很高。做哪个通道呢?他们看到,很多不同种的动物里面,凡是钾通道里面都有他以前研究过的签字顺序,他们认为在大肠杆菌中表达这个钾通道是有可能的,于是选择了一种细菌的钾通道,简称是 KcsA。KcsA 钾通道的拓扑学特征比较简单,它的每个亚单位只有两次跨膜段,相当于詹裕农克隆出来的 6 次跨膜段中的 S5、S6,而 S1-4 在 KcsA 中是没有的,仅 S5, S6 就可以组成离子通道。KcsA 的选择性滤过器与普通钾通道是一样的,可以被卡律蝎毒素抑制。开始他们拿到一个蛋白,它的分辨率为 3.2 埃,这样的分辨率还达不到可以看到钾离子怎么经过通道的这种水平。

为了提高分辨率,麦金农他们差不多整整花了三年时间,才得到一个高品质的结晶,钾通道分辨可以达到 2.0 埃,这样做出来的结晶提供了他们所需要的信息,完全可以看到选择性滤器蛋白的原子结构。2001 年发表的版本就是分辨为 2.0 埃的版本,签字顺序的位置就在通道的底部。在这个离子孔范围内,从外到内有四个位置是钾离子可以在那里待下来的。但实际上,看来并不是四个同时入位,不是第 1 位、第 3 位,就是第 2 位、第 4 位,也就是说,实际上只有两个离子可以同时存在。根据分析,如果钾离子的浓度在 20 毫摩尔以下,孔会瘪下去,这时候里面只能容纳一个钾离子,当钾离子浓度高过 400 毫摩尔时,第二个钾离子就可以进去,这样使得离子通过孔的能量消耗就会更小。这真是自然极巧妙的设施。根据计算,这样的结构可以达到每秒有 $10^7$ 至 $10^8$ 个离子通过通道,真的是很快的速度。

麦金农他们还在研究钾离子通道和氯离子通道选择性滤器的共同结构特点,做钾通道开放和关闭状态的区别,分析 KcsA 蛋白质中一个关键的蛋白域 RCK 域,等等。

从麦金农 2003 年诺贝尔讲演来看,比他们以前经常提到的 1998 年论文,实际上已经有更深入的发展,这表现在几个方面:一是钾离子在钾通道中同时存在的状态不是四个,而是二个;第二,现在已经逐渐地进到分辨钾通道是处于开放还是关闭的状态;第三,其他通道的工作正在逐步地展开。

**参考文献:**

陈宜张。1995

Allbright TD, Jessell TM, Kandel ER et al. 2000

Armstrong CM, Hille B. 1998

Colquhoun D, Sakmann B. 1998

Hille B, Armstrong CM, Mackinnon R. 1999

Jessell T, Kandel E. 1998

Mackinnon R. (Nobel Lecture) 2003

MacKinnon R. (Autobiography) 2004

Neher E. (Nobel Lecture) 1991

Neher E. (Autobiography) 1992

Neher E. 1998

Piccolino M. 2002

Sakmann B. (Nobel Lecture) 1991

Sakmann B. (Autobiography) 1992

# 第23章  戴尔、勒韦、坎农：
## 自主神经突触的化学传递

　　神经与效应器之间的突触传递通过化学物质完成，最先是在自主性神经——平滑肌之间得到证明的。虽然20世纪初已经有一些猜测，但确切地证明由化学物质介导，在乙酰胆碱方面，主要归功于英国的戴尔和奥地利的勒韦。戴尔的贡献是在动物组织含量的分析方面发现了乙酰胆碱是动物组织中一个正常含有的物质，但他没有能够直接证明就是乙酰胆碱负责介导突触的传递。提供关键性证明的是勒韦，他用两个蛙心实验证明，迷走神经末梢分泌迷走物质作用于蛙心，而乙酰胆碱酯酶可以破坏这种作用。至于交感神经末梢的分泌，坎农的研究是从战斗或逃跑反应过程中动物的交感神经、肾上腺髓质的兴奋和被激动背景出发的，他的研究表明，交感神经所支配的器官附近有化学物质产生，他称之为交感素E、交感素I，但是他不能够说出来这就是肾上腺素或者是去甲肾上腺素，而且对交感素E、交感素I，给出了许多含糊不清的说明。他没有能够得到诺贝尔奖。

## 一、化学传递假说

　　19世纪末，脑科学家们在讨论：一个神经元怎么能和另外一个神经元交往；一个神经元怎么能使一块肌肉收缩。多数的观点是，神经冲动一定是基本上按神经纤维上传导的同样方式交往，通过一种不中断的电波方式，即使细胞之间并不存在一个桥，或者物理连接。

研究者们仍然设想,从神经末梢产生的微弱电火花,可以跳过神经元与肌肉分隔开来的小间隙。少数科学家并不满意于这样一种认识,这些人怀疑设想中的电波是不是足够以不中断的电事件从一个细胞交往到另外一个细胞。对电波学说来讲,最大的一个问题,而且反复地被指出的是,这不能够解释为什么神经的传递仅按一个方向,而不是相互的。

### 1. 杜波依斯-雷蒙

神经活动与化学有关的概念源自美国豪厄尔(Howell)的一个观察。他注意到,钾的作用与刺激迷走神经引起心跳减慢相似。他推理说:"神经纤维终止于可称为抑制性物质之上,该物质在冲动影响下解离开来,同时释放出含钾物质,抑制现象直接与钾有关。"

1877 年,在谢林顿创造突触名词之前两年,德国生理学家杜波依斯-雷蒙德假设,神经既可以通过电的方式刺激肌肉(这是当时多数人的看法),也可以用化学的方式刺激肌肉,这是一个完全不同的观点。他还假设,神经释放的化学物质可以使肌肉收缩。他这样写道:自然界的各种过程,可以传递兴奋的只有两种方式值得考虑,或者是在收缩物质的边界存在着刺激的分泌,分泌形式是一层薄的胺、乳酸或者某些强有力的刺激性物质,或者可能是电。

然而,科学家并没有对杜波依斯-雷蒙的说法作出应有的反应,多数生理学家完全不理会他的化学观点,这段话埋藏在他那两大卷德文教科书中。化学传递的革命性观点落入尘埃几乎达 30 年之久。当这个理论又浮到表面上来的时候,甚至都没有人提到杜波依斯-雷蒙德的名字。英国的研究者们参与到化学传递概念中来,他们完全不知晓,他们实际上是在重新验证早年由知名的神经生理学家所提出来的一个观点。

### 2. 埃利奥特(Elliott)和蓝利

谢林顿的同时代人约翰·纽波特·蓝利(John Newport Langley,

1852—1925)和他的学生埃利奥特(Thomas Renton Elliott, 1877—1961)在 1906 年提供了初始的证据，使突触的化学传递首先在自主神经系统得到确认。蓝利引入了"受体物质"或"突触物质"的概念，这种物质可能不在神经，而是在神经所终止的细胞上。化学介质参与了外周突触的作用，它可能是活动神经所分泌，作用在"受体物质"上。对作用于"受体物质"上的介质，他不仅提出了肾上腺素，还提出了胰泌素、甲状腺素、尼可丁、箭毒、阿托品，等等。应当提到意大利解剖学家卢加罗(Lugaro)，他的工作常被忽略。1907 年卢加罗曾推理说，因为胶质突起包裹着突触，它一定与神经传递有些关系，并猜测它们是从化学上割裂或摄取了兴奋性物质，从而终止兴奋性物质的作用。蓝利等还认为，神经与肌肉的接头部是在发育中形成的，是由于肌肉接受神经的营养作用而发生的。神经冲动都是一样的，接头决定了肌肉反应是兴奋性的或是抑制性的。实际上这是兴奋性突触和抑制性突触概念的开始，因为所有的实验都是在器官水平进行的，他们能够达到这么好的认识，提出细胞机制甚至分子机制，这些概念成为以后细胞生理学、细胞药理学和现代分子生物学及细胞生物学的基础，这非常了不起。

### 3. 肾上腺素和自主神经系统

　　发现化学传递的很多科学家起初都对自主神经系统生理学感兴趣，他们知道，自主神经系统调节身体的内部功能，包括心率、呼吸、消化等。谢林顿的老师瓦尔特·霍尔布鲁克·加斯克尔(Walter Holbrook Gaskell, 1847—1914)和蓝利在剑桥教学和研究，他们确定了自主神经系统分为两部分：交感和副交感。

　　很多的研究表明，电刺激交感神经可以促进心跳，增加呼吸，把含氧丰富的血液导向骨骼肌肉，交感神经系统的反应似乎是为了应付战斗或逃跑的处境。相反，文献也显示，副交感神经系统在消化活动方面起作用，帮助恢复身体元气的活动。交感和副交感系统往往走到同一器官，而它们的作用往往是相反的，如电刺激副交感神经系统的迷走神经使心跳变慢，使肠胃道的运动增加；相反，电刺激交感神经加速纤维，使心跳加快，消化道运动减慢。

19 世纪末，自主神经系统的许多药物研究，多数是由药理学家和生理学家来做的，而且往往是一些大学里面的研究组，某些研究则由实践的医生和业余人员在做。英国医生奥利弗（Oliver）发现，注射肾上腺提取物可升高血压。奥利弗有发明简单仪器的爱好，而且用他自己和家属成员人体来检验发明。他试图发明一个仪器测量皮下动脉直径的粗细，为了考验新设计仪器的灵敏度，他把不同动物的腺体提取物注射到他自己儿子身上，而且记录他的动脉变化，使他非常惊奇的是，注射肾上腺提取物，动脉明显变窄，同时血压增高。

奥利弗被肾上腺提取物引起的反应极大地激动。他知道谢弗（Schafer）能够记录狗的血压，就跑到伦敦去找谢弗，要求谢弗在正常实验结束后对狗注射一下他的肾上腺提取物，谢弗答应了。几分钟内他惊奇地看到，记录动脉血压的水银柱一直冲到仪器顶端。奥利弗和谢弗继续研究肾上腺提取物对狗、青蛙的作用，他们发现肾上腺物质的作用和刺激交感神经的作用有许多相似之处。他们的设想以及实验观察结果发表在 1894 年和 1895 年的英国生理学杂志上。

奥利弗和谢弗的发现很快被俄罗斯神经精神病学家莱万多夫斯基（Lewandowsky）和英国生理学家蓝利所扩充和证实。他们显示，注射肾上腺提取物和刺激交感神经一样，可以引起许多作用，例如两者都可以引起唾液分泌、瞳孔扩大。但是俄罗斯人也好，剑桥生理学家也好，他们都还没有准备好，他们没有敢说交感神经的末梢调节体内平滑肌就是通过释放肾上腺样物质的。

蓝利考虑得很周到，他要求他的一位学生去更多地了解有关肾上腺物质的作用，学生埃利奥特的实验结果在 1905 年发表，文章写道：肾上腺素刺激了支配平滑肌的交感神经，其作用方式与直接电刺激一样。他还说，对肾上腺素的阳性反应可以作为一个生物学检测方法来鉴定交感神经的存在,因为其他神经不受肾上腺素的刺激作用。

埃利奥特并没有在 1905 年文章中谈到有关化学突触的问题。然而,1904 年在伦敦召开的生理学会上他确实提到了这个问题。他说,交感神经的作用很可能是通过释放肾上腺素或者某个类似物质。他报告摘要的最后一句话是这样写的:肾上腺素可能就是,当神经刺激达到外周时所释放的物质。

### 4. 狄克逊与第二个神经递质

在埃利奥特发表他的肾上腺素假说后不久,一个平行的论点也提出来了,这是有关副交感神经的。1907 年,剑桥药理学家瓦尔特·狄克逊(Walter Dixon, 1871—1931)用电刺激青蛙迷走神经,发现迷走神经刺激可抑制蛙心跳动,但这只是证实 150 年前的实验结果。狄克逊切下蛙心,把心脏的提取物提纯,再把提取物作用到另一个青蛙身上,那个青蛙的心跳显著地变慢了。他还观察到,抑制的效果可以被药物阿托品所阻断。

狄克逊还发现有一种类似毒蕈样的物质,在抑制的心脏中其含量高于对照、不受抑制的心脏。毒蕈本来是从蘑菇里面提取出来的,药理学家多年来已经知道,毒蕈可以抑制心脏,而毒蕈作用又可被阿托品所阻断。狄克逊很快把这两件事联在一起,他比埃利奥特走得更远,他提出了假说,类似毒蕈样物质的递质不仅存在,而且在神经的某些末梢里还安全地储存着,当神经激活时就释放出来。他设想,使心跳变慢的药物,可能是作用于迷走神经,使它释放更多的毒蕈样物质。

狄克逊和埃利奥特关于肾上腺素和毒蕈样物质的文章不太能为大家所接受。许多科学家认为,他们的报告缺少定量,不能令人信服,而且事实又与一般的理论相冲突。特别是狄克逊,他受到广泛质疑,他犹豫起来,不敢再做其他实验,实际上那时他已更加接近真理了。

在 20 世纪开头的几十年中,科学家关于神经元间的交往有了新的思维,例如神经怎么刺激肌肉。早期关于连续的、不中断的电波从一个神经元传向另一个神经元的看法,受到了另一种看法的挑战,即这种作用可以依靠突触部位释放神经递质而完成。

有一个人被埃利奥特的实验打动,他就是戴尔,他和埃利奥特及狄克逊都是剑桥的朋友,戴尔和他们讨论了化学传递的可能性。半个多世纪后,在他追忆并怀念埃利奥特的文章中这样写:

> 在我看来,这非常清楚,最早期面向公众提出化学传递概念的是埃利奥特1904年发表的论文。论文提示了兴奋或抑制刺激神经末梢的化学传递是通过释放一个化学递质,而且该物质是动物体自然就有的。至于我本人,我确信我所作的任何贡献,是在以后若干年对这个问题作了一般性的发展,但原始的推动来源于埃利奥特,而且不断地鼓励我的也是埃利奥特发表的研究以及他的观点,当然还有我早年和他的接触。

是什么引导科学家们思考轴突末梢释放化学物质来刺激或者抑制另一个细胞呢? 这个重要发现的早期分支领域的情况又是怎么样的? 对这些问题的回答需要了解20世纪的三位科学家,勒韦、戴尔和坎农。

## 二、戴尔

### 1. 戴尔生平

亨利·H·戴尔(Henry Hallett Dale, 1875—1968)生于伦敦,1894年在剑桥读书,他是自然科学的一位天才,使他后来转向生理学并被引导到有挑战性的自主性神经系统中的是加斯克尔和蓝利。戴尔喜欢听加斯克尔的讲课,但他在自传里指出,他以后在蓝利底下工作,是蓝利真正引导他以后从事药理学和生理学研究。戴尔有很多基础性的发现,还有一系列新观点。

　　1900年,戴尔离开剑桥来到伦敦的巴塞洛缪医院完成他的医学训练。两年后,他面临重要抉择,是当一名医生,还是接受一笔资助来做生理学研究。仔细考虑后,他选择了大学学院的研究职位。在那里,他开始只有一间小小的房间,很少的装备,但他有机会与一些著名的科学家在一起工作,如斯塔林、贝利斯,他们关于内分泌的研究是广受人尊重的。

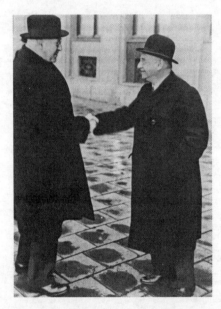

1936年得诺贝尔奖时的戴尔和勒韦(左)

　　在大学学院过了一个夏天之后,由于有繁重的教学任务,戴尔开始怀疑自己对事业的选择。幸运的是,1904年亨利·韦尔科姆(Henry Wellcome)公司进入了他的生活,戴尔在韦尔科姆生理研究实验室找到一个工作。戴尔得到保证,他可以在药理学有主动的事业,而不需要担心养家糊口的经济来源。韦尔科姆寻找科学家是为了发展世界水平的研究计划,在此背景下,公司找到戴尔并告诉他,不要因为要做出一些具有立即商业价值的结果而感到任何压力,他的职位是有保障的。此外,他也毋须为任何行政工作而烦恼。

　　韦尔科姆给的条件非常好,戴尔的朋友们劝他不要把灵魂卖给恶魔(即药厂)。大学的生活虽不完善,但很多还是好的,它肯定会提高更多的自由度,会有一定刺激作用,而这在一个金钱驱使的世界里是不可以并存的。戴尔听取了他朋友们对韦尔科姆的优、缺点分析,但他仍然接受了韦尔科姆的慷慨条件。多年后,戴尔写道:我没有任何严肃的或者持久的理由来懊悔我不到大学学院而到韦尔科姆。

## 2. 从麦角菌到去甲肾上腺素

戴尔已经是一个有家的男人了,他很快在职业上安定下来,他决定显示一下韦尔科姆生理研究实验室里面所做研究的意义,可能是第一次证实所谓研究意味着什么。他接受了韦尔科姆的提议,研究麦角菌的某些生理特征。这种霉菌长在裸麦上,是引起中世纪有所报道的一种剧痛流行的病因,疾病伴随着坏疽、痉挛以及剧烈的四肢疼痛。麦角也引起子宫收缩,由于这个原因,几个世纪以来妇产科也应用此药。从韦尔科姆前景来看,分析麦角不仅是有兴趣的,也可能产生更好的妇产科用药。开始时是试图弄清麦角的生理学,它所含的化学物质,以后遇到一系列偶然事件,戴尔从此翻开了他科学生涯中最为重要的一页。

1906 年戴尔注意到,麦角霉菌提取物可以阻断直接刺激肾上腺神经的效果。戴尔找化学家巴杰合作,巴杰曾为韦尔科姆研究实验室合成了很多化合物。他俩从大约 50 个胺中鉴定出来一个药物,很像肾上腺素,而且甚至有更强的刺激效果,这个药以后被称为去甲肾上腺素。

戴尔和巴杰知道他们正在做某些重要的事情,1910 年他们的论文发表了,那时戴尔还不太有把握提出一个观点,即去甲肾上腺素而不是肾上腺素本身可能是真正的化学递质。这两位研究者感到他们的手脚被绑了起来,因为这个药物仍然是实验室合成的产物,而不是天然物质。一直等到去甲肾上腺素从体内分离出来以后,对去甲肾上腺素在化学传递中作用的怀疑才得以澄清。

## 3. 乙酰胆碱

合成药物之吸引戴尔的注意,乙酰胆碱比去甲肾上腺素还要厉害。乙酰胆碱第一次在 1867 年合成,但对于它的生理学一直知之甚少,直到后来美国药理学家洪特(Hunt)和他的助手塔沃(Taveau)在 1906 年引导人们注意这个化合物。他们发现,这个物质的降血压作用比肾上腺素增血压作用强 100 倍,比胆碱的作用大 10 万倍。

乙酰胆碱 $(CH_3)_3\overset{+}{N}-CH_2-CH_2-O-\overset{\overset{O}{\|}}{C}-CH_3$

儿茶酚胺
多巴胺

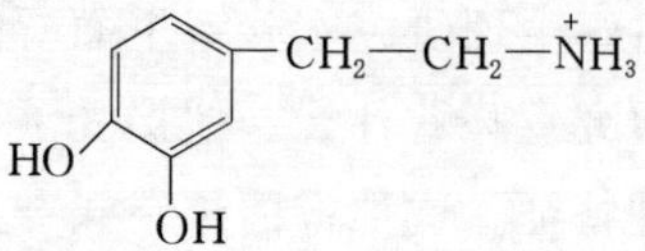

$CH_2-CH_2-\overset{+}{N}H_3$

去甲肾上腺素

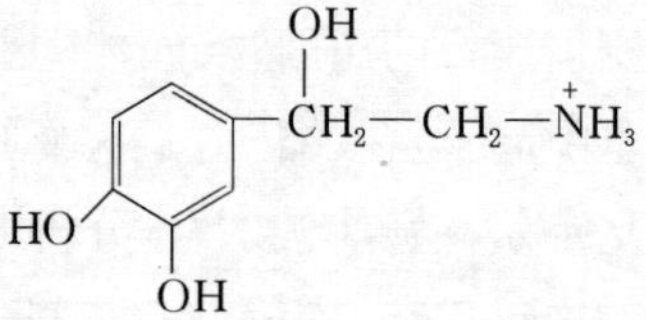

肾上腺素

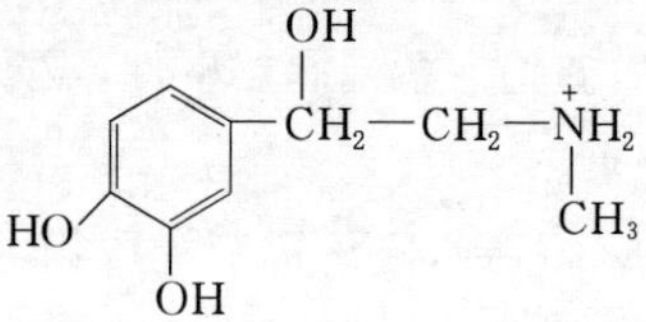

吲哚胺
5-羟色胺

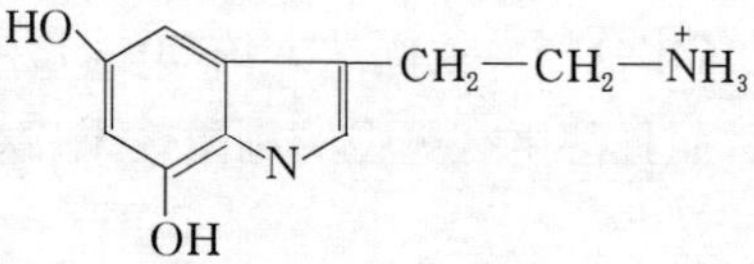

神经递质分子

　　洪特把他的发现在会议上进行了交流。在那里,狄克逊提出了他对迷走神经研究的结果。狄克逊的毒蕈样递质可能就是洪特的乙酰胆碱,这件事没有在任何人脑中激起一点涟漪,好像晚上的两条船互相迎面而过。

　　戴尔进入乙酰胆碱世界出于他对于麦角的兴趣。1913 年戴尔发现,静脉注射他自己提取的麦角提取物可以抑制猫心跳,进一步试验表明,这个提取物对内脏器官有强力作用。所有这些引导戴尔假定,麦角霉菌可能含有毒蕈样化合物,也就是狄克逊所认为的迷走神经受刺激时被释放出来的化合物。

　　戴尔关于毒蕈在麦角提取物中存在的想法到后来改变了主意,

因为他的同事尤因斯已经把麦角的有效内含物分离出来，分离出来的物质类似毒蕈但比较不稳定。研究人员这时才回忆起来，洪特以前曾经讲过，人工合成的乙酰胆碱可以抑制心跳。他们的神秘物质是不是可能就是自然的乙酰胆碱呢？这种思想促使尤因斯（Ewins）合成乙酰胆碱，而且比较它与麦角提取物的作用，最后实验证明，不论就生理学和化学方面而言，这两者是完全等同的。

戴尔比较了乙酰胆碱和相关药物化合物的效果，1914年他报告：乙酰胆碱是一个最好的药物，它能够模仿副交感神经系统的自然作用，能够抑制心跳，增加唾液分泌，引起肠收缩，好像在消化活动的时候一样。

在同一篇论文中，戴尔提醒人们注意乙酰胆碱的两个不同的作用。一方面它引起像注射毒蕈碱引起的结果一样，引起副交感神经样的变化，包括对心跳的抑制，可以被阿托品药物所阻断等。另一方面，乙酰胆碱在自主神经系统神经节以及神经骨骼肌突触的作用，却非常像小剂量的尼古丁，这些作用不受阿托品的影响，而可以被箭毒所麻痹。今天科学家仍然把毒蕈样的和烟碱样的乙酰胆碱的作用区分开来。

但戴尔仍然被困扰，他没有接触到一个真正从动物身体里面分离出来的化学物质，他仅仅在麦角菌中发现了乙酰胆碱。他认为，现在还不是把乙酰胆碱推上化学传递物宝座的时候。他继续向前走，不仅仅是猜测乙酰胆碱可能最后在体内被发现，他认为很可能在体内还有另一个天然化学物质可以分解乙酰胆碱。

我们将会看到，对乙酰胆碱问题的思考，戴尔是非常正确的。还要好几年时间，才有强有力的证据来支持他的思想，发生延迟的原因之一是爆发了第一次世界大战，许多科学家离开研究而来帮助战争。

但是，毕竟已经竖起了一个里程碑，由于尤因斯和戴尔的努力，两个可能的化学递质引起了人们的视野：一个是肾上腺素样化合物，似乎是与交感神经系统的激活有关；第二个是乙酰胆碱，它可以激活副交感神经系统，可以作用在骨骼肌。

那么,老的"火花"(电传递)理论体系是否就可以被否定,变成为"汤"(化学传递)的理论呢?虽然时代已经改变,但很多科学家认为,还没有足够的证据来说,"汤"战胜了"火花"。还需要更多证据,才能使中立的人改变主意。

**4. 动物组织中的活性物质**

乙酰胆碱 1921年勒韦有了划时代的发现(见后述)。对戴尔来讲,勒韦的发现不是一个瞬即逝去的兴趣,他现正在伦敦郊区一个新组织的国家医学研究所工作。即使在战争年代,他也从来没有丧失过对于突触部位化学传递的兴趣。

在已经描绘出来的整个图像中,戴尔感觉到还缺少某些东西。特定地说,乙酰胆碱还没有从动物组织里分离出来。同样使他失望的是,不论哪一种乙酰胆碱酯酶都没有分离出来,因此在勒韦鼓舞人心的新发现之后,他要做得更多一点,不仅仅是猜测一下勒韦的迷走物质就是他自己的乙酰胆碱,他还要做一些实际的工作。

到1929年,情况变得好一点了,戴尔和化学家达德利(Dudley)合作,在屠宰场收集了马、牛的脾脏。动物刚刚杀掉,就把它的脾脏磨碎、浸泡在酒精中,经过过滤及各种操作过程。他们用了71磅的马脾脏,终于得到了三分之一克的乙酰胆碱。他们被深深地震惊了,这是第一次乙酰胆碱真正被证明在动物器官里的存在。

组织胺 在从脾脏里面分离乙酰胆碱的同一篇论文中,戴尔和达德利报告,脾脏里面也有组织胺。组织胺以前在麦角里面也被提取到过,寻找组织胺的体内来源,是这个实验的目的。因为已经知道麦角里面有组织胺。自第一次世界大战以来,戴尔的目标之一就是了解休克的生理学。戴尔及其他实验室利用组织胺作为突破,证明它的自然释放可能在过敏性现象中起重要作用,从打喷嚏到枯草热,还有更严重的过敏性休克,包括低血压及支气管收缩。以后的发现是用抗组织胺药物来防止过敏性反应,这是上述先驱工作自然而然的结果。

**5. 新名词**

费尔德贝格(Feldberg)在英国的某些研究也对自主性神经的理

解提供了新思路。虽然已经很清楚,肾上腺素样的化合物是在交感神经与平滑肌发生突触的地方释放的。但还有受责难的问题,即在自主性神经的节前纤维和节后纤维的突触(如交感神经节),那个空隙是如何工作的。费尔德贝格提供了强有力的证据,"节前神经"的递质是乙酰胆碱(关于费尔德贝格,见第24章)。

由此看来,支配交感神经节的神经和离开交感神经节支配平滑肌的突触,虽然这两者都是交感神经系统的一部分,但两者有明显生物化学方面的区别,节前神经末梢释放的是乙酰胆碱,而节后神经末梢释放的是肾上腺素样物质。从这个情形来看,科学家还可以说,交感神经的递质是肾上腺素或与此密切相关的化学物质吗? 这样说会不会含糊不清呢?

除此以外,在交感神经系统里面还有另一个复杂问题。药物实验可以追溯到19与20世纪之交,那时的实验提示,少数交感神经的节后神经可能真的释放乙酰胆碱,而不是肾上腺素样物质。例如,支配猫脚爪垫子,支配人手部汗腺的交感神经分泌的都是乙酰胆碱。戴尔、费尔德贝格及其他人在国立医学研究所所做的工作很快证实,刺激这些非典型的交感神经,可以引起乙酰胆碱的立即释放,而不是释放肾上腺素样化合物。

基于此,戴尔感到需要引入新名词,这些名词将要指出神经的药理学作用,而不是它的解剖学连接。在深入思考之后,1933年戴尔创造了两个新名词——肾上腺素能神经和胆碱能神经,分别用来描写那些释放肾上腺素样物质或释放乙酰胆碱的神经。他解释道:

> 我们似乎需要一些新的词,这些词将要简单地指出两类化学传递物的作用,一种情况是肾上腺素样物质,另一种情况是乙酰胆碱样物质,这样我们可以区别解剖来源相同的化学功能。我提出这些词,肾上腺素能和胆碱能是出于上述考虑。我们可以说,副交感节后纤维主要和完全是胆碱能的,而节后交感纤维

主要是,但并非全部是,肾上腺素能的,可能所有的自主神经系统的突触前纤维都是胆碱能的。

这样一来,肾上腺素能和胆碱能的生物化学标签就引入到文献中来了,它们描写了自主性神经系统里面两类释放不同化学物质的神经纤维。这些名词很快被用于描写其他轴突,只要它释放这两种递质。戴尔所创新的名称今天全世界的神经科学家还在用。

### 编者曰:治学须严谨

1914 年,当戴尔只知道乙酰胆碱是一个活性物质时,他不敢说它就是神经的递质。1921 年,当他看到的勒韦的实验以后,他实际上已经心知肚明,乙酰胆碱应该是一个递质,但他还缺少必需的实验资料,那就是当神经活动时,有没有乙酰胆碱产生。即使是在自主神经系统方面已经证明,神经肌肉接头上面有没有产生呢? 交感神经节活动时有没有产生呢? 中枢神经系统活动时有没有产生呢? 这些都有待于新的、灵敏测量技术的出现。到 1933 年,经过近 20 多年的等待之后,戴尔终于等到了这个机会,费尔德贝格逃离纳粹德国的柏林来到英国(见第 24 章),他带来了用水蛭肌测定乙酰胆碱的灵敏生物检定方法,使戴尔的工作大踏步前进,在乙酰胆碱的化学传递方面做出了独特的贡献。

戴尔的严谨治学是学有传承的,他的老师蓝利教导戴尔的就是,什么事情都要做到,才能做结论。

戴尔的严谨也有另外一面,他过分地严谨了。到 20 世纪 60 年代,瑞典的卡尔森提出了多巴胺是中枢递质时(见第 25 章),他不敢赞成,反而是一种反对的态度。当然卡尔森做多巴胺时是新的时代了,他们发明和应用了演示多巴胺的新方法——荧光组织化学的方法。

## 三、勒韦

### 1. 勒韦生平

奥托·勒韦(Otto Loewi,1873—1961)出生于德国弗兰克福一个富裕犹太人家庭,有快乐的童年,他读了一个老式的九年制高等学校,对于人文科学特别有兴趣。

1891年勒韦毕业,他本希望研究艺术历史,但他的家庭成员鼓励他学一些更实际的东西,考虑学医。家庭的压力最后使他到斯特拉斯堡(Strassburg)大学学医,当时斯特拉斯堡归德国人控制。

在大学,勒韦从优秀的教师那里学习解剖学和其他科学,但他不喜欢听许多科学课程,而去听哲学、建筑学、艺术。一句话,他的思维仍然倾向于人文科学。

由于难以预计的理由,勒韦选择做药理学方面的论文,这个领域他仅有很少训练。他决定比较不同药物对心脏的效果,以青蛙作为实验对象。他的学位论文得到好评,毕业后他自己也很满意,作了一次意大利的旅行,这次旅行使他有机会参观著名的艺术博物馆,回家之前,他曾试图在医院工作,体验一下临床学家的生活是怎么样的。

在法兰克福医院里做了一段短暂工作后,勒韦意识到与传染病人接触非常危险,他不想做临床医学了。幸运的是,马尔堡(Marburg)有一个药理学助教的缺额,他申请并得到了这个位置,在那里开始研究蛋白质的合成和代谢。

19世纪与20世纪之交,德国已经丧失了其在某些医学领域的领导地位,让位于英国。勒韦知道这一点,1902年他访问了英国的一些领军单位,他的目的是吸收新鲜意见和思想,学习新方法。勒韦在荷兰待了一星期,在跨越英吉利海峡到英国之前,看看伟大的荷兰艺术收藏。

进入英国,勒韦访问了大学学院,在那里他遇到了戴尔,发现他们有很多共同兴趣,因此成了亲密的朋友。勒韦也访问了剑桥大学,在那里和蓝利进行了交谈,了解他的工作,知道他正在做关于自主神经系统对药物反应的实验。蓝利把勒韦介绍给埃利奥特,那时候埃利奥特仍然是一名研究生,没有证据表明 1902 年这两人曾坐下来讨论过突触化学传递的问题。事实也是如此,两年后埃利奥特才能够向公众表述他关于肾上腺素可能是交感神经系统递质的看法。

勒韦回到马尔堡,称赞英国的科学家,认为对他很热情。两年后,他转到维也纳工作,这是一座音乐和艺术的城市,在那里,他如果不在博物馆或音乐厅,就在致力于自主神经系统的研究。如同他在伦敦和剑桥的同事们一样,他考察了唾液分泌、血压以及其他内脏功能如何受各种药物的影响。

1909 年他接受了格拉茨(Graz)药理学主任的职位,这里是奥地利第二大城市。他又回到了关于代谢的药理学研究,他有沉重的教学任务。这样年复一年,直到 1921 年,勒韦做出了关于突触部位化学传递的一个标志性实验。

**2. 梦中设计实验**

在杜波依斯-雷蒙德提出化学传递问题之后 44 年,在埃利奥特报告化学传递问题之后 17 年,化学传递问题应该得到严肃的考虑了。勒韦做了一个关键性实验,说服了许多人支持"汤"学说。

勒韦如何达到这个观点并做成了神经递质的实验,有点像民间神话传说,对于药理学和神经生理学研究人员来说,又像一个故事。在他的自传中,勒韦告诉我们,他经常失眠,有时整个晚上都睡不着。有一个晚上他醒来,有了一个想法,想做一个关键的实验,他跟狄克逊有同样的推理,如果迷走神经通过释放化学物质抑制心脏的话,这个物质可能弥散到溶液里面去,这个物质的存在可能用把液体转移到另一个心脏去的方法加以证明。勒韦很快把自己的想法写了下来,准备第二天早晨去做。

第二天早晨 6 时勒韦醒来,他惊惶不已,他知道曾写了一些东西,却不能够读出他手写的内容,其结果是他没有任何办法去做实验。白天,心慌意乱的,他怎么也回忆不起来,一直等到晚上,最后处于耗竭状态,他上床睡觉。

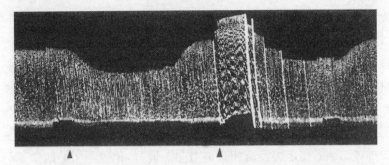

勒韦两个蛙心实验的蛙心收缩曲线,蛙心跳动时收缩有一定的幅度
左边箭头,表示把因迷走神经刺激而心跳变慢的蛙心液体移来加入时,可
看到这个蛙心的收缩降低,勒韦称移入液体中的物质为迷走物质。
右边箭头表示把因交感神经刺激而心跳加快的蛙心液体移来加入时,这个蛙
心跳动就加强了,这个物质勒韦称之为加速物质,后来知道它就是肾上腺素。

使他惊异的是,清晨三点钟他又醒来了,并且出现了同样的、做新实验的设想。这次他不等待机会了,他很快起床跑进实验室,做了一个研究实验,实验做到早晨五点,不到两小时实验做成了。这就是化学传递的实验。

在实验室里勒韦拿了一只青蛙,把它的心脏取出来,然后用溶液灌流心脏,并刺激迷走神经,迷走神经是仍然附着于心脏上的。迷走神经刺激使蛙心跳变慢,在抑制反应达到高峰的时候,勒韦收集了心脏内的液体,并把液体转移去灌流另一个蛙心,而这第二个心脏是不带有迷走神经的。使他非常高兴的是,第二个心脏也跳得变慢了,好像它也受到迷走神经的刺激一样。相反,如果溶液来自一个不受刺激的蛙心,再转移到第二个蛙心,则这个效果就不会产生。根据比较,勒韦作出结论:刺激迷走神经所释放的化学物质必定是负责产生抑制作用的。

按照戴尔的说法,还有一些比较不太戏剧化的故事版本。勒韦告诉戴尔,第二次写了可以读懂的笔记以后,他又睡了。然后,一早他拿起纸来读了一读,很愉快地走到实验室去做实验。不管勒韦是很快地跑到实验室去,还是早晨三点钟,或者是先醒来再睡觉,这都无所谓,重要的是勒韦突然认识到他已经发现了一种新方法,可以用

来检测化学传递学说,在他的脑中,已经形成了某些实验的设想,可以很快执行。这种实验可能把老的理论推翻。老的理论认为,通过神经肌肉突触的传导是由于电波的扩展,或者是有一种火花从神经跳到肌肉。

他做的第二个实验是用来确定交感神经引起使心跳加快的作用。他分离蛙心并刺激了蛙心的加速神经,如所预料的那样,刺激加速神经与刺激迷走神经有相反的效果。同样,他收集了心跳加速以后心脏里面的溶液,再把溶液转移到另外一个不带有交感神经蛙心,一旦溶液放上去,第二个蛙心心跳也加快了。

勒韦首次认识到,作为一个兴奋性的事件的神经冲动,它可以导致一个抑制性的后果。在化学递质进入神经舞台之前,兴奋可以解释,而抑制似乎不好解释。现在勒韦有了令人信服的证据,那就是,当一个化学中介物质参与其中时的,就不难解释突触部位的抑制事件了。勒韦自己的话是这样的:

> 在我的脑子里面没有任何可能性来幻想,神经的刺激如何可以抑制另一个器官,除非通过化学的方法,体液途径提供了唯一的、可以理解的机制来解释周边抑制。

因为勒韦不太肯定他的两个不同化学物质的实体是什么,他简单地把迷走神经的抑制性物质称为迷走物质,而加速的物质称之为加速物质。戴尔曾问勒韦,为什么不直接讲迷走物质事实上就是乙酰胆碱,而加速物质可能是肾上腺素或至少是肾上腺素样物质。勒韦的回答是,这些物质可能是乙酰胆碱和肾上腺素,但是他更倾向于谨慎一点,他曾经被人批评过,他推测过多。

以后,戴尔关于乙酰胆碱的新工作也引导勒韦放弃他关于迷走物质的谨慎小心立场,勒韦感到很满意。他说,他的英国朋友已有了好的研究工作,迷走物质一定是乙酰胆碱。但勒韦仍然十分小心,他不敢讲交感递质就是肾上腺素,他说:"不论有多少相似性,虽然我个人的看法这两者是相同的，即使如此，我并不认为已经足够证明了，可以假定交感的递质就是肾上腺素，因此我仍然叫它称为肾上腺素类物质。"

就肾上腺素而论，勒韦的小心谨慎得到了证明，特别是当把青蛙实验扩展到哺乳类动物的时候。20世纪30年代，坎农和他的同事们在哈佛大学研究了交感的递质，他们发现注射肾上腺素的效果和直接刺激交感神经的效果并不完全相同，到1946年，瑞典科学家冯奥伊勒第一次直接从哺乳类动物的交感神经成功地提取到这个扑朔迷离的递质，这个活性化学物质事实上是去甲肾上腺素，它很像肾上腺素，但不是肾上腺素。

大约30年之后，勒韦承认，如果他有时间深思熟虑，他不可能走到实验室去做这类实验。如果经过仔细考虑，他几乎会肯定，这个化学物质的量不可能那么多，以至当液体从一个心脏转移到另一个心脏时，还可能被检测出来。对勒韦而讲，幸运对他微笑了，他先做实验，后作思考。他叹息：有时候，要成为一个发明者，一定是一个无知者。

1921年的梦引导了他的实验，以后他得到了极大荣誉。勒韦仍然有兴趣于梦，怎样可以在他无意识的脑子里面储存一些设想——他的次要和附属的兴趣。1936年他去维也纳时拜访了精神病学家弗罗伊德，几年后两人都在伦敦，勒韦再次访问了弗罗伊德，这次不是为了对这位心理分析之父表达对他的尊敬，而是和他谈梦，意识以及发现的心理学基础。

在一次公开讲演中，勒韦继续讨论梦的作用，引用了他自己的梦以及有机化学家开库勒（Kekule）如何梦到有一条咬住尾巴的蛇，从这个梦，开库勒认识到苯一定有一个环状结构。作为一位有文化而又有幽默感的科学家，勒韦还可能想到莎士比亚，他可以从而改变莎士比亚《暴风雨》中主人公的一句名言：科学是这样一桩事情，有如梦中所能做的那样（science's such stuff as dreams are made on）。

按科学社会对这个问题的关心而论，勒韦提供了一个真正的、关于化学传递的证明，他证明了突触部位的神经体液传递。在他的实验结果发表之前，正如以后戴尔所写的，"我们当中没有任何人曾经有特别兴趣来猜测,可以想出一个方法,可以实际地来检验化学传递理论。"我们可以看到,狄克逊走得最为接近。但是在戴尔的脑子里面,只有勒韦,他真正把一个脉脉含羞的"神经递质"夫人介绍给社会。

不信和反对勒韦实验的人很多,以致1926年在斯德哥尔摩第12届国际生理学大会上他被要求作演示,但18次示教都很成功。不过这些实验中,他是加了毒扁豆碱的。1932年爱丁堡的卡恩(Kahn)改进了勒韦的方法使之更易获得成功,他证明了麦角毒可以阻断迷走的加速作用。

### 3. 胆碱酯酶

在发表里程碑式的发现之后,1921年和1922年勒韦继续在神经递质方面进行工作。他在许多研究人员面前重复他的实验。他的新工作牵涉到药物阿托品,阿托品可以阻断乙酰胆碱的作用。在以前,人们相信阿托品的作用是阻断神经末梢,然而勒韦显示,迷走神经并没有被阿托品所麻痹,事实是不论阿托品使用与否,迷走神经释放了同样多的迷走物质。这个重要的发现引导他提示,阿托品的效应仅仅是作用于释放出来的递质物质,而不是释放过程本身。

勒韦在神经生理学的另一领域也做出了重要的贡献。已经知道阿托品可阻断正常副交感神经所释放的物质,他怀疑,是否有一个自然存在的体内物质,可以起同样的作用。几年来困扰着他的有这样一件事情,递质作用时间非常短暂,酶可以把突触部位的迷走物质分解。勒韦推理说,酶是否可以肯定地解释这个现象,戴尔在1914年曾简单地谈到这个可能性。1926年,勒韦和他的合作者在青蛙上面工作,发现迷走物质从迷走神经释放后,有一个天然的酶能够分解迷走物质。更多的实验结果支持迷走物质可能是胆碱的一个酯,而相应的酶可以称之为胆碱酯酶。

勒韦还有一个重要发现。他显示,要使乙酰胆碱酶的作用变得持久,可以引进一个物质,它能够阻断胆碱酯酶的分解作用,这就是抗胆碱酯酶,为此他转向毒扁豆碱,这是从扁豆中提取的一个碱,含抗胆碱酯酶,这种扁豆长在西非爬藤扁豆葡萄园里。非洲人应用扁豆这件事欧洲人是有所知悉的。殖民前的一些探险者有报告说,卡拉巴(Calabar,尼日利亚的一个港口)地区的居民用豆子磨成的粉,和水混合起来,把药吞下去作为处罚,或用以执行死刑,或巫师用来治病,治疗呕吐引起的病,等等。

既不是非洲人,也不是19世纪科学家,在苏格兰爱丁堡有人培育"神豆",他们知道豆可以使心跳停止,因为它能够阻断迷走神经乙酰胆碱的分解,动物实验及人体的实验表明,有时候几乎酿成死亡后果,他们发现,即使少量药物可以停止心脏跳动。科学家们成功地分离了其中的活性成分。

对于勒韦来说,新的关于胆碱酯酶的实验,与他那心脏液体转移的实验一样重要,然而他并不认识到,由于增加乙酰胆碱在突触部位的量,毒扁豆碱可以很快应用于临床,他可能想象不到,这个东西还可以用来帮助检测骨骼肌突触部位的微量乙酰胆碱。

### 4. 荣誉和惊吓

1936年,由于他们关于神经化学传递的发现,戴尔和勒韦这两位有共同兴趣的老朋友分享了诺贝尔奖金。勒韦仍然是一名艺术爱好者,在颁奖过程中,有两次使他最受感动,第一次是当乐队宣布诺贝尔奖获奖者进入会场,观众站起来,80岁的老皇帝前来欢迎他们。第二次是当他和戴尔在皇家会场接受奖金和证书,这时候会场里响起了贝多芬的交响曲,乐章的内容是祈求自由和终止压迫。

戴尔几乎得到了所有的荣誉,包括1940到1945年的皇家学会会长。纵观他的一生,他非常有魅力且有水平,能帮助别人。对戴尔来讲,生理学就像猎宝,可能有虚的射击猎物,但新的探险差不多在每个地平线上都会遇到。1968年去世时,他受到人们的赞扬不仅是因为他对神经递质和酶方面的发现,也由于他那无与伦比的科学精神感染了他周围的人。

勒韦却很少有时间来享受奖金和荣誉,纳粹主义正在扩散,他发愁将来该怎么办,因为他是一名犹太人,他为此忧心忡忡。1938年3

月 10 日纳粹长驱直入合并了奥地利，早晨 3 点钟勒韦被叫醒，十来个纳粹军人闯进他的家，把他带进牢狱。这天晚上，他的两个儿子还有上百个其他犹太男人也被关押到这座监狱。幸运的是，勒韦的另外两个孩子在国外。

卫兵不让犯人读书和写字，勒韦很快就形成了一种强迫的想法，在他发表他最后论文之前他将会被谋杀。最后他恳求卫兵让他发一张明信片，给一支笔，这样他能够写出短篇论文，来报告他最近的发现，论文被送到《科学》杂志。

幸运的是，勒韦被抓去后两个月释放了，然而他瘦了 100 磅，他的儿子在他释放后三个月也离开了监狱，所有的人被允许可以离开这个国家，但有一个条件，勒韦必须同意放弃他所领取的诺贝尔奖金，而且把这个钱转移到纳粹账上。勒韦知道，他没有别的选择，必须同意。所以只好乖乖地投降，于是他买好了船票启程到英国去了。

他决定不留在英国，而是接受了纽约大学给他的机会，因为英国是一个前景不确定的地方，他宁愿而到一个比较安全的地方。为了能够进入美国，他需要从美国领事馆申请一个特殊签证，准备了各种材料之后，他碰到了一点困难，领事馆人要求他证明他曾经搞过教学，因为他必须有教学的证明才能进纽约大学。最后，勒韦请求那个人打开一本名人录，而且查一查他的名字，吃惊的官员发现了勒韦的传记，然后告诉他可以批准他的申请了。接下来勒韦接受体格检查，检查结束后他接过一个密封的信件，同时拿到签证，他可以坐船到美国去了。以后所发生的事情，用他自己的话可以知道："我抵达纽约，一个雇员把我的材料交给移民官员，官员正在忙碌着，我用眼睛瞟了一下医生的证明，看了后我几乎晕倒，我读下来是这样的：已经老迈，不能够挣钱过活。最后看到对我的意见是，送到 Ellis 岛，然后迁返送回给希特勒先生。幸运的是，移民官员不考虑医生的意见，签署了欢迎我到美国来的意见。我来到美国是 1940 年 6 月 1 日。"

1946 年 4 月 1 日勒韦成了美国公民。勒韦和他妻子吉德（Guide）以后在纽约的生活非常好，虽然他们都已年老，没有任何财产，也没有亲戚朋友来看望与祝贺他们。这些缺点似乎对他们这些新移民来讲算不了什么。使他们感到满意的是，他们亲属中的每个人都离开了恐怖的纳粹，离开了死亡。

从1940年到1955年，勒韦连续在纽约大学工作，多数精力致力于研究一些遗留下来的问题。夏天，他和夫人来麻萨诸塞州的海洋生物站，他们欣赏海边景色，享受美好时光，勒韦是一个集人文主义色彩的和科学精神在一起的人。他1961年去世，离90岁还差一年。

诺贝尔奖提名勒韦的人很少，因为怕得罪纳粹，提名人中写得最有分量的是戴尔。戴尔描写了勒韦工作的重要意义：

> 由于一系列漂亮的实验观察，情况完全发生了改变，实验是用最直接的方法做的，在1921年发表，以后陆续发表大概有15篇文章，这些都是由他和他直接的学生合作做的，时间是从1921年到1931年。这个很理想的简单实验观察，一下子就确立了一个观点的真实性，而这个观点的重要性超出了实验观察的范围。使用这样简单的技术，实验结果演示了神经效应的传递是通过释放的化学物质，勒韦及他学生的研究的意义远远超出了实验结果本身。

**编者曰：一梦成功，其实不止于此**

勒韦证明神经传递的梦，是生理科学界广泛传颂的，许多人以为勒韦一梦成功，其实不然。勒韦是不是做一个梦中的实验就成功了呢？非也。1921年之后他差不多整整做了10年的实验，反反复复地论证蛙心的迷走神经末梢的化学传递。许多人怀疑他的结果，他还在1926年的国际生理学会议上做示教实验。这个示教令我们想起了当年英国费里尔和德国戈尔茨的争论，科学家们决定把动物脑做组织学检查的故事。这些都表示了实验科学家的严谨态度。

　　勒韦是一位浪漫主义者,他喜欢音乐和艺术,对于科学问题有浪漫的猜测,他在睡梦中设计实验,一方面是他苦苦思索的结果,一方面也是他浪漫主义的表现。但勒韦也是严谨的,例如开始他只说引起心跳变慢的是迷走物质,而不说这就是乙酰胆碱。另外,引起心跳加快的物质,他也不轻易地说这就是肾上腺素。勒韦是严谨的,因为当时时机还未成熟。

## 四、坎农

### 1. 坎农生平

　　瓦尔特·B·坎农(Walter Bradford Cannon,1871—1945)是一位有高深造诣的生理学家,他的一生及事业与"战斗或逃跑"紧急反应的研究有关。在他的自传式描述中有这样一段话:"20 年(1911—1931)来,坎农和他的学生获得了许多证据,在生理应激条件下,交感神经系统及其组成部分——肾上腺髓质的作用是发动内脏活动的一种调节,这个调节是精巧地适应于个体保存的。"坎农善于把生理学实验中所看到的现象整合到生理学原理之中,他的工作不仅对生理学家有影响,对其他领域的人也有影响,他实践了合成生理学或者整合生理学的学科,他提出的很多观点,被科学界广泛接受,著名的例子就是内环境衡定(Homeostasis)的概念。他待人接物非常真诚,热心于公益事业,他在世界大战时服役军队,参加军医的工作。

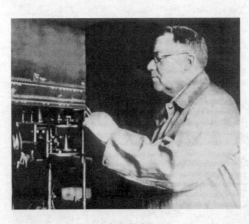

坎农在实验室

　　坎农发现交感神经分泌肾上腺素样物质,甚

至比勒韦1921年证明迷走物质还要早，坎农应该是和勒韦、戴尔一起合得1936年的诺贝尔奖金的，但是因为他发表了一些矛盾的理论，即交感素的理论，因此没能得到诺贝尔奖。

　　1871年坎农出生于威斯康星州的一座城市，那里曾经有过一位著名的博蒙特（Beaumont）医生，他以观察病人的胃运动而出名，坎农也受他的影响。他18岁才上中学，读书非常出色，是班上的尖子。1892年他被哈佛录取，家里没有钱可以提供给他学习，他拿到了250美元的奖学金，可是学校的费用每年至少要372美元，包括注册费、房子以及一些消耗，光租房子一年就用了57美元。他省吃俭用，通过辅导大学生来攒钱。他学了很多课程，成绩一直保持A。他回忆，在哈佛对他影响最深的教授是达文波特（Davenport）、帕克（Parker）、詹姆斯（James）等。1900年他进哈佛医学院生理系，那时助理教授鲍迪奇留学法国后带回来一些仪器设备，把生理系建设起来。坎农向他提出是否可以跟他做实验，鲍迪奇提议，坎农可以跟另外一位学生一起探索X线是否可以用来研究食物通过消化道的检查，这件事情完全改变了他一生的事业，原来他是对神经学有兴趣的，现在转到消化上来。他在X光底下观察动物的消化道运动，发表了论文。他对于医学院枯燥的课程不感兴趣，在教师指导下，他写了一篇关于按病例教学的教学方法文章，受到很多人的注意，包括哈佛大学校长及其他临床专家。结果他被邀请到波士顿医学促进协会作报告，所以他就很有名气了。毕业后，生理系主任把他留在生理系，他研究情绪对于胃运动的影响。

　　坎农到生理系不久就和科尔内利娅·詹姆斯（Cornelia James）结婚。他的太太非常热爱公益事业，因此他们家经常有许多客人。在蜜月旅行时他们曾经攀登了一座别人不大敢攀登的山，叫山羊峰，下山时天快黑了，碰到地质学家，地质学家们对此印象深刻，甚至于把这个山峰叫做坎农山。

　　坎农作为生理学家的声誉越来越高，1906年秋天，坎农继任生理系主任，而且得到希金森（Higginson）教授的位置。坎农的研究工作进展很好,那时候,俄罗斯的巴甫洛夫和英国的贝利斯、斯塔林都已经由于他们消化腺的分泌有名气了,坎农也由于消化道运动和机械作用的研究而很有名气。

坎农的兴趣在于情绪状态怎么影响消化道的运动。1908年他鼓励学生霍斯金斯(Hoskins)研究肾上腺的分泌,看看它是不是受情绪状态的影响。霍斯金斯离开哈佛后告诉坎农,他发现当动物被激怒时,血液中的肾上腺素升高。坎农在哈佛与博士后德拉帕斯(De la paz)合作研究安静的以及激动猫的血液中肾上腺素的含量,他们把一只吠叫的狗摆在猫的前面,引起猫的紧张,然后与安静猫的血作比较。如果切掉猫的上颈交感神经,瞳孔没有交感神经支配,此时皮下注射小剂量的肾上腺素仍可使瞳孔扩大,这是去神经超敏感,用这样的标本来检测血液中肾上腺素的量,结果发现,当猫受应激时血液中的肾上腺素增高了。1911年他发表了论文——《情绪性刺激引起的肾上腺分泌》。

坎农和他的学生德拉帕斯用更灵敏的生物鉴定方法来检测肾上腺素。离体的猫小肠可以在生理盐水中不断地维持它剧烈的收缩活动,在盐水中加进肾上腺素可以减弱小肠活动。利用这种生物鉴定的方法,检测的灵敏度很高,肾上腺素稀释到2 000万分之一仍可以使小肠收缩减弱,由此他们发现,受应激的猫向血液中分泌肾上腺素。

### 2. 战斗或逃跑反应

坎农开始思考各种能引起肾上腺素分泌的生理反应,实验导致他建立了"战斗或者逃跑"的设想。他回忆:有一个清醒的晚上,在考虑到所有发现的种种变化事实以后,有一个想法闪过他的脑子,可能是很好的整合了所有现象。把这现象看成为身体参加战斗的准备,或者准备逃跑时作出的最大的努力。他把这一看法写进了他的科学日记,兴奋时肾上腺影响肌肉收缩,动员血糖的来源为肌肉所用,这是一个具普遍性的状态,不战斗就逃跑。

1911年,坎农考虑到持续紧张可以引起病理的过程,这是在所谓心理躯体医学还没有提出来之前很久,他想到的是糖尿病,他报道了应激和引起的血糖升高。

坎农探讨了几种新的方法来证明过度肾上腺活动怎么能够引起(至少是加重)病理状态,他和霍斯金斯一起合作,刺激支配肾上腺髓质的交感神经,发现当刺激持续时,肾上腺似乎被耗竭了,不再分泌肾上腺素了。坎农又探索其他因素,说明肾上腺分泌可以让动物准备起来应付紧急情况,如当猫处于怒的或应激状态时。另外,肾上腺素可能有助于止血。他发现刺激内脏神经可以引起肾上腺髓质分泌,而注射肾上腺素可以缩短血液凝固时间,肾上腺素可以延缓肌肉疲劳。

1913年,坎农测定了哈佛足球运动员竞赛后的尿糖。他发现紧张的运动员有糖尿,不但运动员有,坐在旁边观看的人也有。战争阴云在欧洲的上空聚集,他谈到了运动是战争的生理学的同源物,是一种可能的战斗本能的重现。他把这些报告总结起来写了一本名著——《疼痛、饥饿、恐惧和怒时的身体变化》。

1914年7月28日,欧洲大战开始,坎农和许多美国民众一样,采取中立的态度。但是当1915年5月德国潜水艇击沉了豪华客轮"卢西塔尼亚号"以后,他和国内其他民众一样,积极地站到了英国、法国一边。1916年美国科学院成立了一个国家研究院,看看战争所造成的打击有些什么问题值得研究。坎农同意组织一个战时医学问题研究计划。为此,他写信给英国的谢林顿,问英国的生理学家在战争期间碰到什么问题,谢林顿列出了一些可以研究问题的单子,有外科休克、激动性心脏病、疲劳,等等。坎农同意领导一个小组研究休克。当总统宣布对德国宣战以后,坎农就到位于法国的哈佛基地第五医院工作,法国小镇没有设备可以做研究,也没有动物。有一天,英国的埃利奥特来到这个野战医院,他们之间持久的友谊就开始了,他们互相知道对方的工作是在肾上腺素以及交感神经系统。埃利奥特是中校,他安排坎农在英国清理伤兵站工作,兵站接收了许多严重休克的病人,在清理伤兵的工作中坎农熟悉了血压在休克中的变化,包括原发性休克和继发性的休克。

### 3. 交感素 E、交感素 I

坎农曾经有这样的看法,在病理情况下由于紧急和过度的刺激,肾上腺髓质会耗竭。但这个说法受到其他科学家的挑战,他们报道,在持续应激的情况下,肾上腺分泌相对稳定,肾上腺也没有耗竭,动物也可以应付应激,即便支配肾上腺髓质的内脏神经被切断后还能够应付应激。他们还批评坎农测定肾上腺素的方法不准确,不是定量的。坎农想出另外的方法,先把心脏的神经切断,使它对肾上腺素过敏,然后,再用去神经心脏的反应来检测肾上腺素,用这个方法学使坎农达到了一个结论:交感神经分泌肾上腺素样的物质。

1920 年坎农和他的合作者乌日迪尔(Uridil)设计实验来回答学者们的批评,结果证明批评意见是对的,肾上腺髓质不会因持续刺激而耗竭。

刺激内脏神经可以使去神经的心脏跳得快一点,排除了种种因素之后他们得到的结论是:内脏神经刺激引起某些拟交感神经的物质从肝脏中分泌,因为如果把支配肝脏的肝神经先切断,再刺激内脏神经,心跳就不加快了。

坎农并没有鉴定交感神经的物质是什么,他认为这是一种激素,是从肝脏分泌进入血液系统,通过血液带到心脏和其他的器官,在那里产生不同的交感效果。这些结果 1921 年发表,正是勒韦蛙心实验成功的那一年。如果坎农坚持探索下去,为什么交感神经刺激引起去神经支配的心脏变快,也可能他能够达到发现其原因,如他以后所做的那样——交感神经产生肾上腺素样物质。但当时他正专心于紧急学说,没有考虑到交感神经可以分泌肾上腺素样的物质。

到 1930 年,比利时的一位医生巴克(Bacq)来到坎农实验室,他们接着做去神经心脏的实验,把肾上腺和肝去神经,在此情况下,刺激不同的交感神经也看到了心跳的加快,但延迟时间几分钟,心跳增加可以达到每分钟增加 25～30 次,没有像情绪时增加得那么明显,他们也看到动物血糖的升高。由于肾上腺和肝都脱离了神经支配,因此需要考虑另外的解释。到1931年坎农发表他们的工作时,他们的总结是:如果猫的心脏、肾上腺、肝脏去神经支配,这种情况下,猫的交感神经是支配平滑肌的。大概在刺激2分钟之后引起缓慢的血压升高,心跳加快,唾液分泌增加。这种缓慢地增加以及回落类似于情绪引起的一样。

他们还是维护情绪反应的观点,把这些结果归之于某些类似交感的物质分泌出来了,而这个物质是来自于肾上腺髓质以外的。坎农猜测这个物质是肾上腺素,但他提议给它另外一个名字——交感素。因为它的性质当时还不清楚,它是不是跟肾上腺素一样还不清楚,可能在平滑肌细胞中。

坎农把交感素看作一种激素,它协同肾上腺的作用,其作用是交感神经系统的。交感素像肾上腺素一样,可能比较稳定,在血液中运输不易被分解。因为交感神经系统在动物应付紧急情况中所起的作用,坎农认为交感素也具有适应性作用。

1931年,坎农相信,正是平滑肌在接受了交感神经刺激后分泌了交感素。这个结论是与当年埃利奥特的是一样的,但埃利奥特从来没有确定过,肾上腺素是肌肉分泌还是神经分泌的。

但巴克根据皮肤色素细胞的现象,同意神经末梢可以分泌化学物质。坎农在1933年的论文《自主性神经冲动的化学介质》中写道:巴克的结论对于皮肤色素细胞可能是对的,但是应用于支配平滑肌的交感神经系统可能是不对的。他争论说,交感神经末梢支配每个平滑肌,它不可能分泌那么大量的化学物质,而且进到血液还可以激素形式作用到远隔部位。

巴克离开以后,坎农实验室来了一位墨西哥人、博士后罗森布卢特(Rosenblueth),代替巴克作为坎农的第一助理。罗森布卢特是一位医生,他父亲是匈牙利的犹太移民,母亲是美国人。罗森布卢特认为他自己非常能干,而且是多面手,他曾经是墨西哥顶级棋手,他的提琴好到可以参加专业演奏会,他的英语、法语、西班牙语都很好,他曾经在法国读过书,得到过德国医学学位,1927年回墨西哥后,他短期做精神病医生,但他不喜欢这份工作,于是来到哈佛生理系工作。

坎农看到罗森布卢特是一位非常有才华的人,邀请他参加实验,他希望有一位年轻科学家来做助手,罗森布卢特也非常高兴能够被邀请来担任这位伟大人物的助手,毕竟他很崇拜坎农。当时在哈佛生理系的另一位教授达文波特就说,罗森布卢特崇拜坎农,当他讲起坎农时,可以听得出他那崇拜的语调。但是,正像达文波特所描写的那样,罗森布卢特比较自高自大,很多人都讨厌他。生理系的布鲁克斯(Brooks)也了解罗森布卢特,他描写罗森布卢特是能说会道,过于潇洒。但坎农经常高度评价罗森布卢特,许多人虽然喜欢、尊重坎农,但仍然讨厌罗森布卢特。

罗森布卢特能力很强,他得到了一些实验结果就开始写论文,并很快发表,所以论文很多。坎农可能无法仔细按照常规来考察这些论文。1931年至1933年间,罗森布卢特发表了12篇文章,到1944年在美国生理学杂志一共发表了74篇文章,还出了一本书。罗森布卢特数学不错,他的文章充满着方程式以及数学演算。达文波特描写罗森布卢特是坎农的黑暗天使。罗森布卢特的数学水平显然远远超过了许多当时生理学家的数学修养。他与维纳(Wiener)是密友,威纳是控制论的奠基者,他经常参加罗森布卢特组织的讨论会。

1933年之前坎农曾经认为,肾上腺素和交感素可能是同一物质。1933年他曾写道,直到几个月前,证据相当可靠,接受交感神经刺激时从心脏中发出来的物质是肾上腺素。但他又说,他和罗森布卢特最近发现,交感素和肾上腺素不是同一物质,他们提出有两类不同的交感素。

有两种不同交感素的证据是从哪儿来的呢?是基于一个实验。他们比较了给予麦角毒后,不同器官对肾上腺素和交感素的反应。由此得出有两种不同的交感素。坎农和罗森布卢特发现,麦角毒可以阻断肾上腺素增血压的作用,增心跳的作用;但不能够阻断交感素所引起的同样的反应。这些事实使他们相信这两种物质一定是不相同的。更有甚者,他们也看到交感素的不同作用,这依赖于交感素是从身体哪一部分得到的。根据这些实验观察,他们提示,有两种不同的交感素,兴奋性的叫交感素 E,抑制性的叫交感素 I。

至此,罗森布卢特又发挥他那数学演算特长,引入一定程度的复杂性,引导出两个交感素的理论。罗森布卢特研究平滑肌对剂量增加的肾上腺素的反应后,得出结论,在反应曲线的某一点,肾上腺素一定是跟某些假设的物质结合在一起,形成第二种物质,这种物质叫 AH, A 代表肾上腺素,H 代表假设的物质。在他们的看法中,既然有两种交感素,还一定有两种假设的物质,有一个是为形成交感素 E 的,另一个是为形成交感素 I 的,是抑制的。至此,坎农的思想变了,他相信交感神经是分泌肾上腺素的,交感神经的冲动首先发出肾上腺素到平滑肌,在那里跟肌肉中两个物质结合,形成或者是交感素 I,或者是交感素 E。

巴克虽然离开了,但他不太同意两种交感素的理论。他曾经与坎农一起发表过交感素的文章,他不断地写信,说明提出两种交感素的理论是错误的。他非常敬重坎农,他不愿意跟坎农发生矛盾。他劝说老师不要继续坚持这个理论,他认为,应当对两种交感素理论负责的是罗森布卢特。

### 4. 坎农未能获得诺贝尔奖

许多其他科学家不同意两种交感素的理论。1937 年,坎农和罗森布卢特出了一本专著——《自主神经效应器系统》。这本专著回顾了支持两种交感素理论的种种事实。这时《自然》(*Nature*)杂志上登了一篇对该书的评论,署名是 JHG,是戴尔的合作者,他描写这本书是有权威性的,有价值的,令人印象深刻的;但他批评说,理论提出平滑肌细胞有不同的接受物质,它跟交感神经所分泌的物质结合起来,然后再释放到血液中去,这本书太复杂化了。

坎农、罗森布卢特的交感素学说以后受到两个致命的打击。第一个打击是来自 1940 年代末美国药理学家雷蒙德·阿尔奎斯特(Raymond Ahlquist, 1914—1983),他提供证据表明,有两类肾上腺素受体,而不是有两类交感素。阿尔奎斯特的兴趣与拟交感药物有关,从 40 年代早期,他参与麻黄素的提取,麻黄素的植物来源在中国,美国也有这种植物。阿尔奎斯特继续研究不同拟交感药物的特性,他用了兔、猫、狗的血管、肠、瞳孔、子宫、心脏等器官,比较了拟交感药物对它们的影响。在他 1948 年的论文中,他比较了肾上腺素、去甲肾上腺素、异丙肾上腺素等药物的作用。根据这三个药物的效能排队,阿尔奎斯特提出有两类肾上腺素受体:一类是 α,一类是 β。

阿尔奎斯特在论文结论中说,坎农和罗森布卢特的理论好像已经成为生理学中的规律,但这不再正确,他进一步建议不要再用"交感素"了。虽然,由于坎农的影响,交感素的说法在文献中还存在了几年之久,但以后两种交感素的说法就慢慢消失了。阿尔奎斯特提议的两类肾上腺素受体也经过 10 年才被接受。

对交感素理论的另一个打击是由于瑞典学者奥伊勒(Von Euler)的工作,他曾经在戴尔的实验室工作 6 个月,回瑞典后,他开始用从戴尔那儿学来的生物鉴定法研究肾上腺素以及其他有生物学活性的自然物质,他得到了一个纯的交感神经元提取物,他又应用了一个新的、他的瑞典同行希拉普(Hillarp)所发明的荧光技术。根据这些实验结果他证明,交感神经分泌的是去甲肾上腺素而不是肾上腺素。

奥伊勒提供了确切的证据:坎农是错误的,肾上腺素实际上在交感神经末梢已经转化成去甲肾上腺素,即去甲基化了。他断定非常可能的是,交感神经的递质是去甲肾上腺素,但某些交感神经末梢分泌肾上腺素。坎农和罗森布卢特的交感素 E 和 I,可能相应于去甲肾上腺素和肾上腺素。但以后奥伊勒的观点变了,他同意阿尔奎斯特的结论,不是有两种不同的交感素,而是有不同的肾上腺素受体。真理可能是这样,这两个问题在某些地方有点混淆。如果讲有两个不同物质参与,坎农和罗森布卢特可能是正确的,但他们又是错的,说神经分泌一种物质,结合到两种物质以后就变成两个。具有讽刺意义的是,勒韦倒是正确的,他试探性地作结论,支配青蛙心脏的交感神经分泌的是肾上腺素,因为奥伊勒发现,青蛙交感神经真的是分泌肾上腺素,而不是去甲肾上腺素,这是一个例外。

在一段时间里面,奥伊勒仍然使用坎农的交感素来代替去甲肾上腺素,他是为了使得去甲肾上腺素这件事情跟肾上腺素明确地区分,而且奥伊勒倾向于不要引入新的名词。随着时间的推移,去甲肾上腺素渐渐地被大家接受,而交感素在文献上再也看不到了。坎农逝于 1945 年,我们现在不知道,在两个打击之下,他是不是还会继续捍卫他那两种交感素的理论,但是至少到 1950 年,罗森布卢特的确仍然在捍卫他的理论,不过他几乎是孤军作战。

1945 年之前,坎农曾多次地接受诺贝尔奖的提名,但 1936 年是他最有希望的一次。他是不是值得跟戴尔等一起得诺贝尔奖,是有争论的。戴尔等关于化学递质的证据更加直接而令人信服,而坎农的证据则是有争议的,而且最后证明是错误的。坎农认为交感素是血流中的激素,是由交感神经末梢所触发的,而不是神经的递质,像今天我们所了解的那样。

值得回味的是,坎农的实验比较接近于自然条件,而且用不麻醉哺乳类动物。戴尔的实验往往是用麻醉动物,而且是刺激神经的。勒韦的实验是用游离的蛙心来做的。后两者的实验比较直接,他们集中注意力于乙酰胆碱,坎农注意交感神经系统和肾上腺素类物质。

1932 年戴尔在综述中提到,坎农和他的合作者在交感神经化学传递方面做了大量工作,但他当时提出的两个交感素的理论是受到批评的。他评价说,坎农确实是对交感神经末梢分泌以及交感神经的化学传递做出了重大贡献,而他自己则主要在副交感神经的外周效应方面。从中看出戴尔的高尚风格。

**参考文献:**

Cowan M, Kandel ER. 2001
Dale H. (Nobel Lecture) 1936
Dale H. (Biography) 1965
Loewi O. (Nobel Lecture) 1936
Loewi O. (Biography) 1965
Shepherd GM, Erulkar SD. 1997

# 第24章 卡茨、埃克尔斯：
# 神经肌肉及中枢的化学传递

戴尔不但在确立自主神经系统的化学传递方面做出了重大贡献,在神经-骨骼肌的化学传递方面也很有成就。由于采用了费尔德贝格的水蛭肌肉生物鉴定方法,戴尔等得以测出微量的乙酰胆碱,这就帮助戴尔获得了神经与肌肉、神经与神经间化学传递的证据。即使如此,传递是不是化学的,仍有争论,这就是著名的"火花"与"汤"的争论。埃克尔斯属于"火花"一方,"汤"一方则以戴尔为首。随着库夫勒对终板电位的详细研究和卡茨的小终板电位的发现,埃克尔斯就不再坚持神经与肌肉传递的"火花"理论了。不久,埃克尔斯本人在脊髓运动神经元上记录到 IPSP,中枢神经系统的抑制作用本来是"火花"学说难以解释的,从此埃克尔斯承认化学传递学说的成立。往后,萨克曼记录单离子通道电流,是小终板电位理论的进一步发展,这样,化学传递学说更深入地向机制方面往前推进了。具有讽刺意义的是,就在小终板电位发现差不多同时,发现无脊椎动物有电突触的存在,"火花"在那里闪烁。

## 一、神经肌肉接头化学传递的早期证据

虽然突触的化学传递在自主神经系统得到很好承认,即使戴尔和勒韦得了诺贝尔奖,许多生理学家仍不相信中枢神经及神经-骨骼肌的传递是化学的。

克洛德·贝尔纳(Claude Bernard, 1813—1878)是法国著名生理学家,他从南美洲回法国后在朋友那里得到了箭毒,注射箭毒可使兔子麻痹,但它的心跳仍然存在。他设计了简单的实验来考验箭毒作用在什么部位。他的实验证明:箭毒既不麻痹肌肉,也不阻断神经的传导。例如,注射箭毒后,直接刺激肌肉,肌肉仍然能够对电刺激作出反应;把坐骨神经和它所支配的腿部肌肉分离,单单把坐骨神经浸泡在箭毒溶液中,但神经和肌肉的附着点不浸泡,此时刺激坐骨神经,肌肉仍然作出反应,这表明箭毒并不影响神经的传导;如果把神经附着于肌肉的点浸泡在箭毒溶液中,那么刺激神经不再引起肌肉收缩。他并没有发表这些实验结果,但在他的笔记本中,清楚地记录了这些,这表明他已经认识到箭毒一定是作用在神经和肌肉之间的接头,而神经和肌肉都具有各自的独立性。

## 二、戴尔

### 1. 神经和骨骼肌连接处是否有乙酰胆碱

当戴尔发现牛、马的脾含有乙酰胆碱后,特别是当它被确定是副交感神经系统递质的时候,他要求合作者帮助他寻找证据:脊髓神经和骨骼肌发生连接的地方是否也有乙酰胆碱存在。有趣的是,当1933年勒韦在纽约发表演讲时,他告诉听众他个人并不相信神经和骨骼肌之间也存在着体液机制;并认为,神经冲动可以直接跳到骨骼肌,因为神经与骨骼肌的关系太密切了。但并非所有人都同意勒韦的观点,例如谢林顿就认为,所有突触部位都应该用同一种原理工作。虽然戴尔也猜测勒韦是错的,但他认识到这个问题将会一直留在那里得不到解决,除非找到一个办法来检验这个假说。

戴尔和加德姆(Gaddum)曾证明,注入少量乙酰胆碱到动物体可引起去神经支配肌肉(骨骼肌)收缩,但当时就有电生理学家提出,乙酰胆碱不是运动神经末梢分泌的,运动神经通过电引起肌肉收缩,乙酰胆碱仅起辅助作用,现在极其需要一种方法来测定微量乙酰胆碱。

在骨骼肌检测到乙酰胆碱真是一个挑战,困难在于乙酰胆碱的量实在是太少了，而且它在突触会很快分解。更有甚者，与自主神经系统里面的情况不同，运动神经支配骨骼肌的范围很大，被释放物质并不局限在一个"池"或"口袋"里边，所以很难取得样品。还有，神经骨骼肌接头的突触传递似乎比自主神经和内脏器官之间的传递快得多。很显然，新的、更加敏感的检测方法显得十分需要，有了它，研究者才可以探索神经骨骼肌接头的化学传递。

戴尔所希望的检测手段是基于勒韦抗胆碱酯酶药物的工作。1932 年戴尔参加了德国药理学会的一个科学会议，在那里他听了费尔德贝格和明茨（Minz）的报告，报告称：毒扁豆碱可以增加神经刺激后乙酰胆碱的释放量，他们还显示，一个敏感化的水蛭肌肉标本可以作为非常灵敏的、检测极低浓度乙酰胆碱的生物鉴定标本。费尔德贝格描写了这一次会议：

那次德国药理学会议，勒韦也在那里，我报告了刺激鼓索神经引起舌头向血液释放乙酰胆碱样物质的结果。报告显示，把静脉血引导到经过毒扁豆碱处理的水蛭肌肉标本，通过静脉内注射毒扁豆碱以防止乙酰胆碱的分解，很容易检测出释放的乙酰胆碱。另一个关于水蛭肌标本制备的报告是由我和明茨作的，我们当时在柏林生理学研究所工作，戴尔听了我们的报告后很感兴趣。

会议期间，戴尔告诉费尔德贝格，对希特勒（Hitler）的兴起要多加小心。

**2. 费尔德贝格加盟戴尔实验室**

威廉·费尔德贝格（Wilhelm Feldberg, 1900—1993）是德国犹太人，他 1925 年去过蓝利和戴尔实验室，这两人的严谨作风对他有很大影响。戴尔曾告诉费尔德贝格，蓝利的劝告是实验要重复几次，"如果你在五次连续的实验中得到一个结果，而不能在第六次得到，那么你还要做十二次实验。"而戴尔的劝告则是把注意力集中到把实验方法加以完善："费尔德贝格，你一定要工作得像一个天文学家。

准备要花上几星期,几个月的时间,如果需要的话是几年,一直到你的方法完善了才做实验,可能做两个实验,就发表结果。"

　　1933年希特勒在德国当政以后,犹太人费尔德贝格被柏林的生理研究所开除。他的被开除,颇具戏剧性。1933年1月30日,德国议会纵火案后纳粹接管政府,很快就发布了第一个反闪族人法律。同年4月,正在做实验的他被叫到柏林生理学研究所所长办公室,告诉他必须在当天中午离开研究所。当时他的第一个反应——呆了。费尔德贝格只能问,那我今天的实验怎么办?所长同意他可以在做完实验之后离开,但明确告诉他别无选择,费尔德贝格必须在一天内永远地离开实验室。费尔德贝格打电话给他太太,告诉发生的情况,她自愿来到实验室,帮助丈夫完成实验。半夜过后,他们准备离开了。费尔德贝格后来写道,他的离开完全没有人知道,除了来访的两名日本同事,他们听到了他被解职的消息,等候在他将要离开的门口,默默地向他俩鞠躬,两人转身后,又再次鞠躬。1933年4月,费尔德贝格被逐出柏林的生理研究所,他茫然不知所从。

　　戴尔得知费尔德贝格的处境,就开始查寻他,想把费尔德贝格请到英国来。洛克菲勒基金会的代表正在柏林帮助被逐犹太人科学家找一个安家的地方,戴尔告诉这位代表,一旦发现费尔德贝格就赶快告诉他,请他来英国。

　　故事的其余部分可以用费尔德贝格自己的一段话来说明:

　　　　有人告诉我,洛克菲勒基金会的代表正待在柏林,我应该去看看这位代表。我去了,那位代表非常富有同情心,但讲了这样一些话,"你应该懂得,费尔德贝格,多少有名的科学家都被开除了,我们一定要帮助他们,像你这样的年轻人也想要一个位置,那将是不公平的。"以后他安慰我,至少记下了我的名字。当我告诉他我的名字时,他犹豫了一会说,他似乎听到过我的名字,他翻开日记本,突然高兴地说,"有一个关于你的消息是从戴尔那儿来的，两星期前我碰到过戴尔，戴尔告诉我，如果我有机会在柏林碰到费尔德贝格，如果他被开除了，请告诉他，戴尔希望他到伦敦来一起工作。看来你是没有问题了。"他热情地说："至少有一个人我不需要发愁了。"

在洛氏基金的特殊安排下，费尔德贝格才能于 1933 年 6 月去了英国。费尔德贝格一家到伦敦后，生活在一个两居室的家，那儿离戴尔工作的国立医学研究所很近。他们两人都非常激动，因为现在又能做一点有意义的事情了。尤其是戴尔，只要能够摆脱行政事务，他就愿意走进实验室和素质良好的费尔德贝格一起工作。费尔德贝格在戴尔实验室奋力工作，成果迭出，一时传为美谈。

神经刺激后用毒扁豆碱阻止乙酰胆碱的分解，同时用水蛭肌作为递质生物鉴定的材料，研究者们很快就走上正路。以后，得到了神经骨骼肌突触部位存在乙酰胆碱的证明，他们用的研究标本是支配蛙、猫、狗骨骼肌的运动神经，还有猫舌头肌肉的神经。费尔德贝格用蚂蟥生物检定法证明，支配肾上腺髓质的内脏大神经也分泌乙酰胆碱。

当勒韦了解到英国戴尔小组的成就以后，他很快就认识到他以前对运动神经支配骨骼肌的看法是错的，从各种指标来看，这种神经与其他神经并无不同。谁都不惊奇，非常明显，谢林顿又一次是正确的。

神经-肌肉化学传递物是乙酰胆碱，很快在重症肌无力的治疗上得到运用，用毒扁豆碱可暂时增加肌张力。

## 三、埃克尔斯

### 1. 埃克尔斯生平

约翰·埃克尔斯(John C Eccles, 1903—1997)出生于澳大利亚的墨尔本，父亲对他有很好的教育。1925 年，他来到剑桥，作为一名大学生在谢林顿那里学习。

1927 年埃克尔斯得到了一个自然科学的奖及另外一些奖励，他开始和谢林顿的同事一起研究反射。1928 年至 1931 年他是谢林顿的研究助理，那时他们联合发表了 8 篇文章，他也跟格拉尼特合作发表两篇文章，1929 年他获得了剑桥的哲学博士学位，论文的题目是"关于兴奋和抑制"。1934 年他得到大学教职。

埃克尔斯在剑桥的工作，主要是有关中枢及外周神经系统的，包括交感神经节的突触传递。他应

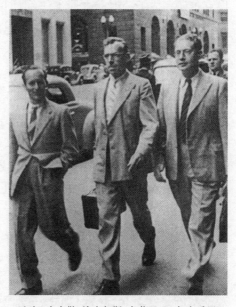

(左起)库夫勒、埃克尔斯、卡茨(1942 年在悉尼)

用了新发展的电生理学技术、放大器、阴极射线示波器，等等。这一段时期，正是突触传递的化学学说和电学说争论的时期，埃克尔斯特别坚持电学说。其实，这种争论、矛盾有助于把问题弄清楚，而且激励更好的实验研究工作。化学理论的决定性胜利有待于法特(Fatt)和卡茨在肌肉神经接头成功做成了细胞内记录，也由于埃克尔斯等对神经细胞进行了细胞内记录，而这些又都是由于应用微电极与阴极跟踪器有关。争论的最后阶段表明，化学传递的学说是正确的，但也有一些例外，在一些特殊的突触有电的传递，不但无脊椎动物，在脊椎动物的神经系统也有。

1937 年埃克尔斯离开英国回到澳大利亚，主持一个小的医学研究单位。在这里，他跟卡茨、库夫勒合作，从 1937 年至 1943 年，主要是做猫和青蛙神经肌肉接头的电生理学分析。稍晚几年，他的工作几乎是转到与战争有关的应用科学研究。1944 年至 1951 年埃克尔

斯任新西兰奥泰戈(Otago)大学生理学教授,他又回到中枢神经系统突触传递问题的研究。1951年布罗克(Brock)、库姆斯(Coombs)和埃克尔斯完成了一项标志性工作:他们第一次成功地把微电极插入到中枢神经系统的神经细胞内,成功记录了兴奋性和抑制性突触的电反应,分别是EPSP和IPSP。埃克尔斯后来在一本书中描写了这些早期工作,书名是"神经生理学原理",副标题是"神智的神经生理学基础"。埃克尔斯在新西兰工作期间,结识了哲学家卡尔·波珀(Karl Popper),埃克尔斯从波珀处学到了科学家和科学假说之间的关系,以及如何发展一个有一般性意义假说的过程。埃克尔斯感到这种对科学假说的看法,不仅增加了他思考问题的能力,而且大大帮助他解决个人的情感问题。埃克尔斯还对一个很有希望的理论被证伪(falsified)感到高兴,因为这也是科学的进步。

　　从1952年直到1966年,埃克尔斯是澳大利亚国立大学的生理学教授。1953年至1955年他和库姆斯、法特一起集中注意研究了突触传递的生物物理特点,这是他获诺贝尔奖报告的题目,这些研究的理论基础是霍奇金、赫胥黎的离子学说以及卡茨的突触分泌机制。1955年他把这个阶段的研究总结成为在美国约翰·霍普金斯大学的演讲,其内容即1957年出版的《神经细胞的生理学》。稍后,由早期工作发展而来的抑制性突触作用的离子筛学说,不仅是澳大利亚堪培拉的工作,也包括了与其他实验室合作的工作。往后,微电极技术、电子显微镜微技术、微药理学有了很大进展,埃克尔斯把新发展归纳到1964年写的《突触生理学》这本书中去了。

　　但是,不能把神经系统简单地理解为一个突触传递的系统,即使是一个最简单行为的实施,信息传输的通路组构是神经系统工作的重要内容。从1960年至1966年,神经系统的组构问题成为埃克尔斯实验室的主题,这些问题在更富有挑战性的水平上进行研究,开始是研究背柱神经核和丘脑,继而研究海马,最后研究小脑。进行这些研究的合理性是为了了解这些结构运转的模式,例如像小脑和海马这样的神经细胞集合体,它们是如何完成任务的。

从 1966 开始，埃克尔斯在芝加哥的生命医学研究所继续他的研究，1968 年后，赴美国的纽约州立大学研究，这几年的研究集中表现在他的两本专著里。一本是与日本 Ito 教授和匈牙利圣阿戈陶伊（Szentágothai）教授三个人合编的《小脑作为神经元机器》，另一本是《中枢神经系统的抑制通路》（1969），那是在英国利物浦发表的谢林顿纪念讲演。除这些纯粹的科学研究外，埃克尔斯也以谢林顿为榜样，发展关于哲学的讨论，而这又是和整个脑科学的整体相一致的，哲学方面的报告主要反映在他的广播讲座等方面，他的哲学观点集中在另一本专著《面对现实》，该书 1970 年出版。

由于埃克尔斯神经生理研究上做出的杰出贡献，得到了很多荣誉。

**2. "汤"与"火花"的争论**

即使 1936 年勒韦和戴尔得了诺贝尔奖，神经体液传递的电学说和化学学说之间的争论仍很尖锐。主张前者的"火花"派代表人物是埃克尔斯，他们的主要理由是神经与肌肉以及中枢神经系统内的传导那么快，化学传递难以解释。埃克尔斯在 1936 年写道："在中枢神经系统中，假定的神经递质的化学性质完全是基于交感神经节的乙酰胆碱学说的外推。"其次，根据相邻轴突间电流流动的分析以及假突触现象，"火花"派还认为：电传递是有可能的[①]。

另一个原因是，他们对戴尔、勒韦等药理学家闯入生理学领域不习惯。即使已经证明骨骼肌有乙酰胆碱，生理学家认为它的作用是辅助传递，而不是负责传递。埃克尔斯认为，胆碱能突触传递包括两部分：(1)初始的快速成分，这由突触前动作电流所致。(2)后续的持久成分，由 Ach 负责。赞成此说的人还有不少，如杰勒德称之为"轴突学家"的电生理学家厄蓝格就认为：神经冲动可以越过一段损伤区，因此在突触间隙照样可以有电传导。也有的生理学家如布朗克则采取中间路线，即"多元学说"。

---

① 所谓假突触是指两根神经靠近在一起，当一根神经有冲动传过时，相邻的另一根神经会发生兴奋性变化，这是由于局部电流流动所造成的后果。

　　总之,他们对电传递的看法就如同霍奇金的局部电路。

　　但是有两个新发现给"火花"说以致命打击:一是定量分析突触前究竟可向突触后注入多少电流;二是终板电位及其他突触电位的发现。

　　早期对假突触的分析似乎表明,突触前电流足够刺激突触后神经元,但是卡茨和施米特(Schmitt)证明,无论如何,电流最多只能达到阈值的20%。这一实验结果,迫使埃克尔斯改口,但他说突触有特殊的"电敏感特征"。

　　1937年埃克尔斯作了一个总结性综述,仍认为乙酰胆碱不可能是主要传递方式。他讨论了神经冲动—骨骼肌传递过程,列举了种种支持电传递学说而反对化学学说的证据,两方面立场尖锐对立,而且没有任何调和的余地。在他的综述中,支持和反对两个理论的证据是平衡的,他承认还没有一个决定性的证据支持或者反对两种学说中的任何一种。他确实认为,乙酰胆碱不可能是传递的主要方式,它所起的作用是继发的,是提高效应细胞的兴奋性,对抗疲劳的发生。

　　1939年12月坎农为"汤"派作了强有力的辩护。他称"汤"派为"化学激动者"(chemagonists),"火花"派为"电激动者"(electragonists)。坎农综述了神经生理学家的看法:他们相信乙酰胆碱是重要的,但它仅仅引起慢的内脏反应,而不能实现骨骼肌的快的反应;认为乙酰胆碱对骨骼肌只有营养性作用,它增高了由电冲动所引起的反应,如富尔顿认为,释放的乙酰胆碱是"神经代谢的副产品"。

　　坎农站在"汤"的立场发问:"火花"怎样解释0.2~0.4毫秒的突触延搁? 坎农认为这个时间比电流所需时间长5~11倍,运动终板也有延迟,这些问题对"火花"是致命的。坎农又用箭毒、毒扁豆碱等事实反对"火花"。坎农引述了一些为电传递学派所不能解释的问题,而又很容易被乙酰胆碱,乙酰胆碱酯酶及各种药物作用所解释。他认为,所有这些实验观察都和谐地同化学传递理论相吻合,没有发现任何一点关于电理论的证据。除非电传递学派的人可以演示一个例子,说明在神经肌肉、神经元突触中有电传递而没有乙酰胆碱,做不到这一点,那么他们的论证就不能与化学传递学派在同一水平。

即使坎农的说法具有很强的说服力,埃克尔斯仍然不改变坚持电传递的看法。例如在 1939 年的突触讨论会上,当戴尔指出,自然界不会在突触部位安排一个乙酰胆碱的释放仅仅是为了戏弄生理学家。一位神经生理学家立即反驳说,同样应该这样去看,可以越过突触的动作电位,仅仅是为了戏弄药理学家。埃克尔斯后来把他的立场作了一个解释:"我的立场,不是说没有化学传递,但它是一个比较晚的、慢时相的传递,而快时相的过程应该是电的。"他声称,快的肌肉反应并不受毒扁豆碱的影响。

1935 年卡茨逃离纳粹德国来到英国,当他第一次在剑桥参加生理学术活动后,描写了戴尔和埃克尔斯间的争论。卡茨写道:"使我非常吃惊的是,埃克尔斯和戴尔个人之间争论接近于站起来的战斗,而主席 Adrian 是一个平静而且比较稳妥的评判员。"埃克尔斯提供了一篇报告,文中攻击乙酰胆碱在交感神经节作为神经递质作用的看法,他的根据是,胆碱酯酶抑制剂——毒扁豆碱并不能产生预期的增强效果。发言立即受到布朗、费尔德贝格、戴尔等的攻击。不久卡茨发现,这类争论并不引起太多遗憾,事实上是一种更为友好讨论的前奏。多年来都是如此,而且是一个真正日益增长的互相之间的钦佩。

### 3. 突触电位的发现

1938 年至 1939 年间,格普费特(Gopfest)和谢弗(Schaefer)(1938),埃克尔斯、奥康纳(O'connor)和冯德培(1939)陆续发现肌动作电位发生之前有终板电位。类似终板电位的突触电位也在猫交感神经节、乌贼星状神经节、蛙和猫骨髓运动神经元被发现。到了 20 世纪 40 年代,公认的看法是:突触电

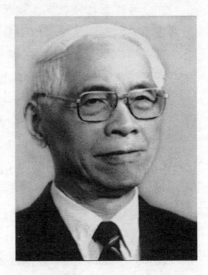

冯德培(1907—1995)

位①在所有突触传递中都有；②它是突触前末梢与突触后细胞间的功能连接；③它的性质与突触前、后的锋电位不同，是等级性的。但是埃克尔斯把突触电位看成为一种特殊的电感受体。

1942年库夫勒(Kuffter)的实验支持"汤"学说，他们的实验主要有三点：①突触延搁，库夫勒把刺激点放在非常贴近神经末梢，并记录EPP，结果延迟为0.8～0.9ms；②突触前动作电位使EPP形态发生的改变；③在神经末梢的阈下刺激并不影响接头电位。此后卡茨在终板部位及远离部位作了细胞内电记录，分析其受箭毒、毒扁豆碱作用的不同，说明EPP是终板局部产生的，并分析其离子机制。在上述两组事实之下，埃克尔斯承认了"汤"的论点，接受了突触化学传递的模型，包括终板的以及其他外周的突触。他说："看起来这是可能的，终板部位的递质，通过一个非选择性离子通透性增高，会引起突触下区强大的去极化作用。"但埃克尔斯还不准备完全接受用化学机制来解释中枢的突触传递。于是，埃克尔斯"火花"说退守到中枢的突触传递。

1949年埃克尔斯在一篇综述还写道：

> 考虑到已经在神经肌肉接头排除了电假说，以及电假说应用于神经节突触传递的不确定性，在这些部位乙酰胆碱传递也都是工作的。在这样的条件下似乎把问题限制在脊髓的单突触传递是必要的，在脊髓的单突触传递中，通过乙酰胆碱的化学传递似乎是高度不可能的，而比之中枢神经系统的其他部位，脊髓的实验性的研究是做得比较深入的。

但对"火花"派来说，如果是电的传递，中枢抑制作用不好解释。中枢抑制的解释有三种可能性：①抑制阻断了兴奋，抑制即超极化；②抑制由于其突触部位特异如轴突始段；③有特殊的抑制性突触。埃克尔斯也苦思苦想，也做梦，他另有一说，即抑制是由于中间插入一个小中间神经元高尔基Ⅱ型细胞，该细胞不产生动作电位，但与运动神经元紧密接触。论文在《科学》(Science)上发表，但埃克尔斯后来承认是错了。

　　就兴奋理论来看,抑制就是超极化是说得通的,1951 年以前用细胞外记录,膜电位记不下来。在霍奇金离子学说逐渐成熟的基础上,埃克尔斯赶快把细胞内微电极应用于脊髓运动神经元。1951 年 8 月的一天,一个关键的实验到来了,埃克尔斯承认以前的中间神经元说法是错的。

　　发现并记录到抑制性突触后电位(IPSP),之后,"汤"与"火花"的争论才基本结束。埃克尔斯说,自从戴尔和勒韦的工作确定了神经末梢释放特定的化学物质越过突触起作用这样一个事实之后,我们认识到,在神经表面的像电缆一样的传输,在突触突然停下来了,在突触的另外一边再重新开始。

　　抑制性突触后电位(IPSP)记录的成功,有赖于应用了微电极技术。科学家可以把尖端直径大概 0.5 微米的玻璃微滴管插到细胞内,记录细胞内微小的电位变化。

　　突触部位的构造是,细胞膜的厚度大概是 70 埃,突触前末梢和突触后结构之间的间隙是 200 埃。在脊髓前角细胞记录到兴奋性突触后电位(EPSP)是预料之中的。传入冲动冲击神经细胞,如果这个突触是兴奋性突触的话,那么在神经元上引起的就是一个去极化的电位,即兴奋性突触后电位(EPSP),所有的兴奋性突触的传递都是由于 EPSP 所转递过去的,EPSP 达到阈值,就使突触后神经元产生一个冲动。

　　抑制性突触则是另一回事,所引起的电位变化是抑制性突触后电位(IPSP), IPSP 的电变化跟 EPSP 的去极化方向恰恰相反,它引起极化的增加,即超极化。这个电位变化可以抵消兴奋性突触的后电位,IPSP 跟 EPSP 在一个神经元上可以互相抵消。现在知道,抑制性突触后电位所发生的情况是这样的,当一个冲动来到突触前末梢时,突触前末梢释放出囊泡,由囊泡释放出的递质越过突触间隙,递质暂时性地结合到突触后膜上特定的受体,它的作用是使得突触后膜的离子通道开放。对于 IPSP 来讲,有关离子是氯离子或钾离子,它们越过细胞膜,比正常的通透性要高几千倍,正是由于这个强的离子流动产生了 IPSP 所需要的电流,产生了超极化,这个电流可以抵消兴奋性突触的作用,因此产生了抑制作用。

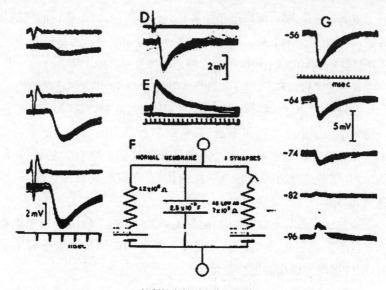

抑制性突触后电位（IPSP）

左图：每组包括上、下两条曲线，上方表示传入刺激，下方（较粗的）表示 IPSP，方
　　　向向下为超极化。猫脊髓运动神经元的记录。

中图：另一次实验，D，表示 IPSP，E，表示 EPSP（向上的曲线），F，产生 IPSP 的电
　　　学原理。左侧表示正常极化状态，右侧表示发生 IPSP 的时候。

右图：G，表示神经元不同极化水平细胞内从−56 直到−96 毫伏时的 IPSP。−96
　　　时的 IPSP 呈现去极化。

　　哲学家朋友卡尔·波珀（Popper）同埃克尔斯讨论思想方法，对
他有很大帮助。波珀认为：科学假说从来不可能被证明，它只能被证
伪（falsified）。因此，一个科学理论的力量直接同它的精确度有关，
这是形成这个理论时带来的，人们可以用实验来把它证伪。波珀写
道，"科学的指标是它的可证伪性，以及可拒绝性。"他强调，一个理论
的被证伪，不应该被看成是一件不光彩和令人烦恼的事，这是一个科
学假说准确度的证据；一个准确的科学假说，它应该是可以被证伪
的，这是科学的最高的目标。他说服埃克尔斯继续把电假说加以定
义，越严格越好。埃克尔斯这样去做了，他不单考虑突触的兴奋，也
考虑突触的抑制。最后关键性的证伪来了，导致他放弃他自己的电
传递理论。在中枢神经系统中，这并非来自他兴奋性突触作用的研

究,而是来自突触抑制机制的研究。埃克尔斯有这样的一段话:

> 我曾受到波珀的鼓励,使我的实验越准确越好,我的假说将迎来实验的检验,事实正是这样,我自己完成了这个证伪。

当埃克尔斯把细胞内微电极应用到脊髓运动神经元,发现了IPSP和EPSP。他于是写道"发现的电变化(IPSP)直接与高尔基Ⅱ细胞假设相矛盾,于是该说法被证是证伪的(falsified)"。埃克尔斯在1952年的论文中写道:"因为实验证据已经证伪了高尔基细胞的假说,化学递质假说是唯一可能的解释,这也提示兴奋性的突触作用也是由化学递质所介导的。"他完全放弃了电传递的观点,而服从了化学传递的观点。

对于自己提出的抑制的高尔基细胞假说,埃克尔斯在发表的文章中写道:"所记录到的电位变化与预测的高尔基细胞假说的结果直接相冲突,高尔基细胞的假说于是被证伪。因此我们可以做出结论:抑制性突触的作用是由特殊的传递物质所介导的,这种物质在抑制性突触释放,而且使邻近运动神经元膜的极化增加。"

经过了长期奋斗,最后化学传递学说终于被接受,戴尔在1954年发表了如下观感:"埃克尔斯和他的团队作出的结论是,脊髓前角细

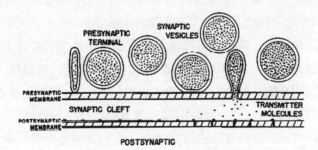

埃克尔斯设想的中枢突触传递的原理

上面是突触前膜,里面有囊泡,靠近膜的囊泡破裂,递质释放出来作用到突触后膜,引起IPSP或EPSP,产生抑制或兴奋作用。

胞的正向电位的变异只能是传入神经末梢释放化学物质作用的结果，这个传入神经末梢与运动神经元形成突触接触，突触抑制是由化学物质传递的。突触的兴奋传递不可能依赖基本上不同的过程，但递质可能是不同的。根据相似的类比，可以说某些化学物质可在所有的中枢突触起作用。埃克尔斯成功地应付了神经节中化学传递的看法，这真是一个非常明显的转变啊！可以说是他走上了金光大道。"

### 编者曰：坚持真理，修正错误

埃克尔斯是突触传递电传递学说的主将，他反对化学传递学说。但是当他一旦从神经系统中记录到抑制性突触后电位（IPSP）以后，他向真理投降，完全地站到了化学学说这一边。一名科学家有敢于承认错误的勇气，这才是坚持真理修正错误的真正的科学态度。

## 四、伯纳德·卡茨

### 1. 卡茨生平

伯纳德·卡茨（Bernard Katz，1911—2003）出生于德国来比希，他父亲原籍俄罗斯，但他从来没有获得德国国籍。俄罗斯 1917 年革命以后，他的家族成员也不申请苏维埃公民。因此，他丧失了国籍，成为无国籍的人。侨民状态使他无法得到一个必须的证件去旅行，或者移民到英国去，但很容易把他在德国的根割断。德国犹太人社会有相当明显的两群人：一群是真正的德国犹太人，或者说是具有犹太信仰的德国公民；另一群是刚刚从俄罗斯或波兰等地移民过来的犹太人。卡茨属于后者。德国犹太人社会内部经常会发生矛盾，有时就造成社会冲突。卡茨的儿童时代和中学阶段就是在这样的社会环境下渡过的。他中学成绩非常好，但由于德国犹太人社会的特点，在学校会碰到一些令人难堪的事，他认识到，在俄罗斯出生的人，在德国是没有前途的。

　　1929 年 4 月卡茨来到来比希大学读医,读完医学课程以后,1932 年夏天他就开始计划移民。大学期间,他参加了大学生犹太复国者组织,在他计划移民的过程中,犹太复国者组织给了他不小帮助。

　　卡茨很早就喜欢神经生理学,在 1930 年前后,神经电刺激兴奋的定律以及它的精确数学描述被认为是一件大事。卡茨在来比希的生理研究所做了部分研究,后来竟然在生理学杂志上发表了几篇文章。

　　1934 年,在来比希仍然可以看到英国的《自然》杂志,卡茨读到了希尔(Hill)所写的文章。希尔是一位很有声望的人物,也是当代伟大的生理学家之一。他了解希尔的荣誉,卡茨也知道希尔会热心帮助朋友,他对德国的生理学家就有很多帮助。当希尔在《自然》杂志的通讯上表示了对纳粹统治下德国同事的同情,以及对纳粹的谴责之后,使卡茨很感兴趣。《自然》杂志曾刊登了物理学家斯塔克(Stark)和希尔之间的通讯,斯塔克是著名的物理学家,获得过 1919 年诺贝尔奖,他是纳粹党的坚强支持者,1933 年时任柏林物理—技术学院院长,这个研究所曾经是由黑尔姆霍尔茨、能斯脱这样一类人物领导的,其前任领导帕申(Paschen)是希尔的老朋友,因带有自由思想而被纳粹开除,继任的就是斯塔克。

　　希尔批评了希特勒政权对犹太科学家迫害之后,斯塔克就立即出来给《自然》杂志写信,说希尔的批评没有事实根据,德国政府是被迫保护自己,仅仅是做了一些合乎法律的动作,任何一个负责任的政府都会如此去做。希尔以一则简单的按语结束了通讯讨论,按语说,"由于希尔的呼吁而提供帮助被逐出德国朋友的赠款已经收到",接着又说,"希尔不敢肯定这些赠款是由于他写的通讯,还是由于斯塔克教授的辩论,但他认为某些感谢应该归之于斯塔克"。这是希尔特征性的说话方法,带有讽刺趣味。希尔说:"对于没有意义的事情,笑是最好的去污剂。"希尔的科学报告以及在《自然》杂志上的通讯给卡茨以有个性的深刻印象,对卡茨非常具有吸引力,他要作出各种努力到希尔那儿去工作,越快越好。

　　1934 年秋天,卡茨通过了最后的临床考试,获得了医学博士学位。1935 年 2 月初,他整理行装,带着用于旅行的英国临时护照,带着 4 英镑现金,乘着三等木板座位火车到荷兰去,再转英吉利海峡渡船去英国。第二天,他登上长长的楼梯来到希尔所在的伦敦学院生理系楼,希尔乐意接受他作为科学家庭新的一员。从此,卡茨离开了那个黑暗和富有敌意的环境来到英国,对比非常深刻。他感觉自己有点像英国小说里面的主人公大卫·考普菲尔的样子,身无分文来到了他姑姑家里,躺在了干净温暖的床上。希尔实验室好比是一个温馨的家庭,卡茨并没有什么根基,但希尔把他留了下来,他好像是从胚胎期进入了新生期的婴儿。

## 2. 小终板电位与神经递质释放的量子机制

　　卡茨的主要研究领域是神经肌肉。1939 年卡茨曾经参加澳大利亚悉尼医学院埃克尔斯实验室工作,他与库夫勒一起研究神经肌肉传递问题,他最主要的贡献是神经肌肉传递的物理化学机制,特别是关于运动神经末梢的量子化释放问题。他的工作集中在用微电极电生理的方法研究,许多工作都是与法特(Fatt)、德尔卡斯蒂略(Del Castillo)和米莱迪一起合作的。

　　神经肌肉的终板区是运动神经末梢终止的地区,这里是敏感的受体聚集的地方,当微量乙酰胆碱给予终板区的外侧面时,打开了离子通道,阳离子得以通过,有足够的电流产生,可以测量到局部性的去极化,正常膜电位降低,这就是终板电位。终板电位实际上是一个化学电的换能过程,人们能够记录到的小量乙酰胆碱对肌肉终板冲击的结果,其形式就是局部的电位变化。中国学者冯德培是早期记录到终板区域电位变化的几位学者之一。

　　正常情况下,神经冲动使神经末梢释放一定数量的乙酰胆碱,此量足够引起一个幅度相当大(50 毫伏)的终板电位,这个电位很快地超过了放电的阈值,从而发动一个肌肉动作电位。

　　20 世纪四五十年代,卡茨和法特应用细胞内记录发现,即使在没有任何刺激的情况下,终板区并不是完全安静的,可以记录到一些分离的、随机产生的小幅度的电活动,即小终板电位,其幅度大概仅0.5毫伏,个别小终板电位的幅度是分等级的,其形态很像大的、由神经冲动引起的、50毫伏左右的终板电位。

　　无数实验表明,小终板电位是由同步的、多分子的乙酰胆碱量子冲击所造成的,量子从附近神经末梢自发地释放,它是高度定位的、来自轴突表面的很小部分。

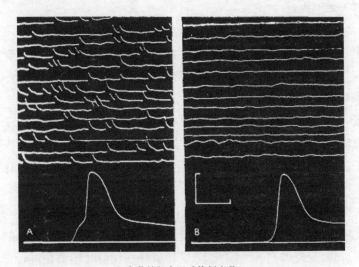

**卡茨的肌肉运动终板电位**

　　A,引导电极贴近运动终板,下图比较光滑的大幅度波就是终板电位,动作电位在它的基础上产生。上图有许多小的波动,每个小波动就是小终板电位,小终板电位的产生是由于突触前末梢自发的囊泡释放,释放出的乙酰胆碱作用于终板,产生小终板电位。

　　B,记录电极离开终板稍远一点,下图记下来的仅是光滑的动作电位,终板电位记录不到了,也不见终板电位转变为动作电位的转变;上图的小终板电位不明显,因为离开终板区远了。

　　小终板电位反映了乙酰胆碱自发从神经末梢释放,其形式是一个个多分子包装。小终板电位不是神经肌肉所特有,也不是胆碱能系统所特有,在各种动物的外周和中枢神经系统几乎普遍存在。它是神经元效应器接头化学传递所发生的一种普遍形式。

相关结构研究支持小终板电位是由神经末梢释放的囊泡所引起的。德罗伯蒂斯(De Robertis)和贝内特(Bennett)、帕拉德(Palade)、帕莱(Palay)等实验室的电镜观察,看到神经末梢有突触囊泡,是轴浆内器官的一些特殊群落,它们成簇地聚集在靠近突触前释放部位。电鱼 Torpedo 电器官的研究也显示,乙酰胆碱在轴突存储的主要部位是由许多这种囊泡的细胞器堆积起来而形成的,电镜冰冻蚀刻法的研究也显示这一点。囊泡附着在突触前的轴突膜上,有的可以开放到突触间隙。

最重要的发现是,小终板电位的频率也就是乙酰胆碱分泌的速率,是由轴突末梢的膜电位调控的,突触前膜去极化使释放速率加快,使小终板电位的等级程度增加。事实上,当动作电位到达神经末梢时,在一个短的延迟之后,小终板电位的频率增加了几个数量级,然后快速地下降,达到静息水平,结果就是一个大而同步的终板电位。一个没有回答的问题是,每个小终板电位是由多少个分子乙酰胆碱引起的,大概至少是 1 000 个分子,作为上限估计可达 $10^5$ 个。

正常终板电位由一定数量的量子事件融合而成,量子单元与自发发生的小单位是相等的。事实上,神经冲动并不启动一个新的分泌的过程,只是增高事件的几率,这种事件在任何时候都在进行。至于神经的冲动怎么能够由于去极化的关系引起这种量子事件几率的增高呢? 仅仅膜电位改变是不够的。研究表明,细胞外介质中钙离子的存在对去极化效应是必须的。

卡茨得到的证据说明,神经肌肉传递事件的顺序大致如下:去极化开放了神经末梢特异的钙通道,由于钙通道的开放导致钙内流;一旦到达了轴突内,钙离子就引起囊泡量子释放反应。电生理学实验,电镜研究,以及生化研究,所有证据都指向了这种可能性。这是一种强有力的假说,递质分子的量子包含在突触囊泡中,钙使得囊泡和轴突膜靠近,然后囊泡与轴突膜两者进行融合,融合后随之以一个"全和无"的、囊泡内容物的释放,释放到突触间隙中去。这一过程叫做胞裂外排。

神经肌肉的化学传递是沿着生物化学、生理学和细胞学微技术结合的道路发展的,如何把它运用到对中枢神经系统怎么工作的理解,以及中枢神经系统功能缺陷的理解,尚有待进一步深入。有证据表明,在某些外周神经肌肉病的症候群,神经冲动到来时量子释放的效率受损,相当于细胞外高镁的情况,在另一些肌神经疾病,提示有囊泡包装缺陷,即每个囊泡中积累的递质不够,等等。

**3. 乙酰胆碱受体的单分子通道活动**

70年代早期应用了经典的动力学分析方法,即噪声分析方法,使得人们能够第一次间接地推断单个离子通道的特性,在1970年的论文中,卡茨和米莱迪证明,乙酰胆碱引起的反应有明显波动。波动是由于个别离子通道的随机开放或关闭所引起的。卡茨等用波动的幅度来估计单个通道去极化的值,大约是0.3微伏。噪声分析方法的发展很自然令人想到单离子通道是如何工作的问题,曾有人观察人工脂双层中的单离子通道,但到70年代早期没有人观察过生物膜上的单离子通道,有的只是一些估计,真正单个通道的电流其形状怎样,并不知道。这些问题使得很多研究人员想到,怎么能够直接在细胞膜上测量离子通道,在卡茨的伦敦大学学院生物物理系,这个问题经常被讨论。萨克曼意识到这是突触生理学中一个中心问题。经过噪声分析可以估计出离子通道的电导,但这仅是估计;根据生物化学的检测又可以得出另一些估计值,这两个估计值往往可以相差很大。

当萨克曼和内尔在哥丁根见面的时候,内尔正在记录脂双层的单离子通道。见面后,他俩就决定试图用膜片钳的方法测量突触的单位电流。采用什么标本呢? 早期噪声分析法得到的印象是,慢性去神经支配肌纤维的单位电流较之突触下膜的单位电流要小,而其时程要长,因此似乎用神经和肌肉标本记录会容易一点,合适一些。于是,他们决定用神经肌肉标本来记录单离子通道的电流。他们把测量单离子通道膜的面积逐步减少,一直减少到直径1至2微米,这时电极与膜封接后的电阻大概是 100 兆欧,这个电阻足够大,如果电子仪器上滤波频宽选得合适的话,电极噪声可以减少到小于 1 皮安($10^{-12}$ A)。他们最早期的一个试验性工作在 1975 年就出来了,用微滴管膜片钳方法,记录到一个方波样的脉冲样电流,当时用的是去神经青蛙肌肉标本。这件事提醒他们,确实是走在一个正确的道路上,按照这个方向努力会得到成功,第二年他们果然发表了这一工作。接下来几年的工作是进一步完善记录方法,包括减少伪迹,发展新的、更方便的标本,增加封接的电阻到几个十亿欧(GΩ),还有使电极与肌肉接触更加稳固,不要掉下来,等等。以后的测量就可以在更高的时间分辨率上进行,可以控制膜片两侧的电压和控制离子浓度,等等。这个发明使这个领域发生了革命(参见第 22 章)。

单分子行为是一种随机活动,经典的动力学分析方法不能用来解释单分子观察的结果;处理材料也要有一个全新的方法;需要新的一套理论,使得单分子行为的结果可以通过这些理论来解释。对此问题进行一般性研究的第一项工作是 1977 年由科洪(Colquhoun)和霍克斯(Hawkes)完成的,实际上这篇文章的开始比内尔和萨克曼的工作还要早,这个工作开始的原因是 20 世纪 60 年代晚期科洪在伦敦大学学院的公共休息室碰到了霍克斯,他希望一起研究在单分子水平发生的事件,霍克斯是研究公路车流量的专家。1977 年这篇文章的目的是企图处理杂音及弛张问题,想把结果引导到单分子行为上面去。

1977 年秋,科洪和萨克曼在法国某城堡的一个会议上第一次见面,他们正在看一个枯燥无味的演出,突然想到单离子通道的阵发开放的现象,事实上萨克曼在哥丁根已看到过。他们决定马上来检验这个理论,于是在 1981 年和 1985 的论文中给出了乙酰胆碱受体单分子通道动力学可能机制的描写,这个结果把乙酰胆碱离子通道机制中所有各种速率常数都作出近似的估计。出乎意料之外,他们同时也证明了有可能是单个激动剂引起离子通道开放的可能性。以后单离子通道开放的分析方法几经改良,但他们的说法一直被认为是对的,经受了时间的考验。

下一个方法学的步骤,是把分子生物学技术与离子通道生物物理学结合起来,运用卵细胞表达重组通道,异源表达乙酰胆碱受体,然后再检查单通道的电导。稍晚,沼提议与萨克曼合作,把膜片钳技术与重组 DNA 的技术结合起来,确定乙酰胆碱受体的结构、功能关系。由于富有成效的合作,他们鉴定了离子通道亚型的结构基础,而且也定位了对于离子运输重要的蛋白分子的域,这件事情给萨克曼一个强力推动,他也要学习重组 DNA 技术,他的实验室因此非常重视细胞生物物理的技术和分子生物学的技术结合。

## 五、电突触的发现:自然界的多样性和历史的嘲弄

在突触的化学传递被承认以后不久,科学家发现电突触的存在。

1954 年法特曾经论述过,突触化学传递不一定是普遍适用的,其他可能性不是没有。他说:"虽然有种种证据表明化学传递是经过突触接头的,而且生理学家们也很熟悉了,但电的传递仍有可能在某些其他的接头发生。"

有一种情况无需怀疑,在虾的相互连接的巨神经细胞,电传递是起作用的。每个神经细胞沿胸或腹区延伸,互相贴近,形成一根侧巨神经纤维,传递可以按双方向进行,在任何一个水平上发生的冲动,可以在整个节段的神经细胞链上传导,可以向头端,也可以向尾端。但虾中央巨纤维和运动神经纤维间神经节突触较为特别,突触是极化的,冲动传导是从巨纤维到运动纤维。但这里电传导还是可以发生,因为这里的几何学排列与通常相反,接头前结构大,而接头后结构小。

1957 年,富尔西潘(Furshpan)和波特发现,蝦突触有突触前-突触后之间电流传递的存在。这还不够,富尔西潘和古河发现,还有电突触性质的抑制,那是在毛特纳(Mauthner)细胞上。以后贝内特又扩展了电突触研究。后来,马丁(Martin)和皮拉尔(Pilar)证明,鸡腱状神经节既有化学,又有电突触传递。

**参考文献：**

陈宜张。1995
冯德培。1994
尼克尔斯等著，杨雄里等译。2003
Allbright TD，Jessell TM，Kandel ER et al. 2000
Colquhoun D，Sakmann B. 1998
Cowan M，Kandel ER. 2001
Dale H.（Nobel Lecture）1936
Dale H.（Biography）1965
Eccles J.（Nobel Lecture）1963
Eccles J.（Biography）1972
Eccles J. 1982
Katz B.（Nobel Lecture）1970
Katz B.（Biography）1972
Katz B. 1996
Shepherd GM，Erulkar SD. 1997
Valenstein ES. 2005

# 第25章  奥伊勒、阿克塞尔罗德、卡尔森：中枢递质及递质失活

神经-骨骼肌和自主性神经的化学传递确定之后，交感神经末梢的递质是什么，始终是没有确定的。坎农提出了交感素E、交感素I的学说比较含糊不清，不容易为人接受。瑞典生物化学家奥伊勒证明，交感神经末梢分泌的是去甲肾上腺素，他还进一步确认，去甲肾上腺素存在于交感神经末梢曲张体的颗粒中。在以往的化学传递理论中，乙酰胆碱的分解被看作为失活的一个模式，它被胆碱酯酶分解，作用即告中止。阿克塞尔罗德解决了肾上腺素、去甲肾上腺素这类单胺类递质的失活方式，它的失活依靠两个酶，即单胺氧化酶（MAO）和儿茶酚胺-O-转氨酶（COMT）；除了酶以外，还有另一个失活机制，即神经末梢的重摄取。到此，神经递质的失活机制就比较完备了。中枢神经系统中的递质是不是就是这几个，还有没有其他递质？当卡尔森提出多巴胺是一个中枢递质时，遭到多数神经药理学家的反对，包括化学传递的领袖人物戴尔，但卡尔森最终能够证明，脑内多巴胺不仅是肾上腺素的代谢产物，还是一个正常成分和递质，希拉普的荧光组化学资料进一步支持这一看法。从此，中枢递质的多样性在人们脑中扎根。

## 一、奥伊勒：交感神经释放去甲肾上腺素

乌尔夫·奥伊勒（Ulf von Euler）的父亲汉斯·奥伊勒是1929

年诺贝尔化学奖获得者,他的家学渊源,以及他父亲经常接待的一些科学家客人(如 1903 年的诺贝尔化学奖得主阿雷尼乌斯),显然对他

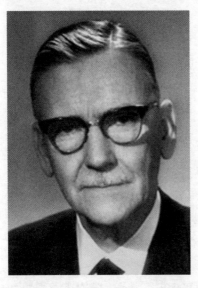

乌尔夫·奥伊勒

的研究兴趣有很大关系。1930年至 1931 年,在利耶斯特蓝德(Liljestrand)的帮助下,他先后到英国的戴尔、比利时的埃曼斯(Heymans)和德国的 Embden 等处学习。他对生理学、药理学有广泛接触,成为今后研究工作的重要基础。1930 年他很幸运地在小肠提取物中发现了一个肽 P 物质,以后他把自己的兴趣转向前列腺素(1935),哌啶(Piperidine,1942)和去甲肾上腺素(1946)等化学物质。

1946 年鉴定了去甲肾上腺素是神经递质之后,奥伊勒的研究兴趣集中在去甲肾上腺素在神经以及器官的分布,不同生理和病理条件下其排出的改变以及定量。后来,他和希拉普合作发现了储存去甲肾上腺素的亚细胞颗粒,这给他指出了新的研究方向。从此,有关去甲肾上腺素在神经颗粒的摄入、储存和释放,成为他研究的对象,把这些看成为神经传递过程的组成部分,这是他 1958 年以后主要的研究。

神经的化学传递作为一个概念大家公认是 1904 年由埃利奥特提出来的,他强调了肾上腺素和交感神经刺激两个作用的相似性,至于实验的证明要等到 1921 年勒韦的经典实验以及坎农和乌日迪尔的实验。勒韦经过青蛙实验正确地作出结论说,活性物质是肾上腺素,但当时他可能难以想象,肾上腺素能的神经递质在这个动物里面仅是一个例外,而不是所有动物都是这样。经过了 25 年,奥伊勒于1946 年和 1948 年发表的论文表明,哺乳类动物交感神经分泌的活性

物质是去甲肾上腺素,而不是肾上腺素。他分析了含肾上腺素的神经,如脾神经的提取物,以及由交感神经所支配器官的提取物,发现这个物质和肾上腺素是有区别的。然后根据药理学工具以及其他化学特征鉴定出来,它是去甲肾上腺素。

奥伊勒进行了系统实验来考察身体各个器官、组织是不是含有去甲肾上腺素,结果是除了胎盘基本上都有,因为胎盘是没有神经的。组织、器官中之所以含有去甲肾上腺素,与它的神经支配有关,如果把支配心脏的肾上腺素神经切断,经过若干天神经变性,这个器官中的去甲肾上腺素含量就可以降低甚至消失,表明去甲肾上腺素是存在于器官的神经中的。此看法进一步受以下事实的支持:如果让原已切断神经再生,去甲肾上腺素的含量又上升到接近于正常的水平。很清楚,一个器官或组织的去甲肾上腺素含量提供了支配这个器官的肾上腺素神经多少的指示。这实际上是根据生理学实验提供了一个解剖学结论。应用荧光检测方法,法尔克(Falck)与希拉普等证明,可以看到含肾上腺素的末梢发荧光,全身受交感神经末梢支配的各个器官都可以演示,得到大家的认可。

奥伊勒后期的实验证明,电刺激下丘脑不同部位可引起肾上腺素和去甲肾上腺素按不同比例的分泌,希拉普等证明肾上腺髓质中存在去甲肾上腺素和肾上腺素;有了这些关于肾上腺素能神经递质分布的材料,人们可进一步研究它是怎么样释放的。

奥伊勒等先从整体出发,测定在小便中排出的儿茶酚胺量,检测发现,凡是有肾上腺素能神经活动增高的情况,去甲肾上腺素排出就增多。尿中的肾上腺素反映了肾上腺髓质以及其他产生肾上腺素的嗜铬细胞分泌肾上腺素量的增多。人从卧位变成走路,尿中去甲肾上腺素排泄就增加。除小便排出以外,应用荧光分光方法可以看到,应激情况下,儿茶酚胺的分泌增加,这可以作为应激程度的指标。在动物实验中,比较脾神经和脾去甲肾上腺素含量表明,去甲肾上腺素仅存在于神经。每克脾神经含去甲肾上腺素 10 微克,但脾脏组织只有 2 微克,表示脾组织里面的去甲肾上腺素集中在脾神经。由于希拉普的先驱性工作,知道肾上腺素能神经的末梢有念珠状的膨体或曲张体,在膨体中有高含量的递质,可能递质就是结合于这种特定结构的。

有两个研究组独立地提出了证据,肾上腺髓质的儿茶酚胺附着在亚细胞的某种颗粒。在电镜底下看到,颗粒的直径是 300 埃至 1 500 埃,膜的厚度是 70 埃,这里就是存储肾上腺素递质的结构。美国的阿克塞尔罗德研究了去甲肾上腺素的重摄取的机制,更进一步支持去甲肾上腺素是存在于神经末梢颗粒的看法(参见后述)。

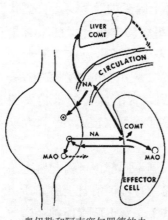

奥伊勒和阿克塞尔罗德的去甲肾上腺素失活途径的模式图
去甲肾上腺素(NA)可以被单胺氧化酶(MAO)失活,也可以被儿茶酚氧-O-甲基转位酶(COMT)失活,此外,去甲肾上腺素还可以被交感神经末梢的曲张体所重吸收。

人工给予外源性去甲肾上腺素后,奥伊勒等发现神经末梢中的去甲肾上腺素含量增加,并重新充满;静脉注射去甲肾上腺素,发现存储颗粒很快增加。牛脾神经匀浆化后高速离心,可发现标本里面有存储的颗粒,再检测放射活性标记的去甲肾上腺素,发现颗粒中递质的摄取和释放两个过程同时进行,当周围环境里面的去甲肾上腺素浓度高时摄取就增高。

奥伊勒的工作把胆碱能神经传递的模式扩展到肾上腺素能的传递,而且澄清了肾上腺素能传递的某些特点,例如膨体所起的作用。特别重要的是他指出,大多数交感神经终末释放的是去甲肾上腺素,而不是肾上腺素,相对于他的前辈坎农的交感素学说,奥伊勒是更为正确的。

## 二、阿克塞尔罗德:单胺类递质的酶解与重吸收

### 1. 阿克塞尔罗德生平

尤利乌斯·阿克塞尔罗德(Julius Axelrod，1912—2004)的父亲是美国的波兰移民,阿克塞尔罗德出生在美国,他是从实际工作中一步一个脚印地锻炼成长起来的。

他曾说:一名成功的科学家在他青年时代已经看得出来了,进最好的学校,得到好的博士后训练,在一家有名的实验室工作,很早就发表文章。但他一样都没有。

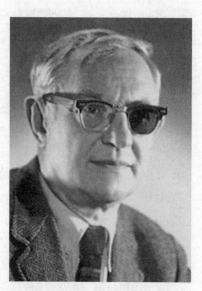

尤利乌斯·阿克塞尔罗德

阿克塞尔罗德毕业于纽约一所大学,以后他获得硕士学位,毕业后在纽约一家医院的实验室工作,主要负责一些镇痛和镇静药物的检测。在香农(Shannon)担任美国国立心脏病研究所主管后,1950 年阿克塞尔罗德被招募到该所,后来又转到国立神智健康研究所(NIMH),并一直在那儿工作。

阿克塞尔罗德研究苯异丙胺和麻黄素的代谢通路、微粒体酶以及它在药物代谢中的作用方面已经很有成绩,但是想要升级很困难,因此他决定去华盛顿大学读哲学博士。该校的药理系主任史密斯接受了他,于是离开 NIH 的工作,用了一年时间专门攻读课程,通过了资格考试,后来论文也出来了,于 1955 年他获得哲学博士学位,那年阿克塞尔罗德 42 岁。他 1970 年获得诺贝尔生理及医学奖。

### 2. 微粒体药物代谢酶的发现

给兔子注射苯异丙胺后,它会全部消失,这件事情使阿克塞尔罗

德很困惑,他想寻找这个药物的代谢酶是什么。他把兔的肝薄片培养在任氏溶液中,放在里面的苯异丙胺几乎完全被代谢掉。他决定考察一下,到底使苯异丙胺变化的亚细胞成分是什么? 他把细胞核、线粒体、微粒体、细胞浆分开,发现任何一种成分单独都不能够把苯异丙胺代谢掉,但是如果把微粒体和胞液合在一起,苯异丙胺就很快消失,但要加上二磷酸吡啶核苷酸(DPN)、辅酶Ⅱ(TPN)、三磷酸腺苷(ATP)。结果表明,苯异丙胺是被一个氧化酶去氨基,这个酶的位置在哪里,是在微粒体还是胞液? 阿克塞尔罗德设法来定位它。实际上它的位置在微粒体,胞液只是提供需要的各种成分,包括 TPN。他以后又发现,麻黄素经去甲基化变成去甲麻黄素与甲醛也需要微粒体中的一个酶,也需要 TPNH 和氧。

阿克塞尔罗德报告并描写了需要还原型辅酶Ⅱ(TPNH)的微粒体酶,这个微粒体酶现在叫做细胞色素 P450 单氧化酶,这是对药物代谢具重要意义的酶,对整个生物医学科学也有很大影响。回头看,这是阿克塞尔罗德最好的工作之一。

微粒体酶发现并确定以后,阿克塞尔罗德又研究另外一个化合物 SKF 525A,这个化合物本身没有药理作用,它可以延长许多其他药物的作用时程。研究表明,这个化合物之所以延长药物作用是由于它抑制了微粒体的酶。

以后阿克塞尔罗德又报道,镇痛药如吗啡、美沙酮(Methadon)都在肝中去甲基化,也需要 TPNH 和氧。镇痛药成瘾跟受体有关,也跟酶的破坏有关。他对代谢酶的分析有了很好的工作基础。

### 3. COMT 的发现

阿克塞尔罗德在 NIH 从心脏病研究转到 NIMH 从事神智健康研究,其实那时他对神经科学的了解很少,在阿克塞尔罗德的印象中,神经科学主要跟电生理学、脑的解剖与行为打交道,这些实验好像很神秘,牵涉到复杂的电子学仪器。阿克塞尔罗德想,必须是一位聪明的实验学家或者聪明的理论学家才能够做神经科学研究。当时 NIMH 的院内顾问组主任凯蒂(Kety)向他保证,你想做什么都可以，只要你认为有新的结果出来就行。阿克塞尔罗德认为，没有充分的基础知识，想做一个有目的的、有关神智疾病的研究，那简直是浪费时间和财力。

阿克塞尔罗德想要找自己熟悉的，同时又与 NIMH 研究方向相关的问题来做，就开始做麦角副酸二乙酰胺（LSD）的代谢和生理，以及与麻醉药物代谢的有关的酶。

虽然 NIMH 的官员支持阿克塞尔罗德所做的研究，但他仍感觉惶恐，毕竟没有在神经系统的或者神智疾病方面做过研究工作。当时有人建议，精神分裂症可能是由于肾上腺素代谢成为肾上腺素红（adrenochrome）的异常代谢所引起的。阿克塞尔罗德查了文献，发现在当时（1957 年），对于肾上腺素代谢知道得很少，考虑到精神分裂症可能与肾上腺素代谢有关，阿克塞尔罗德决定做肾上腺素代谢。当时对肾上腺素代谢是怎么看的呢？ 认为是由单胺氧化酶（MAO）脱氨基而失活，但是有人做过实验，如果用抑制剂抑制单胺氧化酶后，外源性肾上腺素的生理作用仍然可以被很快中止。这表明，除单胺氧化酶外还有可以代谢去甲肾上腺素的其他酶。一个可能的代谢途径就是通过氧化。阿克塞尔罗德花了几个月的时间寻找氧化肾上腺素的酶，没有结果。

当时又有报告，肾上腺素、去甲肾上腺素可能经过 O 位甲基化和脱氨基而被代谢掉。儿茶酚胺的 O-甲基化是一个诱人的可能性，可能的甲基供体是 S-腺苷基甲硫氨酸（S-adenosylmethionine）。一天下午，阿克塞尔罗德把去甲肾上腺素、甲硫氨酸（甲基的供体）、ATP，与鼠的肝匀浆摆在一起孵育。他发现，在这样的条件下，肾上腺素很快就被代谢掉；去掉 ATP 或甲硫氨酸，肾上腺素基本上不会消失。这个实验提示，肾上腺素是在 O 位甲基化了，它需要的甲基供体，可能来自 S-腺苷基甲硫氨酸。在以后实验中，阿克塞尔罗德等证明肾上腺素的代谢产物是 3-甲氧基肾上腺素（metanephrine）。这个酶就被命名为儿茶酚胺 O-甲基化酶（COMT）。以后发现，它在不同组织中广泛分布，包括脑。

### 4. 儿茶酚胺选择性地被交感神经元摄取

神经递质的失活机制是神经生物学研究的重要课题之一，1957年当阿克塞尔罗德描写儿茶酚胺的代谢途径时，一般认为神经递质是由酶的分解中止的，著名的是乙酰胆碱，它被乙酰胆碱酯酶失活，但儿茶酚胺并非如此，它的主要酶有 COMT、MAO 等，但即使完全阻断了这两个酶，注射进去的肾上腺素生理作用仍会很快结束，这说明还有其他途径可使肾上腺素失活，还有其他失活机制。

对于儿茶酚胺失活问题的解答是偶然到来的。了解了儿茶酚胺的代谢途径后，为了要考察精神分裂症病人肾上腺素的异常代谢，凯蒂从公司得到了高活性的氚标记肾上腺素和去甲肾上腺素。1957年末他送给阿克塞尔罗德一份标记的肾上腺素做研究。阿克塞尔罗德想用来考察氚标记肾上腺素在动物组织中的分布。

阿克塞尔罗德实验室发展了测定氚标记肾上腺素及其代谢产物的方法，令他吃惊的是，当氚标记肾上腺素注射入猫体内后，它在心脏、唾液腺、肾上腺中的含量保持不变，但它的生理效应已经停止。这个现象使他困惑不解，他们于是又用这个方法检测氚标记去甲肾上腺素，结果同肾上腺素的一样，氚标记去甲肾上腺素在心、脾、唾液腺等器官中仍保持存在，而这些器官是有丰富交感神经支配的。以上结果给了一个暗示，儿茶酚胺类递质的失活可能是被摄取而保持在交感神经中。

如何验证儿茶酚胺类递质是保持在交感神经里面？阿克塞尔罗德等想了一个办法。在实验中切除动物的一侧交感神经节，该侧的唾液腺与眼球肌肉中的交感神经就变性，对这样处理过的动物再注射氚标记去甲肾上腺素，结果发现，放射活性的儿茶酚胺聚集在有神经支配那一侧，而去神经那一侧很少出现。这个简单的实验清楚地显示，交感神经摄取、储存了去甲肾上腺素。在另一些实验中，他们发现刺激神经时，被交感神经摄取的氚标记去甲肾上腺素又会释放出来。由于这些实验结果，阿克塞尔罗德等认为，去甲肾上腺素很快被交感神经所重新摄取从而达到它的失活，这是比较快的机制，慢一点的机制是通过血流，通过 O 位的甲基化代谢掉，或者通过肝和肾的去氨基化。

波特和阿克塞尔罗德的注意力转到被摄取去甲肾上腺素在神经元内储存的位置,他们给鼠注射氚标记去甲肾上腺素,然后分析不同细胞组分中氚标记物的定位。所有实验均表明,去甲肾上腺素在交感神经系统中储存于小致密核心囊泡。

一旦发现儿茶酚胺可以摄入交感神经末梢而被失活,阿克塞尔罗德就来研究肾上腺素类药物的作用机制。他们发现,可卡因之所以能增加机体对去甲肾上腺素的敏感性,是由于它影响了它的失活,用可卡因预处理猫,结果交感神经所支配的组织中氚标记的去甲肾上腺素明显减少,表明可卡因阻断了去甲肾上腺素在神经末梢的重摄取,所以有大量儿茶酚胺留在突触间隙,从而对突触后受体有比较长时间的作用。阿克塞尔罗德又发现抗抑郁症药物苯异丙胺和其他类似的胺类药物也可以阻断去甲肾上腺素的摄取。

**5. 儿茶酚胺的调节机制**

儿茶酚胺含量的多寡还可以受神经、体液因素的调节。一个是神经机制,阿克塞尔罗德发现儿茶酚胺合成酶-酪氨酸羟化酶(TH)可被神经作用所诱导。这纯粹是一次偶然的机会,他们实验室研究交感-肾上腺素轴的适应机制时发现,注射 6-羟多巴胺可以选择性地破坏儿茶酚胺类的神经末梢,注射 6-羟多巴胺后,交感神经中的酪氨酸羟化酶几乎完全消失,这不奇怪。令人惊奇的发现是,肾上腺髓质中的酪氨酸羟化酶却显著升高,而 6-羟多巴胺可以引起持续的神经放电活动。阿克塞尔罗德等猜想,酪氨酸羟化酶在肾上腺髓质中的升高是由于连续不断的、支配肾上腺髓质的内脏神经的放电而引起的。这个假说后来得到证实,应用引起神经元持续放电的药,如利血平以及 α2 型肾上腺的阻断剂,也可增加酪氨酸羟化酶。往后的实验证明,神经放电增加,可以引起神经胞体中新酪氨酸羟化酶分子出现,其作用形式是越突触的。儿茶酚胺合成的另外一个酶叫多巴胺 β 羟化酶也有类似的情况。

另一个调节机制是激素的调节,这个发现是由于阿克塞尔罗德提出了一个合理的命题,而不是出于偶然。关于肾上腺髓质,已经知道肾上腺素和去甲肾上腺素的比例是根据肾上腺皮质包围肾上腺髓质的程度而变的,如果动物的肾上腺皮质与髓质是分开的,那么髓质中的儿茶酚胺主要是去甲肾上腺素,如果动物肾上腺髓质是被肾上腺皮质包围起来的,那么肾上腺素是主要的儿茶酚胺。阿克塞尔罗德和合作者维特曼(Wurtman)做了一个漂亮的实验来确定肾上腺皮质在调节肾上腺素合成方面所起的作用。他们切除鼠垂体,这种鼠的肾上腺皮质产生的糖皮质激素就减少。检测垂体切除对于肾上腺素合成酶 PNMT 的含量的影响,结果发现垂体切除使髓质中的 PN-MT 显著降低。如果给予垂体分泌的肽 ACTH,它可刺激肾上腺皮质合成糖皮质激素,或者直接注射合成的糖皮质激素,这两种方法都可增加垂体切除鼠肾上腺髓质中的 PNMT 含量。实验说明,PNMT 是受糖皮质激素调节的。

## 三、卡尔森:脑内递质多巴胺

### 1. 卡尔森的科学生涯

阿尔维德·卡尔森(Arvid Carlsson)是瑞典人,1923 年出生于一

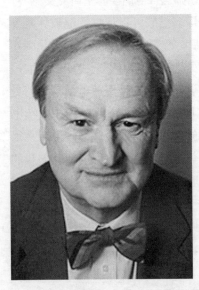

个很有教养的家庭,医学院毕业后在伦德(Lund)大学药理系做药物研究。卡尔森的神经精神药理研究始于他 1952 年去美国布罗迪(Brodie)处的进修,回到瑞典他与希拉普一起合作。以后是哥德堡大学的退休教授,2000 年获得诺贝尔奖。卡尔森对神经递质的研究与他的神经精神药理研究是密切相关的,例如他发现了主要抗精神病药物(如氯丙嗪、氟哌醇)的作用模式,阐明了多巴胺酬报系统和药物依赖性的关系,发现了多巴胺能自家受体以及作

阿尔维德·卡尔森

为药物潜在靶点的作用,发现了选择性五羟色胺重摄取阻断剂,他们还把有希望的药物(-)3-PPP 应用于精神分裂症病人临床试验。这从他的诺贝尔演讲——《半个世纪的神经递质研究,对于神经病学和精神病学的影响》中可以清楚看出。

## 2. 脑内多巴胺不仅是去甲肾上腺素的前体

卡尔森的主要贡献是阐明了脑内多巴胺不仅仅是去甲肾上腺素的前体。卡尔森和同事让 DOPA 作用到经利血平处理的兔和鼠,发现该氨基酸有中枢兴奋作用,而且有能力逆转利血平使动物动作减少及安静的作用。因为五羟色胺的前体五羟色胺酸不能够逆转利血平的作用,因此他们提示,这是儿茶酚胺的耗竭而不是五羟色胺的耗竭,与利血平的某些重要行为效应有关。当他们分析经利血平和 DOPA 处理的动物脑时,他们发现脑内的去甲肾上腺素已完全耗竭了。进一步分析发现,DOPA 的行为效应又是与多巴胺在脑内的积累是紧密联系的。他的研究还阐明,多巴胺是脑的一个正常组成成分,它同去甲肾上腺素、五羟色胺一样,可以被利血平所释放。这些资料提示,多巴胺并不仅仅是去甲肾上腺素的前体,而这恰恰是当时的一个流行看法。这时,罗森格伦(Rosengren)的工作发现,多巴胺和去甲肾上腺素的脑内分布有显著区域差别,前者主要分布在基底神经节。于是卡尔森等提示,利血平所引起的帕金森病表现是由于多巴胺的耗竭,它可被 L-多巴所恢复,从而认为,多巴胺参与了锥体外系运动功能的调节。这一结论从其他报告也得到了支持,即享丁顿舞蹈病的运动紊乱可以被利血平减轻,也可被其他类似利血平的药物所纠正。

## 3. 来自英国先驱者们的反对

虽然卡尔森等首次提出,根据脑组织化学测定,动物行为表现,均支持五羟色胺和多巴胺的内源性激动剂作用,先是五羟色胺,往后的实验指向儿茶酚胺,特别是多巴胺的作用。多巴胺的作用是安定和减少运动,这些作用可以被 L-多巴所逆转。卡尔森等被这些发现所鼓舞,但他们的观点在一次重要的会议上(即 1960 年春天伦敦的

CIBA 讨论会上），却遇到了相当强的反对与冷淡，反对来自一些著名的研究者，这简直令人奇怪。这个会议，基本上研究儿茶酚胺的所有著名学者和先驱者都来了，但这次会议被英国药理学家的强势队伍所统治，领头人是戴尔。令卡尔森印象非常深刻的是，英国的药理学家们及戴尔以前同事们，对戴尔毕恭毕敬，好像小学生对老师一样，虽然他们当中某些人早已是成熟的科学家了。对卡尔森印象深刻的还有，这些人之间很少有不同的意见，就像一个足球团队一样团结。卡尔森在会议上报告了自己的某些资料，表明了儿茶酚胺在运动方面的作用，对卡尔森等的实验观察，人们没有表示怀疑。事实上，其他作者所报告的，也支持卡尔森发现的基本点。

卡尔森读了讨论会文集后感到困惑。首先看加德姆关于中枢肾上腺素能机制讨论的总结，他说，这次讨论会上没有一个人猜想、推断，认为儿茶酚胺与脑功能有关。其实卡尔森的文章的题目就是"脑内多巴胺和去甲肾上腺素的生化和可能的功能"，何况在一些讨论的场合，卡尔森又多次地发表了意见，提出了这种看法。为什么加德姆及其他英国药理学家如此视而不见，完全忽视卡尔森们所提供的种种证据呢？他们开头是对多巴这个药有顾虑，认为它是一个毒物，这个看法似乎主要基于一个实验，观察到大剂量 L-多巴与单胺氧化酶抑制剂合用是致命的。戴尔爵士做讨论会总结时说，L-多巴事实上是个毒物，对一个氨基酸来讲，这是非常特别的。许多作者不同意卡尔森，例如佩顿（Paton），他引用一个未发表资料，提示儿茶酚胺存在于胶质细胞，而不是神经细胞；福格特（Vogt）的看法是，绝对没有这样的证据，儿茶酚胺在脑内可以作为突触的递质，或者作为普通的激素，而卡尔森的以及其他工作者的建议，可能是由于所用的特定药理学试剂不一样。回顾了已有的种种证据后，福格特得的结论是，任何一种有关儿茶酚胺或者五羟色胺与行为关系的理论是迟早要被淘汰的。

为什么如此著名的先驱者，却如此顽固地拒绝接受单胺类药物是化学传递物，在脑内有其功能的观点。卡尔森认为，值得回忆一下过去:在那时,占主导地位的脑研究是电生理学,一场非常生动的辩论曾在戴尔和埃克尔斯之间展开,辩论是有关电还是化学是传递的原因。很有可能是这种争论对戴尔的印象太深了,以致他认为脑内的传递很可能是电的。有了这样一个经典的神经生理学观点,就很难接受新的观点,即神经功能丧失可以被一种化学物质所纠正,如多巴胺,或者是它的前体 L-多巴。戴尔的确是一位十分严谨的学者,在庆祝他 85 岁(1960)生日时勒韦曾指出,直到 1933 年,戴尔仍然不相信神经-肌肉是化学传递。

### 4. 在荧光显微镜下看到多巴胺、单胺类

无论如何,伦敦 CIBA(一个公司)讨论会教育了卡尔森,作为科学家有时是很艰苦的,这种经验给了卡尔森免疫力和抵抗力。会议后,希拉普和卡尔森决定进一步合作,加倍努力来说服人们,使他们同意卡尔森的观点。这时卡尔森已被指定为哥德堡大学药理系主任,他和希拉普联合起来做儿茶酚胺的工作,他申请到了瑞典医学研究院的基金,他们决定把问题集中在两个方面:一、研究肾上腺髓质的颗粒,研究它那可能

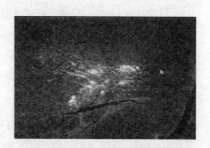

鼠黑质神经元的荧光显微镜照片,当标本用福马灵蒸气处理时,可以显示含有多巴胺的神经元细胞体发绿色荧光

有的、主动吸收胺的机制,以及利血平对它的抑制;二、试图发展一套荧光组织化学方法,使得能够看到组织中的儿茶酚胺。这两个计划最后都是成功的,这两方面的成功对于科学社会接受中枢神经系统中的化学传递观点,对于发展单胺类的突触学,都具有相当大的冲击力。

### 5. 观点的转变:脑内的化学传递和新建立的突触学,多巴胺是脑内递质

到了 20 世纪 60 年代早期,瑞典的希拉普和卡尔森实验室结合组织化学、生物化学和功能研究,用了一系列药理学工具药,实验观察有很大的说服力,使科学社会承认生物胺是作为神经递质而起作

用的,而且从更一般意义上承认脑内化学传递的一个重要生理原则。人们意识到,这是一个真正的观念转变。比较一下 1960 年英国开的 CIBA 讨论会和 1965 年在瑞典召开的"生物胺释放机制"国际会议,事实就很清楚了。在 1965 的会上奥伊勒说,"这些胺在外周与中枢神经系统的化学传递方面起了重要的作用。"参加这个讨论会的著名学者对这个问题没有任何怀疑了。

　　脑内化学传递所起作用的讨论过去了,接下来的是一场强力的、有关不同突触结构、功能的机制争论,其中重要问题之一是突触囊泡的作用。在 20 世纪 60 年代中期,对单胺类递质的亚细胞分布存在着分歧,荧光显微镜下看到单胺类聚集在所谓的"曲张体"上,这种分布对应于电镜下看到的突触囊泡的分布。事实上托马斯·赫克费尔特(Thomas Hokfelt)在 1968 年用电镜方法就演示,中枢及外周单胺类的定位都在突触囊泡里面。但对囊泡外单胺类的性质与量,仍有争论。阿克塞尔罗德和奥伊勒坚持认为,相当一部分递质位于颗粒之外,主要是以结合的形式,这部分递质被认为比颗粒中那部分更为重要,因为这部分更容易被释放。如果事情真是这样,颗粒就应被人看成为可笑的垃圾筒。但卡尔森的看法不同,根据生物化学、组织化学和药理学材料,他们确信,颗粒对于传递是必需的,而递质必须由颗粒来摄收,以便下一次神经冲动到来时它能够被释放。这个看法的根据是,卡尔森等的实验发现,利血平的作用部位是颗粒对胺的摄取机制。肾上腺素能传递的失败,以及利血平的行为作用都是与颗粒摄收的阻断相联系的,而不是由于递质储存量的减少。还有,利血平处理后,肾上腺素神经末梢颗粒外的去甲肾上腺素虽有所积累(由于单胺氧化酶的抑制以及全身给予肾上腺素等引起),但它不参与神经冲动到来时的释放,组织化学方法可以证明这一点。因此卡尔森等认为,正常条件下颗粒外单胺类递质量很少,因为它被细胞内的单胺氧化酶破坏了,也有证据说颗粒外的量多是一种伪迹。往后的工作都支持这种看法。在讨论会上,有人提供证据,在递质释放前,有一个钙触发的颗粒和细胞膜的融合,现在大家都接受释放是通过胞裂外排实现的,虽然胞裂外排的仅仅是一部分,即把颗粒所含的东西释放一部分,而不是全部。

早期关于突触结构争论中的一个重要问题是有关主要精神药物的作用机制问题。早期,研究利血平时布罗迪和他的同事建议,利血平能够释放五羟色胺,其作用在细胞膜上。但卡尔森等的观察显示,利血平的作用在储存机制,在突触囊泡。至于三环类抗抑郁药物,布罗迪提示其作用在突触囊泡,在他们1960年报告的原始研究中,观察到循环中儿茶酚胺的摄取,可被一系列药物所阻断,包括利血平、氯丙嗪等。但这些工作显然没有区分不同药理学机制。而在卡尔森等的生物化学、组织化学研究中,考虑到了胺摄取的两个机制:一个是细胞膜的摄取机制,这个机制对可卡因、丙咪嗪(imipramine)敏感;另一个是囊泡或储存颗粒的摄取,它对利血平敏感。这两个机制必须加以区别,它们的抑制后果也不一样,一个是促进单胺类的传递,另一个是抑制。

### 6. 希拉普

1960年卡尔森的药理系搬到一个新建筑,有充足的基金资助。同年,希拉普和他的研究助理蒂姆(Thieme)与卡尔森一起合作。卡尔森能够运用希拉普的方法,在新的系里面实现自己的研究,60年代早期的工作是非常富有活力的。1962年希拉普转到卡罗琳斯卡研究所后,他负责组织学的工作,又招募了大批年轻热情的学生,卡尔森也招募了很多新的学生,他们之间有富有成效的合作。希拉普是一位组织学家,聪明、勤奋且富于献身精神,卡尔森和他合作,直到希拉普1965年不幸去世。

### 7. 尤里卡(Eureka):卡尔森对个人在科学发现过程中作用的看法

从理想上说,科学发现可以被看成是一种瞬间的尤里卡(希腊文,意思是"找到了",据传为阿基米德发现测量王冠含金量方法时所发出的欢呼)类的遭遇性事件。卡尔森认为,毫无疑问,这类事件是有的,勒韦证明蛙心脏的体液传递就是一个例子。但更常见的发现过程往往包含了一系列观察,由不同研究者完成,而且经历了长短不同的时间。一个著名例子是发现行星围绕太阳转这个看法。引用这个问题似乎离题远了点，但它能非常准确地说明问题。具有启发意义的是，因为在发现过程中有很多聪明的方法。事情是从哥白尼 16 世纪的假说开始的，这实际上是 1800 年前阿里斯塔克斯（Aristarchos）论点的翻版。以后开普勒在 17 世纪初清楚地建立了这个学说，这是由于他对天文现象的广泛细致的分析而得出的，也是由于布拉赫（Brahe）在 16 世纪末完成的两个实验工作。因此，这也可以说是开普勒（Kepler）和布拉赫共同的贡献。要了解它的深入机制则要等到 17 世纪末牛顿进一步分析开普勒定律，这样才导致引力概念的产生。一般说来，到今天，发现的过程是加快了，但这个例子仍旧可以看作为一个参考模式，说明不同个人应用不同的方法和技术参与这个学说形成的复杂过程。

卡尔森认为，他和他的同事在一个包罗万象的显著进步中做出了贡献。可能将来一定会有一个作者来描述这个现象，他可以给这个过程以合理、公正的评价，把某一位科学家的工作摆到与许多其他工作者工作的背景之下。某一位科学工作者可以选择他自己的贡献相当于尤里卡模式，他可不这样看，但不要轻视其他人的贡献，这件事要留给后人去判断。至于如果试图考察卡尔森与他共同工作者的科学贡献，那么这与发现的尤里卡模式是接近的，可能是当他们鉴定了正常脑的组成成分有多巴胺存在，而多巴胺是一个激动剂，不但在正常脑功能中，而且在神智的病理生理学和运动障碍中也起作用。

从广阔的背景看，卡尔森等在脑研究模式转移中起了活跃的作用，他们认识到，化学的而不是电的传递是神经细胞活动的主要机制。这个模式转移对于基本的脑研究有重大的影响，因为这使得科学家有可能显示新的病理生理机制，发现治疗的新药物靶点。

**参考文献：**

Axelrod J. (Nobel Lecture) 1970
Axelrod J. (Biography) 1972

Carlsson A. 1998
Carlsson A.（Nobel Lecture）2000
Carlsson A.（Autobiography）
Cowan M，Kandel ER. 2001
Dahlstrom A，Fuxe K. 1999
Iversen LL. 1999
Jessell T，Kandel E. 1998
Roe DL. 1999
Shepherd GM，Erulkar SD. 1997
Valenstein ES. 2005
Von Euler U.（Nobel Lecture）1970
Von Euler U.（Biography）1972

# 第26章 冯德培的强直后增强
## 和张香桐的树突功能①

冯德培发现了蛙神经肌肉接头(突触)强直后增强现象。张香桐记录到大脑皮层神经元的树突电位并提出树突功能的重要性。这两者都是神经基本活动中的重要问题。

## 一、强直后增强

### 1. 冯德培在国际上第一次描述强直刺激后突触可塑性变化

1941 年冯德培报道了强直后增强现象,这是一种突触可塑性的表现。早在 1939 年,冯德培用细胞外电极记录发现,刺激运动神经时,运动终板附近有局部负电变化,这是国际上最早的终板电位报道之一。1941 年,冯德培在英文版的《中国生理学杂志》第 16 卷发表了《持续刺激后终板电位变化》的论文,在文中他第一次报道,在每秒 200 次历时 20 秒的一串强直刺激(因为这种刺激可以引起蛙肌肉的强直收缩,即持续收缩而不很快放松)后,用单个电刺激来检查终板电位的幅度,终板电位比未刺激前的对照可增大 2—3 倍。这个现象他称之为"强直后易化"(post-tetanic facilitation, PTF),这是强直刺激后突触可塑性变化在国际上第一次描述。PTF 有时也被称为强直后增强(PTP)。

① 这次重印增补的本章,从学科发展的视角,本应插在第 20 章后面,这样在内容上较协调。

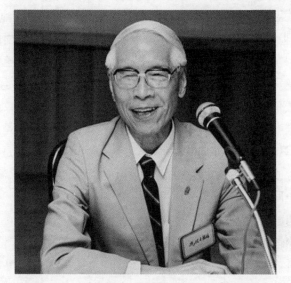

冯德培在国际会议上报告

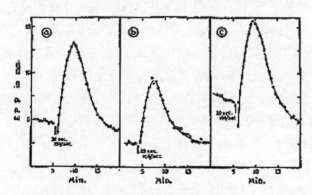

蟾蜍两块对称肌肉的强直后易化

（纵坐标：EPP 幅度每 mm 等于 8 μv(ⓐ)，4 μv(ⓑ)，16 μv(ⓒ)。
ⓐ在 1/5 000 箭毒溶液中浸泡 19½ 分钟后。ⓑ同一肌肉在 1/5 000 箭毒溶液中再浸泡 34 分钟后。ⓒ另一块(对称)肌在 1/5 000 的箭毒及依色林溶液中浸泡 20½ 分钟后。)

## 2. 强直后增强的意义

强直后增强发现后 32 年(即 1973 年)，在挪威奥斯陆 Andersen 实验室工作的 Timothy Bliss 和 Terje Lφmo 发现强直电刺激海马后，可以使海马突触电位发生长时程增强(LTP)现象。以后科

学家又发现了与 LTP 相反的长时程阻遏（long-term depression,
LTD），即突触电位的长时程降低。长时程增强和长时程阻遏都是
由于突触反应随着突触的多次、反复活动而产生。神经科学界广
泛接受这种看法，认为这是人类和动物学习、记忆的神经基础，是
非常重要的。

　　不难看出，蛙神经肌肉接头（突触）的强直后增强也是一种突触
可塑性，只不过这是外周的神经肌肉接头的可塑性，而不是中枢神经
系统突触或海马突触的可塑性，但作为神经活动的基础来看，强直后
增强现象同样十分重要。

### 3. 冯德培生平

　　冯德培 1907 年 2 月 20 日出生于浙江临海。1922 年，考入复旦
大学文科，翌年转入心理学系。1925 年，生理学家蔡翘等相继从美
国回到复旦大学任教，心理学系扩大为生物学院，也拓宽了冯德培对
生物科学的学习范围。在生物学各学科中，他对生理学最有兴趣，毕
业后留校任助教，从此开始其毕生的生理学研究生涯。

　　1927 年，冯德培转入北京协和医学院，在生理系主任林可胜教
授指导下学习和工作，但主要是进行胃分泌的研究。1929 年，冯德
培考取清华大学公费留美，在芝加哥大学生理系 R. W. 杰拉德（Ger-
ard）教授指导下进行神经代谢研究，因出色完成了一项关于神经窒
息机制的研究，于 1930 年获硕士学位。1930 年秋，他由林可胜推荐，
转入英国伦敦大学学院，师从著名生理学和生物物理学家、诺贝尔奖
获得者 A. V. 希尔（Hill），进行神经和肌肉产热的研究，1933 年获博
士学位。按希尔建议，1933 年冯德培去美国宾夕法尼亚大学约翰逊
基金医学物理学研究所进修一年，学习自制电子仪器，为创建自己的
实验室做准备。在国外留学的五年间，他在神经肌肉生理学领域内
做出了重要的研究成果，初步树立了他在国际学术界的地位，并与当
时该领域著名的科学家有了广泛的接触。

　　冯德培在英国伦敦大学学院希尔的实验室（1930—1933）主要是
从事神经和肌肉的能力学研究。在英国期间，为了扩大研究眼界，希

尔主动替他安排去英国其他两个最著名的研究神经系统的实验室,即剑桥大学生理系的 E. D. 艾德里安(Adrian)(1932 年诺贝尔奖得主)实验室和牛津大学生理系的 C. S. 谢灵顿(Sherrington)(1932 年诺贝尔奖得主)实验室各工作了 1 至 2 个月。

1934 年夏,冯德培回到北京协和医学院生理学系工作,专心致志于要在中国建立和发展神经肌肉生理学。经过一年多的筹备和探索,他成功地开辟了神经肌肉接头的新研究领域。在 1936 至 1941 年的六年间,在英文版的《中国生理学杂志》上接连发表了 26 篇文章,引起国内外同行的高度重视和赞誉,使他的实验室成为这个领域的一个国际注目的研究中心。其主要学术贡献为:

● 高频电刺激神经引起的"神经肌肉接头抑制"及神经末梢周围局部收缩的发现。

● 从钙离子对神经肌肉接头的多种作用,总结出钙离子增强神经末梢递质释放的假说。

● 发现强直刺激后,终板电位长时程易化或强化的现象。

● 在哺乳类动物神经肌肉接头研究上,首次揭示了毒扁豆碱类药物除了接头后作用外,还有接头前作用。在两栖类神经肌肉标本上,冯德培肯定了毒扁豆碱类药物使肌肉对单个神经刺激的反应增强是由于肌肉的重复反应。在此之后,他用猫神经肌肉标本作比较观察,意外地发现了毒扁豆碱使哺乳类动物运动神经末梢产生自发的和受刺激后的重复发放。这个发现为各种药物对接头前运动神经末梢作用的研究揭开了序幕,一些神经药理学家接着在这方面做了许多工作。

综上所述,从神经生理学的历史发展来看,冯德培对神经肌肉接头的研究有两方面的重大意义:一方面,在 20 世纪 30 年代,突触的化学传递学说尚处于奠基时期,他对神经肌肉接头的研究是这个学说的奠基性工作之一,并赋予这个学说以新的证据。另一方面,当时神经肌肉接头作为生理学、生物物理学的研究对象,基本上是一块

"处女地",他在自己新的实验观察启发下,立即敏捷地作出决定,持续地进行研究,是很有远见的,所取得的丰硕成果使他成为这个重要研究领域的公认的先驱者之一。

冯德培毕生从事神经生理学研究工作,在肌肉和神经的能力学、神经肌肉接头生理学、神经与肌肉间营养性相互关系等方面的研究都取得了开创性成果。神经肌肉接头(突触)的强直后增强现象的发现是他神经肌肉接头系列研究的重要内容之一。

冯德培在国际神经科学界有崇高声誉。著名《神经科学年鉴》(*Annual Review of Neuroscience*)邀请他撰写 1988 年的刊头专文,被接受邀请撰写刊头专文的均为国际神经科学界公认有突出成就的科学家,冯德培写了《回忆过去,展望将来》(*Looking back, Looking forward*)一文。

冯德培具有崇高的爱国主义精神。青年时代的冯德培虽在国外已卓有成绩,但学成后毅然回国从事艰苦的创业工作。他常说:"一个有理想、有抱负的中国科学家,如不愿意寄人篱下,就要自己创业。英雄用武之地在中国。"多年来,他身体力行,为生理学研究在中国的土地上扎根、发展,作了坚持不懈的努力,并进行有效的学术领导和科学组织工作。

冯德培对科学的执著追求精神更令人感动。1994 年冬,87 岁高龄的他因肺部感染住院,后来他病情急转直下。但即使在做气管插管进行抢救之时,他仍然关心着研究工作的进展。当学生向他汇报实验结果时,他击掌称好,在已无法挪动手指的情况下,依靠助手移动垫板,颤抖着写下了论文的题目。

## 二、神经元的树突及树突电位

### 1. 张香桐首先提出神经元树突功能

1952 年,张香桐提出了神经元树突功能的重要性,对神经科学的发展具有重要意义。

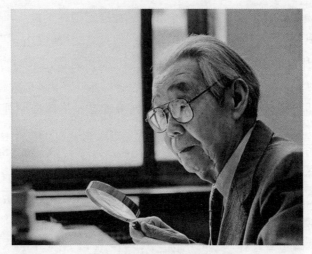

年逾九旬的张香桐依然在不断探索

神经细胞有轴突和树突,轴突能够传导神经冲动。一般神经元仅有一根轴突,神经元的兴奋是通过轴突传出的。轴突功能是 20 世纪 30 至 50 年代初受到神经科学家广泛、深入研究的课题。但一个神经元却有多根树突,而且有许多分枝,大脑皮层锥体神经元的顶树突和基树突上分布着大量具有纤细柄的树突棘,树突棘与其他神经元的轴突末梢形成突触,是大脑皮层神经元接受外来神经信号的重要位点。右图中 A 是神经元胞体;B 是大脑皮层锥体神经元顶树突,向两侧伸出的是树突棘,后来科学家们知道,这里是发生突触的部位。

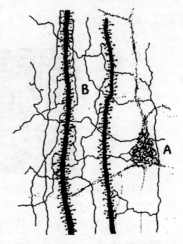

神经细胞的胞体(A)和顶树突(B)

张香桐认为,既然树突占据大脑皮层神经元的大部分表面积,它们必然在大脑皮层的功能中发挥重要作用。他通过放置在大脑皮层表面的电极,用电刺激密集分布着皮层神经元顶树突的大脑皮层表层,并纪录所引起的皮层表面电位——他称之为"树突电位"。树突电位是用电刺激动物大脑皮层时在刺激电极附近所记录到的场电位变化,也有人称为"局部电位"。

1951 年,他发表了《直接电刺激大脑皮层产生的皮层神经元树突电位(*Dendritic potential of cortical neurons produced by direct electrical stimulation of the cerebral cortex*)》论文。1952 年,在美国冷泉港学术讨论会(Cold Harbor Symposium)上,张香桐宣读了题为"大脑皮层神经元的顶树突(*Cortical neurons with particular reference to the apical dendrites*)"的重要论文,阐述了他对树突功能的看法,受到与会者很大的重视。从 1949 年到 1955 年的六年时间里,他又相继发表了几篇重要论文。

但树突的功能究竟是什么? 在 1950 年代初,人们对此几乎没有什么认识。张香桐提出了"细胞体(pericorpuscular)上的突触"和"树突上的依傍性(paradendritic)突触"两类不同"突触"的观点,从而奠定了"树突"功能的重要性。

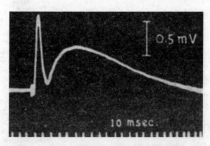

用电刺激动物大脑皮层时在刺激电极附近所记录到的场电位变化

他指出:与终止在皮层神经元胞体上的突触相比,终止在树突上的突触的数量要多得多。在大脑皮层,后者的突触前纤维来源分散,而在细胞体上突触前纤维末梢却密集分布。而且,树突上的突触大多是在树突棘上形成的,它们产生的突触兴奋会因为树突棘的细柄的高阻抗而被衰减。因此,细胞体上的突触对神经元产生突触后放电是最有效的,而树突上的突触兴奋在一般情况下可能不足以使神经元产生神经冲动,它的功能可能是通过引起树突的电紧张变化而改变神经元的兴奋性,对神经元兴奋性的精细调节起关键性作用。这一概念现在看来也仍然是正确的,而且是重要的。

**2. 神经元树突功能的重要性**

自从张香桐在美国冷泉港学术讨论会上提出了树突功能问题以来,一直受到国际神经科学学术界的广泛注意。其中有两点特别引人注目。

一是树突是否可以被电所兴奋,这牵涉到树突电位是否来自树突的问题。张香桐认为,树突电位是树突产生的。从 20 世纪 50 年代直到 20 世纪末,随着研究技术的改进,已经有大量文献证明,电刺激或突触兴奋可以在多种神经元的树突上产生钙或钠的锋电位,并且锋电位能沿树突双向传导。这说明,树突是具有电兴奋性的,是能传导神经冲动的。

二是树突在神经元功能中的重要性究竟如何? 张香桐关于"依傍性突触"的概念及树突功能重要性的看法,已经被越来越多的神经科学家们所接受。1992 年,国际神经网络学会因张香桐"对于我们有关生物神经网络的理解所作出的重大贡献"而授予他终身成就奖。授奖证书上写道:张香桐"对于我们在高等脊椎动物感觉运动皮层和脑干系统定位组织的基本概念的发展,起到了关键性作用。他自1950 年开始作的多种关于大脑皮层神经元树突电位的研究报告,形成了一种划时代的重要标志。它为树突电流在神经整合作用中起重要作用这一概念,提供了直接证据""这一卓越成就,为我们将来发展使用微分方程和连续时间变数的神经网络,而不再使用数字脉冲逻辑的电子计算机奠定了基础"。

**3. 张香桐生平**

张香桐(1907—2007),河北省正定县人。1933 年毕业于北京大学心理系。1943 年赴美国留学,1946 年获美国耶鲁大学哲学博士学位。张香桐在外周和中枢神经系统方面都有重要的学术贡献,包括外周神经纤维的分类、脑的运动调节和视觉系统的活动特点、大脑皮层—丘脑的神经回路等。这些观点都受到国际脑科学界的认同与重视。20 世纪 50 年代初，张香桐提出的神经元树突功能问题，更是引起国际神经科学界的重视和长期关注。他还曾从事针刺镇痛机制的研究，认为针刺镇痛是两种感觉传入在中枢神经系统相互作用的结果。

张香桐在国际神经科学界有崇高声誉。《自传中的神经科学历史（*The history of Neuroscience in Autobiography*）》是美国神经科学会主编的一套丛书，被邀请撰稿的传主都是国际著名神经科学家。该丛书第三卷就收录了张香桐写的自传。

张香桐的科学人生与祖国的苦难岁月和复兴是交织在一起的。从抗日战争期间张香桐的经历可见一斑。他的去美国留学和从美国经丹麦回国，都充满了传奇色彩。传奇故事的背后则反映了当时我们祖国所处的险恶环境，也反映他本人对科学事业的执著追求和爱国情怀。

张香桐大学毕业后去了当时的中央研究院心理研究所工作，先在上海，后到南京。1937 年 7 月抗日战争全面爆发，8 月在日本侵略军的飞机轰炸下张香桐离开南京，受命押运研究所的设备到西南内地，一路颠沛流离，忍饥挨饿，历尽艰辛。即令在这样的艰苦条件下，张香桐还是不忘脑解剖学研究，并写成论文不断发表。

张香桐 1943 年去美国留学也经历了一番惊心动魄的旅程。他的出发地是贵州安顺，沿途曾搭乘军机和军舰，最后才到达美国。1943 年新年前夜，他作为一架军用飞机的唯一乘客从重庆飞往雅加达，数星期后登上 Mariposa 号轮船，经过紧张、困难、痛苦的 30 天旅途来到印度孟买。然后从孟买出发，改乘定期航班的轮船，经印度洋、南澳大利亚、巴士海峡、塔斯马尼亚岛（澳大利亚东南部岛屿）、新西兰、南太平洋，最后才抵达美国的加利福尼亚，然后经洛杉矶来到纽约，再到纽黑文的耶鲁大学。在纽约的旅馆，竟在偶然间遇见几位曾经在雅加达见过的年轻士兵，并告诉张香桐，他们乘坐的驱逐舰曾经在红海口遭到日本人攻击,并被击沉,舰上的 15 位军校学生,仅 5 人幸存,而那艘驱逐舰恰恰也是当初张香桐曾打算乘坐的(原载《张香桐自传》)。

中华人民共和国成立后,1956 年张香桐有幸从美国去北欧参加学术会议,只身辗转回国,随身所带的仅一套电生理仪器。张香桐从美国回来时,他只带回了当年国外神经生理学的理论和先进技术,却把自己的存款和藏书都留在了美国。

张香桐工作十分艰苦。他在耶鲁大学做电生理实验时,总要留意动物健康情况是否良好,经常舍不得实验动物,有很强的人文关怀精神。他还经常通宵达旦地实验,往往在第二天清晨做完实验回宿舍时,迎面而来的是耶鲁大学的上班人群。(20 世纪 80 年代张香桐与笔者私人谈话)

**参考文献:**

冯德培,1994,冯德培选集

张香桐,1997,张香桐科学论文集,Ⅰ—Ⅴ

陈宜张,2008,神经科学的历史发展及思考:第 47 章,冯德培(杨雄里撰);第 48 章,张香桐(吴建屏撰)

# 第27章　约翰·奥基夫、梅-布莱特·莫索尔、爱德华·莫索尔:位置细胞和网格细胞①

2014 年诺贝尔生理学或医学奖授予美国科学家约翰·奥基夫(John O'Keefe)、挪威科学家梅-布莱特·莫索尔(May-Britt Moser)以及挪威科学家爱德华·莫索尔(Edvand Moser)三人,以表彰他们"有关脑内负责定位系统细胞的发现"。

这里所谓的"负责定位系统细胞",就是指 1971 年奥基夫等发现的"位置细胞"和 2005 年爱德华·莫索尔、梅-布莱特·莫索尔等发现的"网格细胞"。这两种细胞对于动物定位周围环境和定位动物自身在环境中所处位置都有十分重要的意义。

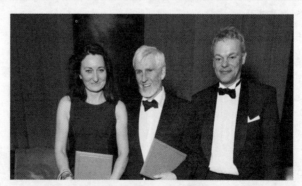

2014 年诺贝尔奖生理学或医学奖获得者
(左起:梅-布莱特·莫索尔、约翰·奥基夫、爱德华·莫索尔)

---

① 这次重印增补的本章,从学科发展的视角,本应插在第 13 章后面,这样在内容上较协调。

## 一、什么是位置细胞和网格细胞

为了获得位置细胞或网格细胞活动的记录,实验安排必须满足两个条件:一是要把动物所处环境中的部位记录下来;二是要把实验所关心的脑区神经元的活动记录下来。

图1是当初欧基夫等人用小鼠研究位置细胞的实验安排;图2是位置细胞(a)或网格细胞(b)的实验记录。

## 二、欧基夫和大鼠海马内的位置细胞

脑内空间代表的实验研究,是以位置细胞的发现开始的。位置细胞在海马中形成了外部世界的空间制图。

1971年,欧基夫和John Dostrovsky有一个非常有意义的发现,他们发现:大鼠海马含有动物空间环境的认知制图。那就是说,一个

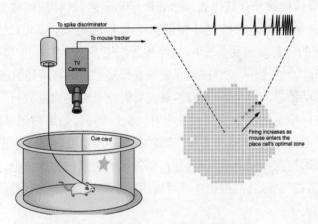

图1　记录小鼠海马位置细胞的实验安排

埋植在小鼠海马的电极通过导线连接到放大器,放大器又输入到一个具有锋电位分辨能力的计算程序。小鼠被放置在一个圆柱体内,圆柱体高处安放有电视摄像机,它可以记录动物所处的环境部位。海马锥体神经元(位置细胞)的放电可以由锋电位分辨能力程序加以处理。圆柱体内也装有光信号,能引导动物的行动。这样一来,每个细胞的放电可以作为动物在圆柱体内部位的函数而制图。右侧插图:(淡黄色)背景圆点为动物所处位置,黄色、橘黄色、红色、绿色、蓝色、紫色,表示依次增加的锋电位放电频率。请注意,本书是黑白印刷,未能体现出色彩,最右侧的是一点紫色,向左依次是蓝色、绿色、红色、橘黄色和黄色。

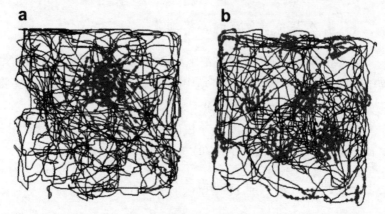

图 2　大鼠海马中的位置细胞

点状是神经元放电,曲线条是动物在记录环境中的行走轨迹。多数位置细胞仅在一个位置时放电,但网格细胞的放电呈现周期性三角形方阵,且覆盖动物的整个环境。

动物对于它周围环境的熟悉情况,通过一群海马锥体细胞放电的形式,在海马里面是有其代表(representation)的,这种细胞称为"位置细胞"。当动物进入特定环境的某一位置的时候,海马 CA3 区和 CA1 区的位置细胞就会放电,这个位置范围就是细胞的"位置野"(见图 1,图 2a)。这样,一群神经元的位置野规定了动物所处的环境。

当动物进入一个新环境时,新位置野在几分钟之内就可以形成,而且可以稳定达几个星期到几个月之久。因此,如果你记录了几个位置细胞的电活动,就有可能预测动物在环境中处在什么位置。

当动物在不同的空间部位时,相邻近的位置细胞就放电,这样一来,事情就变成这样:整个环境可以用整个海马的局部细胞群体的活性来代表了。

根据这种事实,海马被认为是形成了动物对周围环境的认知制图。位置细胞的发现提供了最初证据,表明动物在周围环境中有一个神经代表(representation),这个神经代表允许动物可以方便地在周围世界中走动。

认知制图的概念在约翰·奥基夫以前就有人预见过,例如认知心理学家 Edward Tolman 建议,在脑内某个地方一定有环境的某个代表,这个认知制图的组构方式并不是定位的,也并不是以自我为中心的,如同我们在大脑皮层的视觉或触觉的代表所看到的那样;与视觉和触觉不同,这个制图是以自我为中心的,或者是以地域为中心的;相对于外部世界的某一个点,这种神经元会放电。

O'Keefe & Nadel(1978)认为,位置细胞是分布的非中心图样代表的基本元素。位置细胞被认为向动物提供了一种动态的,不断更新的,非自我中心的空间信息,以及动物自己在空间位置的信息。根据一系列哺乳类不同动物的实验,现在我们已经有丰富的证据,表明海马确实在空间定位中,在空间记忆中,起关键性作用。这方面的论文很多。但新的证据提示,位置仅仅是储存在海马神经网络经验的诸多方面之一。

至于这种空间制图是怎么形成的,哪一种类型的空间信息是传入到海马位置细胞来的? 这个问题的回答可能要等到2005年网格细胞的发现。

## 三、爱德华-莫索尔、梅-布莱特·莫索尔和大鼠内嗅皮层的网格细胞

海马脑区的所有亚区都含有部位调制的神经元,最明显的放电区在CA区。由于有这样一个事实,即从内嗅皮层到CA海马区有明显的空间信号的放大,所以直到最近,很多研究人员还设想,位置信息可能依赖于海马内部网络的计算,而不是来自海马以外。但这种观点受到了挑战,因为有些实验观察不支持这种想法,即使海马内的输入已经去除,例如来自齿状回的输入,但CA1区神经元的空间放电照样存在。在存在这种实验结果的情况下,就令人考虑另一种可能性,即有关信号来自另一个脑区通过直接穿通路(direct perforrant path)来到CA1区第3层的投射神经元。后来发现,内嗅皮层第2层、第3层的投射神经元展示轮廓清晰的空间放电,这种放电很有点像海马位置细胞,但与位置细胞又有所不同;不同之处在于,内嗅皮层的每个细胞有多个放电野,每个细胞的多个野形成周期性、三角

形排列,或者叫网格。这种排列覆盖了动物所走动的整个环境(见图2b)。这种网格细胞的集体信号把改变着的位置告诉大鼠,其准确度接近于海马的位置细胞。网格的这种形态很直接地表明,这是一个可能的元素,是一个长度测试系统。这个测量系统是一个用于空间航行的脑内的长度测量系统。这个测量系统的有些特点类似于一种非自我为中心的制图。

## 四、位置细胞和网格细胞的生物学和认识论意义

我们如何觉察到空间以及我们身体在空间所在的位置,几个世纪来一些学者都在思考这个问题。虽然17世纪、18世纪英国的经验主义者认为,所有关于外部世界的知识,最终都是从感觉印象得来的。但哲学家康德认为,脑内必定有某种先验概念存在,这是一种直觉的存在,不依赖于特定经验。这些先验概念中有一项就是空间的概念。康德认为,空间概念是人类神智的一个直觉的组构原理,通过这个原理,人类才可以觉察到外部世界,而且一定会被觉察到。一个世纪以后,实验心理学和神经科学诞生以来,空间行为和空间认识的组构以及发展都可以用实验方法来进行分析了。我们看到,过去三四十年来的证据表明,与康德的重要思想相一致,的确存在着一个预先配置好的,或半预先配置好的脑系统,此系统的任务就是为了代表和存储相对于外界环境的自我定位。分别存在于海马和内嗅皮层的位置细胞和网格细胞,可以确定我们察觉、记忆我们在环境中的位置,以及我们在那个环境中所得到的经验。

**参考文献:**

Edvard I. Moser, 1 Emilio Kropff, May-Britt Moser. Place Cells, Grid Cells, and the Brain's Spatial Representation System. Ann Rev Neurosci. , 31:69—89. 2008

Kandel E R, Schwartz J H, Jessell T M, et al. Principles of neural science: 5th ed. New York: McGraw-Hill, 2013

# 参 考 文 献

柏廷顿,JR著,胡作玄译。化学简史(1957)。广西师范大学出版社,桂林,2003。

陈宜张编。神经系统电生理学。人民卫生出版社,北京,1983。

陈宜张主编。分子神经生物学。人民军医出版社,北京,1995。

陈宜张编。神经科学的历史发展及思考。上海科技出版社,上海,2008。

陈宜张,杨露春,王文清,唐孝威编著。脑的奥秘。清华大学出版社,北京,2002。

冯德培。冯德培选集。中国科学院上海生理研究所,上海市,1994。

卡约里,弗著,戴念祖译。物理学史(1928)。广西师范大学出版社,桂林,2002。

尼克尔斯JD,马丁AR,华莱士BG,富克斯PA等著,杨雄里等译。神经生物学:从神经元到脑(From Neuron to brain 4$^{th}$ ed.)。科学出版社,北京,2003。

张香桐。张香桐科学论文集 I, Ⅱ, Ⅲ, Ⅳ, Ⅴ。中国科学院上海分院图书馆印制,上海,1997。

Adrian, E. *Nobel Lecture: The Activity of the Nerve Fibres*. December 12, 1932. From *Nobel Lectures, Physiology or Medicine 1922—1941*, Elsevier Publishing Company, Amsterdam, 1965.

Adrian E. Biography. From *Nobel Lectures, Physiology or Medicine 1922—1941*, Elsevier Publishing Company, Amsterdam, 1965.

Allbright TD, Jessell TM, Kandel ER. Posner MI. *Neural Science: A Century of Progress and the Mysteries that Remain*, Cell, 100:S1-S55, Neuron 25:S1-S55, 2000.

Armstrong CM, Hille B. Voltage-Gated Ion Channels and Electrical Excitability. Neuron 20:371—380, 1998.

Axelrod J. Biography. From *Nobel Lectures*, *Physiology or Medicine 1963—1970*, Elsevier Publishing Company, Amsterdam, 1972.

Axelrod, J. *Nobel Lecture: Noradrenaline: Fate and Control of its Biosynthesis*. December 12, 1970.

Axel R. *Nobel Lecture: Scents And Sensibility: A Molecular Logic of Olfactory Perception*, December 8, 2004.

Bennett MR. *The Early History of the Synapse: From Plato to Sherrington*. Brain Res Bulletin 50:95—118, 1999.

Bennett MR, Hacker PMS. *The Motor System in Neuroscience: A History and Analysis of Conceptual Developments*. Progress in Neurobiology 67:1—52, 2002.

Bentivoglio M. 1896—1996: *The Centennial of the Axon*. Brain Research Bulletin 41:319—325, 1996.

Buck LB. *Nobel Lecture: Unraveling The Sense of Smell*, December 8, 2004.

Carlsson A. *Nobel Lecture: A Half-Century of Neurotransmitter Research: Impact on Neurology and Psychiatry*. December, 8, 2000.

Carlsson A. *Autobiography* In *The History of Neuroscience in Autobiography*. vol. 2, pp. 28—66, (Ed. )Squire LR. Society for Neuronscience, Washington, D. C. 1998.

Carlsson A. *Autobiography*. From *Les Prix Nobel. The Nobel Prizes 2000*, (Ed. ) Frängsmyr T, [Nobel Foundation], Stockholm, 2001.

Colquhoun D, Sakmann B. From *Muscle Endplate to Brain Synapses: A Short History of Synapses and Agonist-Activated Ion Channels*. Neuron 20: 381—387, 1998.

Cowan M, Kandel ER. *A Brief History of Synapses and Synaptic Transmission*. In *Synapses* pp. 1—87. (Eds. ) Cowan W. M. , Südhof, T. C. , Stevens, C. F. The Johns Hopkins University press, Baltimore &. London, 2001.

Cajal (Ramón y) S. *Nobel Lecture: The Structure and Connexions of Neurons*. Elsevier Publishing Company, Amsterdam, 1967.

Cajal (Ramón y) S. *Biography*. From *Nobel Lectures*, *Physiology or*

*Medicine 1901—1921*, 12, 1906.

Dahlstrom A, Fuxe K. *The Autonomic Nervous System and the Histochemical Fluorescence Method for the Microscopical Localization of Catecholamines and Serotonin.* Brain Research Bulletin 50:365—367, 1999.

Dale H. Nobel Lecture: *Some Recent Extensions of the Chemical Transmission of the Effects of Nerve Impulses.* December 12, 1936. From *Nobel Lectures, Physiology or Medicine 1922—1941*, Elsevier Publishing Company, Amsterdam, 1965.

Dale H. *Biography.* From *Nobel Lectures, Physiology or Medicine 1922—1941*, Elsevier Publishing Company, Amsterdam, 1965.

Eccles J. *Biography.* From *Nobel Lectures, Physiology or Medicine 1963—1970*, Elsevier Publishing Company, Amsterdam, 1972.

Eccles J. *Nobel Lecture: The Ionic Mechanism of Postsynaptic Inhibition.* December 11, 1963.

Eccles J. *The synapse: From Electrical to Chemical Transmission.* Ann Rev Neurosci. 5:325—39, 1982.

Erlanger J. *Nobel Lecture: Some Observations on the Responses of Single Nerve Fibers.* December 12, 1947.

Erlanger J. *Biography.* From *Nobel Lectures, Physiology or Medicine 1942—1962*, Elsevier Publishing Company, Amsterdam, 1964.

Finger S. *Minds Behind the Brain.* Oxford University Press. New York, 2000.

Fulton JF. *Physiology of the Nervous System.* Third edition revised. Oxford University Press, N. Y. 1951.

Gasser HS. *Biography.* From *Nobel Lectures, Physiology or Medicine 1942—1962*, Elsevier Publishing Company, Amsterdam, 1964.

Gasser HS. *Nobel Lecture: Mammalian Nerve Fibers.* December 12, 1945.

Golgi C. *Biography.* From *Nobel Lectures, Physiology or Medicine 1901—1921*, Elsevier Publishing Company, Amsterdam, 1967.

Golgi C. *Nobel Lecture: The Neuron Doctrine—Theory and Facts.* December 11, 1906.

Gross CG. Chapter 1. *From Imhotep to Hubel and Wiesel*. In: *Cerebral Cortex* (Eds:) Rocklaud KS, Kaas JH. Peters A. pp. 1—58. Plenum Press. New York, 1997.

Gross CG. *Brain, Vision, Memory: Tales in the History of Neuroscience*. MIT press, Cambridge, 1999.

Hess W. *Nobel Lecture: The Central Control of the Activity of Internal Organs*. December 12, 1949, From Nobel Lectures, Physiology or Medicine 1942—1962, Elsevier Publishing Company, Amsterdam, 1964.

Hess W. *Biography*. From *Nobel Lectures, Physiology or Medicine* 1942—1962, Elsevier Publishing Company, Amsterdam, 1964.

Hille B, Armstrong CM, Mackinnon R. *Ion channels: From idea to reality*. Nature Medicine 5:1105—1109, 1999.

Hodgkin AL. *Nobel Lecture: The Ionic Basis of Nervous Conduction*. December 11, 1963.

Hodgkin AL. *Biography*. From *Nobel Lectures, Physiology or Medicine* 1963—1970, Elsevier Publishing Company, Amsterdam, 1972.

Hodgkin AL. *Autobiography*. In *The History of Neuroscience in Autobiography*. Vol, 1. pp. 252—292, (Ed. ) Squire LR. Society for Neuronscience, Washington, D. C. 1996.

Hubel DH. *Nobel Lecture: Evolution of Ideas on The Primary Visual Cortex*, 1955—1978: A Biased Historical Account. 8 December 1981.

Hubel DH. *Autobiography*. From *Les Prix Nobel. The Nobel Prizes* 1981, Ed. Odelberg W, [Nobel Foundation], Stockholm, 1982.

Hubel DH. *Autobiography*. In *The History of Neuroscience in Autobiography*. Vol, 1. pp. 294—317, (Ed. ) Squire LR. Society for Neuronscience, Washington, D. C. 1996.

Hubel DH, Wiesel TN. *Early Exploration of the Visual Cortex*. Neuron 20:401—412, 1998.

Huxley AF. *Nobel Lecture: The Quantitative Analysis of Excitation and Conduction in Nerve*. December 11, 1963.

Huxley AF. *Biography.* From *Nobel Lectures, Physiology or Medicine 1963—1970*, Elsevier Publishing Company, Amsterdam, 1972.

Iversen LL. *The Discovery of Monoamine Transporters and their role in CNS Drug Discovery.* Brain Research Bulletin 50:379, 1999.

Jasper HH. *Autobiography.* In *The History of Neuroscience in Autobiography.* Vol, 1. pp. 318—346, （Ed.）Squire LR. Society for Neuronscience, Washington, D. C. 1996.

Jessell T, Kandel E. *Introduction: One Decade of Neuron, Six Decades of Neuroscience.* Neuron 20:367—369, 1998.

Kandel ER, Schwartz JH, Jessell TM. *Principles of Neural Science.* McGraw-Hill Health Professions Division. New York, 2000.

Kandel ER, Squire LR. *Neuroscience:Breaking Down Scientific Barriers to the Study of Brain and Mind.* Science 290:1113—1120, 2000.

Katz B. *Nobel Lecture: On The Quantal Mechanism of Neural Transmitter Release.* December 12, 1970.

Katz B. *Biography.* From *Nobel Lectures, Physiology or Medicine 1963—1970*, Elsevier Publishing Company, Amsterdam, 1972.

Katz B. *Autobiography.* In *The History of Neuroscience in Autobiography.* Vol, 1, pp. 348—381, （Ed.）Squire LR. Society for Neuronscience, Washington, D. C. 1996.

Loewi O. *Nobel Lecture: The Chemical Transmission of Nerve Action.* December 12, 1936. From *Nobel Lectures, Physiology or Medicine 1922—1941*, Elsevier Publishing Company, Amsterdam, 1965.

Loewi O. *Biography.* From *Nobel Lectures, Physiology or Medicine 1922—1941*, Elsevier Publishing Company, Amsterdam, 1965.

Mackinnon R. *Nobel Lecture: Potassium Channels and the Atomic Basis of Selective Ion Conduction.* December 8, 2003.

MacKinnon R. *Autobiography.* From *Les Prix Nobel. The Nobel Prizes 2003*, （Ed.）Frängsmyr T, [Nobel Foundation], Stockholm, 2004.

Marshall LH, Magoun HW. *Discoveries in the human brain.* Humana press. Totowa, 1998.

Milner B. *Autobiography.* In *The History of Neuroscience in Autobiography.* Vol, 2. pp. 276—305, (Ed.) Squire LR. Society for Neuronscience, Washington, D. C. 1998.

Neher E. *Nobel Lecture: Ion Channels for Communication Between and Within Cells.* December 9, 1991.

Neher E. *Autobiography.* From *Les Prix Nobel. The Nobel Prizes 1991*, (Ed.)Frängsmyr T, [Nobel Foundation], Stockholm, 1992.

Neher E. *Vesicle Pools and Ca2+ Microdomains: New Tools for Understanding Their Roles in Neurotransmitter Release.* Neuron 20:389—399, 1998.

Ochs SA. *History of Nerve Function: From Animal Spirits to Molecular Mechanisms.* Cambridge University Press, 2004.

Penfield W, Jasper H. *Epilepsy and the Functional Anatomy of the Human Brain.* 1954.

Penfield W, Rasmussen T. *The Cerebral Cortex of Man.* The Macmillan company. New York, 1950.

Piccolino M, *Animal Electricity and the Birth of Electrophysiology: The legacy of Luigi.* Brain Reseach Bulletin 46:381—407, 1998.

Piccolino M. *Fifty Years of the Hodgkin-Huxley Era.* Trends in Neurosciences. Vol. 25 No. 11, 2002.

Purves D, Augustine GJ, Fitzpatrick D, Katz LC, Lamantia AS, Mcnamara JO. *Neuroscience.* Sinauer associates, INC. Publishers. Sunderland, 1997.

Roe DL. *The Discovery of Dopamine's Physiologyical Importantce.* Brain Research Bulletin 50:375—376, 1999.

Sakmann B. *Nobel Lecture: Elementary Steps in Synaptic Transmission Revealed by Currents Through Single Ion Channels.* December 9, 1991.

Sakmann B. *Autobiography.* From *Les Prix Nobel. The Nobel Prizes 1991*, (Ed.)Frängsmyr T, [Nobel Foundation], Stockholm, 1992.

Shepherd G. M. *Foundations of the Meuron Doctrine.* Oxford university press, N. Y. 1991.

Shepherd GM, Erulkar SD. *Centenary of the Synapse: from Sherrington to the Molecular biology of the Synapse and Beyond.* Trends in Neuroscience

20:385—392, 1997.

Sherrington C. *Biography*. From *Nobel Lectures*, *Physiology or Medicine 1922—1941*, Elsevier Publishing Company, Amsterdam, 1965.

Sherrington C. *Nobel Lecture*: *Inhibition as a Coordinative Factor*. December 12, 1932. From *Nobel Lectures*, *Physiology or Medicine 1922—1941*, Elsevier Publishing Company, Amsterdam, 1965.

Sperry RW. *Autobiography*. From *Les Prix Nobel*. *The Nobel Prizes* 1981, (Ed.)Odelberg W, [Nobel Foundation], Stockholm, 1982.

Sperry RW. *Nobel Lecture*: *Some Effects of Disconnecting the Cerebral Hemispheres*. 8 December 1981. From *Nobel Lectures*, *Physiology or Medicine 1981—1990*, Editor-In-Charge Frängsmyr T, Editor Lindsten J, World Scientific Publishing Co., Singapore, 1993.

Valenstein, ES. *The War of the Soups and the Sparks*: *The Discovery of Neurotransmitters and the Dispute over how Nerves Communicate*. Columbia university press, New York, 2005.

Von Euler U. *Nobel Lecture*: *Adrenergic Neurotransmitter Functions*. December 12, 1970.

Von Euler U. *Biography*. From *Nobel Lectures*, *Physiology or Medicine 1963—1970*, Elsevier Publishing Company, Amsterdam, 1972.

Wiesel TN. *Nobel Lecture*: *The Postnatal Development of The Visual Cortex and The Influence of Environment*. 8 December 1981.

Wiesel TN. *Autobiography*. From *Les Prix Nobel*. *The Nobel Prizes* 1981, (Ed.)Odelberg W. [Nobel Foundation], Stockholm, 1982.

Young JZ. *Autobiography*. In *The History of Neuroscience in Autobiography*. Vol, 1. pp. 554—586, (Ed.) Squire LR. Society for Neuronscience, Washington, D. C. 1996.

Zigmond MJ, Bloom FE, Landis SC, Roberts JL, Squire LR. *Fundamental Neuroscience*. Academic press. San Diego, 1999.

Zillmer EA, Spiers MV, Culbertson WC. *Principles of Neuropsychology*. Wadsworth Thomson Learning. Belmont, 2001.

# 人名索引

(按英文姓排列，中文的姓用黑体标出)

# 后　记

　　2005 年编写《神经科学的历史发展及思考》时,曾陆续搜集了古、现代著名神经科学家的传记,拟作为该书稿的一部分。2006 年当书稿交上海科技出版社核定时,发现正文篇幅已经不少,再配以科学家传记未免过于庞大。于是就把这部分材料暂时搁置了起来。去年与上海教育出版社方鸿辉先生通电话,当他得知这一情况后,认为可以独立编成一部科学人文读本,作为"人工智能基础知识"系列读本之一。由他们出版。这一机遇触动了我,我想把以人物传记为主的神经科学探索史写出来。于是,又稍稍作了勾画,把能查阅到的神经科学家的自传全部翻阅一通,选取了有关内容;又把有关诺贝尔奖获得者的自传(传记)以及获奖演说加以选择录取。以上述材料为主,以学科发展为基线撰写。在内容的选择上,本书限于"古代脑科学""脑功能""神经的基本活动"这三方面,如果按神经科学历史的发展来看,则至少还应有"发育神经生物学""认知神经科学"及"神经、精神疾病"三方面,即使是脑功能和神经的基本活动,也还应该有"递质释放"及"递质受体"这两方面内容,但均限于篇幅,未能涉及。初稿完成后,与本书责任编辑方鸿辉先生共同斟酌,拟将书名定为"探索脑科学的英才——从灵魂到分子之路",这样更文题相符,且表达了著述的宗旨:以科学的人文精神来宏观地展现在脑科学研究道路上,历代科学大师们敢为人先、敢于创新、敢于认错、尊重事实的求索风貌和严谨的科学态度。相信对读者了解人脑、科学探索人脑的不平凡历程,有助于认识心理和人工智能科研有所启迪。这就是本书写作的起因及简单经过。在此,同时感谢方先生的推荐与帮助。

　　杭州师范大学狄海波副教授曾是我浙江大学的研究生,在读了《神经科学的历史发展及思考》书稿后偶然谈及,如果能像司马迁修《史记》那样,有一些列传应该是很好的配当。这无意中也让我写作本书的宗旨变得更清晰。以科学家传记来讲述神经科学的历史发展,至少有几方面的特点是其他著述难以达到和详述的:一是科学家从事该项科学工作的时代特点与社会背景;二是当时的科学理论及技术的发展情况,特别是重要科学争论的要点;三是科学家本人匠心独运,撷取并破解科学难题的决心、毅力、条件及天才的施展。现在书稿即将竣工,写出来的内容是否符合这样的初衷,只有请读者加以鉴定了。

　　与《神经科学的历史发展及思考》一样,书稿原材料的搜集及几次修改,秘书贾东梅同志付出了许多宝贵劳动,特向她致谢。

陈 宜 张

第二军医大学,上海市

2008 年 6 月 18 日

# 重印后记

    2018年12月,方鸿辉先生在电话中通知我,出版社有意重印《探索脑科学的英才》,作为"人工智能基础知识"系列读本之一。我听了以后,当然很高兴。以后经过几次电话讨论。我想有两方面的内容是必须增加的:一是2014年诺贝尔生理学或医学奖得奖内容,那就是位置细胞和网格细胞的问题;二是我国神经科学家或脑科学家的突出贡献,我认为冯德培先生关于强直后增强和张香桐先生关于树突功能的论述是最合适的选项。当然,还有其他很多值得考虑的内容,但也不拟做更多的增加或变动了。重印书稿编写过程中,得到方鸿辉先生的建议和讨论,贾东梅女士的热情帮助,谨致谢意。

陈 宜 张

2019年1月16日

**图书在版编目（CIP）数据**

探索脑科学的英才：从灵魂到分子之路 / 陈宜张著. —上海：
上海教育出版社，2009.5(2019.5重印)
ISBN 978-7-5444-2286-4

Ⅰ.探… Ⅱ.陈… Ⅲ.脑科学—普及读物 Ⅳ.R338.2-49

中国版本图书馆CIP数据核字(2009)第072803号

"人工智能基础知识"系列读本

**探索脑科学的英才**
—— 从灵魂到分子之路

陈宜张　著

| | |
|---|---|
| 出版发行 | 上海教育出版社有限公司 |
| 官　　网 | www.seph.com.cn |
| 地　　址 | 上海市永福路123号 |
| 邮　　编 | 200031 |
| 印　　刷 | 上海盛通时代印刷有限公司 |
| 开　　本 | 890×1240　1/32　印张 14.25　插页 4 |
| 字　　数 | 379千字 |
| 版　　次 | 2009年5月第1版 |
| 印　　次 | 2019年5月第3次印刷 |
| 印　　数 | 5,101—10,100本 |
| 书　　号 | ISBN 978-7-5444-2286-4/G·1828 |
| 定　　价 | 52.00 元 |

如发现质量问题，读者可向本社调换　电话：021-64377165